Bettina Achhammer

# Pragmatisch-kommunikative Fähigkeiten fördern

Grundlagen und Anleitungen für die Sprachtherapie in der Gruppe

*Mit 36 Abbildungen und 5 Tabellen*

Ernst Reinhardt Verlag München Basel

Dr. *Bettina Achhammer*, akademische Sprachtherapeutin (M.A.), ist in einer freien Praxis für Sprachtherapie und als wissenschaftliche Assistentin am Lehrstuhl für Sprachheilpädagogik an der Ludwig-Maximilians-Universität München tätig.

Bibliografische Information der Deutschen Nationalbibliothek

Die Deutsche Nationalbibliothek verzeichnet diese Publikation in der Deutschen Nationalbibliografie; detaillierte bibliografische Daten sind im Internet über <http://dnb.d-nb.de> abrufbar.

ISBN 978-3-497-02488-9 (Print)
ISBN 978-3-497-60184-4 (E-Book)



Printed in Germany
Cover unter Verwendung eines Fotos von © ehrenberg-bilder – fotolia.com
Abb. 16–17, 21–25, 27 im Innenteil von Ines Wilhelm
Satz: ew print & medien service gmbh, Würzburg

Ernst Reinhardt Verlag, Kemnatenstr. 46, D-80639 München
Net: www.reinhardt-verlag.de E-Mail: info@reinhardt-verlag.de

ernst reinhardt verlag
reinhardt

# Inhalt

# Verzeichnis der Spiele

# Vorwort

Pragmatisch-kommunikative Störungen (PKS) können in allen Altersstufen isoliert oder in Zusammenhang mit anderen Beeinträchtigungen auftreten. Bekannt ist das Störungsbild aus dem Kontext von Autismus-Spektrum-Störungen. Dem Praktiker ist schon seit Langem vertraut, dass Beeinträchtigungen auch jenseits dieser Primärstörung auftreten können. Sprachtherapeuten machen immer wieder die Erfahrung, dass ihre Patienten trotz unauffälligen formalsprachlichen Fähigkeiten Probleme beim angemessenen Einsatz von Sprache im Alltag zeigen.

Lange Zeit waren Störungen der sozialen und kommunikativen Kompetenz vorwiegend Forschungsgegenstand der Psychologie. Vonseiten der Sprachtherapie ist seit Anfang der 1980er Jahre vor allem im angloamerikanischen Raum vermehrtes Forschungsinteresse im Bereich der pragmatisch-kommunikativen Störungen zu verzeichnen (Bishop/Rosenbloom 1987; Rapin/Allen 1983; Prutting/Kirchner 1987). Im Vergleich hierzu fällt das Forschungsinteresse in Deutschland bislang eher gering aus (Glück 2007; Möller/Ritterfeld 2010; Schmid-Barkow 1999; Woithon 2009). Es existiert im Bereich der Pragmatik derzeit kein ausreichend validiertes und normiertes Diagnoseinstrument (Achhammer 2014a; Spreen-Rauscher 2007). Therapieansätze sind vorhanden, diese sind jedoch meist nur unzureichend elaboriert und evaluiert (Dohmen 2009). In der Regel greifen diese Konzepte, die ursprünglich auf andere Störungsbilder abzielen, nur einzelne Aspekte aus den für die Kommunikation relevanten Bereichen heraus (Achhammer 2014a). Auch wenn diese Ansätze für den praktisch pädagogischen und therapeutischen Alltag wertvolle Anregungen bieten, ist bislang keine integrative Gesamtkonzeption vorhanden. An dieser Stelle knüpft dieses Werk an.

Durch das vorliegende Buch soll ein Beitrag zu Forschung und Praxis im Bereich der pragmatisch-kommunikativen Störungen von Kindern geleistet werden. Das Ziel war, ein auf die Bedürfnisse des Störungsbildes zugeschnittenes Therapiekonzept zu entwickeln. Dieses Konzept wurde im Hinblick auf eine evidenzbasierte Sprachtherapie evaluiert (Achhammer 2014c).

Das Vorgehen folgt einem originär sprachheilpädagogischen Ansatz: Ausgehend von einem interdisziplinären Wissenschaftsverständnis werden Aspekte der linguistischen Pragmatik und der Psychologie mit einem (theater-)pädagogischen Ansatz kombiniert und zu einem Therapiekonzept zur Förderung von pragmatisch-kommunikativen Fähigkeiten bei Kindern eingesetzt. Damit verfolgt der Ansatz eine integrative Gesamtkonzeption. Da sich das Störungsbild primär im sozialen Miteinander manifestiert, stellt die Gruppentherapie ein adäquates Therapiesetting dar.

In Kapitel 1 wird zunächst eine theoretische Orientierung gegeben. Da die linguistische Pragmatik und die klinische Anwendung nicht aufeinander aufbauen, wurde in Anlehnung an die ICF (International Classification of Functioning, Disability and Health – eine Klassifikation der Weltgesundheitsorganisation

(WHO)) ein integratives Modell entwickelt. In dieses werden im Folgenden die einzelnen Bereiche der Pragmatik, die Symptome, die Diagnostikinstrumente und die Therapiebausteine eingeordnet.

Daran anschließend wird in Kapitel 2 ein Überblick über die Entwicklung pragmatisch-kommunikativer Kompetenzen und deren zentrale Entwicklungsschritte nach Alter aufgezeigt. Darauf aufbauend werden mögliche Störungen dieser Fähigkeiten, und die damit auftretenden Symptome erläutert. Anschließend werden assoziierte Störungsbilder, sowie mögliche Ursachen dargelegt.

Kapitel 3 zeigt zur Verfügung stehende Diagnoseverfahren aus dem deutschsprachigen Raum und erläutert diese. Die Verfahren werden im Hinblick auf die Verwendung in der Evaluationsstudie beurteilt. Dies bildet die Basis für die Entscheidung der verwendeten Erhebungsmethoden der Studie (Achhammer 2014c).

Kapitel 4 befasst sich mit den Therapieansätzen, die im deutschsprachigen Raum zur Behandlung pragmatisch-kommunikativer Störungen vorliegen. Da hier nur wenige Konzepte bestehen, werden außerdem Verfahren aus dem angloamerikanischen Raum herangezogen. Nach einer Darstellung dieser Therapieverfahren, werden relevante Therapiebausteine aus der Literatur herausgearbeitet. Hierbei finden sich Hinweise auf die Techniken des Improvisationstheaters als mögliche und geeignete Therapiemethode.

In Kapitel 5 wird dies aufgegriffen. Zunächst wird das Improvisationstheater als solches dargestellt, bevor gängige Techniken zur Improvisation erläutert werden. Dies bildet die Grundlage für die „Therapie Pragmatischer Fähigkeiten mit Improvisationstechniken“ (Therapie PraFIT). In den weiteren Ausführungen wird das didaktisch-methodische Vorgehen dieses Konzeptes erläutert.

Die Beschreibung der einzelnen Übungsformate erfolgt in Kapitel 6. Hier erhalten Sie konkrete Anleitungen zu den Übungen sowie einen Hinweis auf Förderziele bei pragmatisch-kommunikativen Störungen.

Zum Abschluss wird in Kapitel 7 eine kurze Zusammenfassung der Evaluationsstudie gegeben.

München, Mai 2014
Bettina Achhammer

# 1 Pragmatik

## 1.1 Grundbegriffe der Kommunikation

Viele verschiedene Wissenschaftsdisziplinen, wie die Philosophie, Soziologie, Psychologie, Anthropologie und Sprachwissenschaft, haben „Kommunikation“ als Forschungsgegenstand. Darin begründen sich unterschiedliche theoretische Zugänge und Modellvorstellungen zur Kommunikation (Frindte 2001; Rolf 2008). Einige dieser Theorien hat die Sprachheilpädagogik als Integrationswissenschaft in den sprachtherapeutischen Kontext übernommen (Braun 1999; Motsch 1996).

Da die pragmatisch-kommunikative Störung als Kommunikationsstörung einzuordnen ist, werden an dieser Stelle zunächst Kommunikationsmodelle dargelegt und im Zusammenhang damit zentrale Begrifflichkeiten geklärt. In den weiteren Ausführungen werden die Aspekte der Kommunikation betrachtet, die im Zusammenhang mit Pragmatik von Bedeutung sind.

### Die Mitteilung als Gegenstand der Kommunikation

Kommunikation, von lat. communicatio „Mitteilung“, setzt sich zusammen aus con/„gemeinsam“ und mūnus/„Aufgabe, Leistung“ und wird von verschiedenen wissenschaftlichen Disziplinen verwendet, wobei der Begriff die Übertragung einer Nachricht von einem Sender zu einem Empfänger bezeichnet (Ehlich 2010b).

Im sprachheilpädagogischen Kontext gilt Kommunikation nach Motsch (1996) als Voraussetzung, Mittel und Ziel des Sozialisationsprozesses.

Gegenstand der Kommunikationstheorie sind neben Sender und Empfänger die Gegenstände und Sachverhalte, auf die sich bezogen wird, und die Mitteilung als Gegenstand der Kommunikation (Bühler 1934; Watzlawick et al. 1990). Eine Mitteilung setzt sich dabei nicht nur aus Worten, sondern auch aus paralinguistischen Phänomenen wie Prosodie, emotionalen Geräuschen, Körperhaltung und Körpersprache zusammen (Watzlawick et al. 1990). Diese Modellvorstellung wurde seitens der Sprachheilpädagogik aufgegriffen und beispielsweise von Büttner/Quindel (2005) in der in → Abb. 1 dargestellten Grafik verdeutlicht.

In diesem Modell werden drei Ausdruckskanäle unterschieden:

1. Unter dem verbalen Ausdruck versteht man den semantischen Gehalt des Gesagten. Hierbei wird der Inhalt oder die Information der Mitteilung (Nachricht) übermittelt, indem der Sender eine Auswahl an geeigneten Wörtern trifft. Dies ist Gegenstand der Sprachtherapie.

2. Der paraverbale Ausdruck umfasst prosodische Elemente. Hierunter fallen Stimmklang, Betonung, Sprechmelodie, Rhythmus, Sprechpausen, Dynamik ebenso wie Sprechtempo, was Gegenstand der Sprechtherapie und der Stimmtherapie ist.
3. Der nonverbale Ausdruck beinhaltet den Aspekt der Körpersprache, welche Körperhaltung, Gestik, Mimik und Proxemik, also die Bewegung im Raum umfasst (Thomas 1991; Delhees 1994). Hiermit beschäftigt sich vor allem die Spracherwerbsforschung. Tomasello (2009) bezeichnet dies als nicht-konventionalisierte, unkodierte Kommunikation und sieht hier den Ausgangspunkt menschlicher Sprache. Dies gilt seiner Meinung nach in besonderer Weise für die natürlichen Gesten des Menschen. So spielt bei der Betrachtung von Kommunikation neben verbalen Anteilen die nonverbale Kommunikation eine herausragende Rolle. Diese Aspekte der Kommunikation wurden von Perkins (2010) auf den Kontext der Pragmatik übertragen.

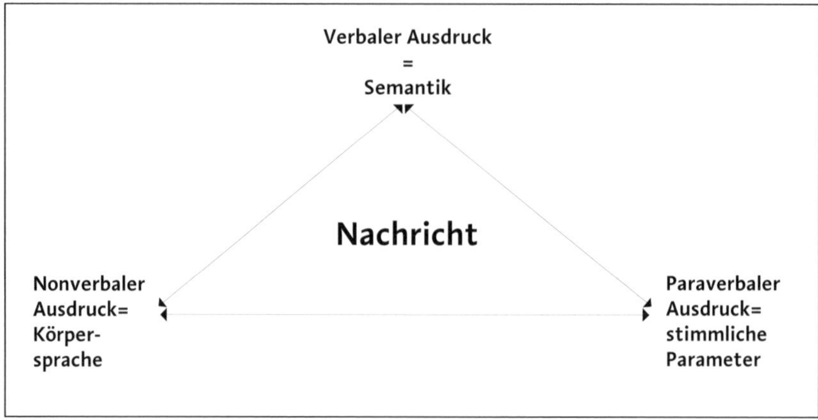


**Abb. 1:** Drei Ausdruckskanäle (Büttner/Quindel 2005, 13)

## Kommunikationsmodelle

Die kommunikative Kompetenz, also die Fähigkeit eines Menschen, verbale und nonverbale Mitteilungen kontextangemessen zu verstehen und zu produzieren, wird durch unterschiedliche Kommunikationsmodelle dargestellt (Frindte 2001; Rolf 2008). Auf die Sprachheilpädagogik übertragen wurden diese beispielsweise von Motsch (1996) und Braun (1999). Zunächst sollen hier jedoch wichtige Bezugsmodelle vorgestellt werden.

### *Organon-Modell nach Bühler*

Eine psychologische Kommunikationstheorie, die nach Frindte (2001) als Encoder-Decoder-Modell einzuordnen ist, ist das sogenannte Organon-Modell von Bühler (1934)( → Abb. 2). Dieses Sprachmodell greift den Begriff Platons auf, nach dem Sprache als Werkzeug (Organon) zu verstehen ist. Im Zentrum des Modells steht das Zeichen, wobei der Kreis das konkrete Schallphänomen bezeichnet, während das Dreieck die drei Funktionen widerspiegelt. Diese drei Zeichenfunktionen sind als Relationen dargestellt:

- die Darstellungsfunktion (Symbol),
- die Ausdrucksform (Symptom) und
- die Appellfunktion (Signal) (Bühler 1934).

Im Fall der Darstellungsfunktion steht die Aussage symbolisch für die Dinge oder Ereignisse, über die gesprochen wird, sodass die Sprache eine Symbolfunktion innehat. In der Symptomfunktion hingegen drückt die Sprache etwas über den inneren Zustand des Senders aus. Steuert Sprache das Verhalten des Empfängers, so gibt sie einen Appell und hat damit Signalfunktion (Bühler 1934). Von Braun (1999) wurde dieses Modell auf den Kontext der Sprachheilpädagogik übertragen.

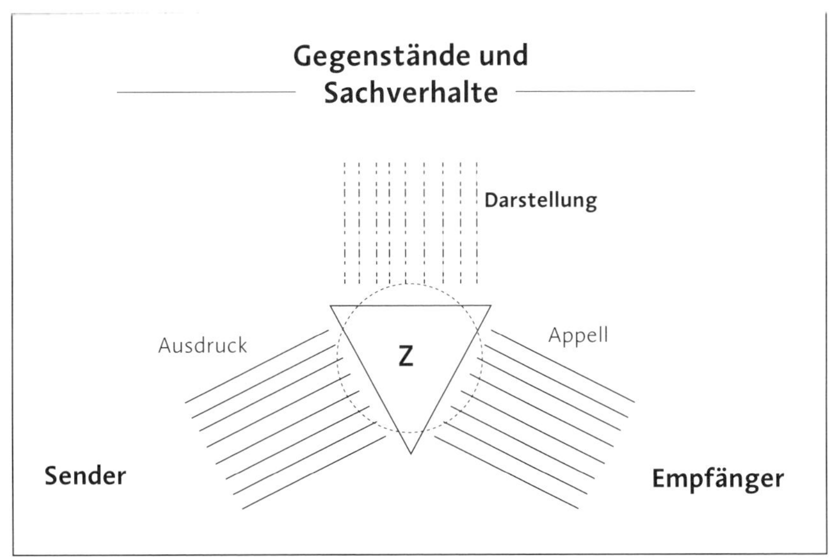


**Abb. 2:** Organon-Modell (Bühler 1934, 28)

Das kommunikativ ausgerichtete Modell von Bühler ist als Vorläufer der Sprachakttheorie von Austin (1962) und Searle (1969) zu betrachten. Dieses stammt ursprünglich aus der Sprachphilosophie und stellt in der Linguistik eine zentrale Theorie der Pragmatik dar.

### *Kommunikationsmodell nach Schulz von Thun*

Die Vorstellungen von Schulz von Thun (2008) basieren ebenfalls auf dem Organon-Modell. Durch das Hinzufügen einer vierten Dimension, der Beziehungsfunktion, entwickelt er das Modell weiter.

Der Sachinhalt enthält nach Schulz von Thun (2008) eine Sachinformation zum Gegenstand, also Sachverhalte, Daten und Fakten. Dies entspricht im Organon-Modell dem Aspekt Darstellung. In der Selbstoffenbarung, die im Modell von Bühler mit dem Aspekt Ausdruck gleichzusetzen ist, werden Informationen über den Sender vermittelt. Hierunter versteht Schulz von Thun (2008) sowohl alle Aspekte der gewollten Selbstdarstellung, aber auch die unfreiwillige Selbstenthüllung. Der Appell hingegen ist in beiden Modellen zu verstehen als der Versuch, Einfluss auf den Empfänger zu nehmen. Die Funktion, die durch Aufforderungen Ausdruck findet, ist nach Tomasello als das „[...] erste und offensichtlichste menschliche Kommunikationsmotiv“ anzusehen (Tomasello 2009, 95).

Schulz von Thun (2008) ergänzt sein Modell durch die Beziehungsebene. In dieser ist enthalten, „wie der Sender zum Empfänger steht, was er von ihm hält“ (Schulz von Thun 2008, 27) (→ Abb. 3).

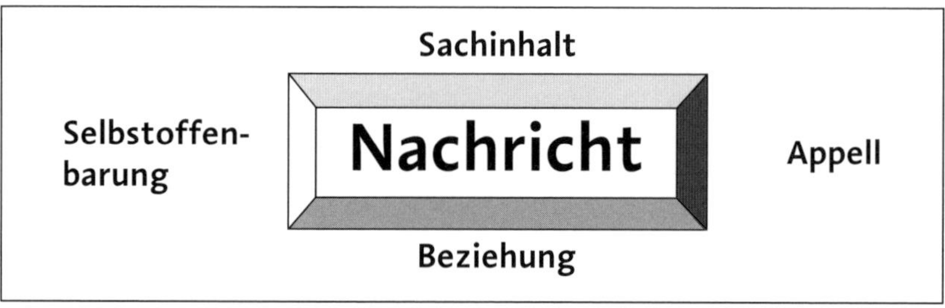


**Abb. 3:** Vier Seiten der Nachricht – ein Modellstück der zwischenmenschlichen Kommunikation (Schulz von Thun 2008, 14)

Auf dieser Ebene werden somit Aussagen über die Beziehung zwischen Sender und Empfänger gemacht. Häufig geschieht dies durch Formulierung, Tonfall und andere nichtsprachliche Begleitsignale (Schulz von Thun 2008). Dieser Hinweis auf die Art der Beziehung birgt die Gefahr von Missverständnissen und ist häufig der

Auslöser für sensible Reaktionen vonseiten des Empfängers (Büttner/Quindel 2005). Der Empfänger interpretiert oftmals weniger die Signale des Senders bzw. das von ihm Wahrgenommene, sondern ist in seiner Interpretation beeinflusst durch seine Vorerfahrungen und impliziten Annahmen (Schulz von Thun 2008).

### *Kommunikation nach Watzlawick*

Die Annahme einer Beziehungsebene wird gestützt durch die Aussagen von Watzlawick et al. (1990), die in ihrer Arbeit feststellen, dass Mitteilungen neben Inhaltsaspekten stets auch Beziehungsaspekte einschließen. Während der Inhaltsaspekt die Daten liefert, gibt der Beziehungsaspekt Auskunft darüber, wie diese Daten zu interpretieren sind. Aus diesem Grund ist der Beziehungsaspekt dem Inhaltsaspekt stets übergeordnet. Unter dem Beziehungsaspekt werden in diesem Dialog-Modell Appell-, Selbstoffenbarungs- und Beziehungsseite zusammengefasst (Frindte 2001).

Für das Verständnis von Kommunikation ist die Arbeit von Watzlawick et al. (1990) wegweisend. Dabei werden Syntaktik, Semantik und Pragmatik unterschieden. Eine klare Trennung ist allerdings nur theoretisch möglich, da die Ebenen praktisch wechselseitig voneinander abhängig sind. Nach Ansicht der Autoren ist der pragmatische Aspekt von Sprache ihr Einfluss auf das Verhalten aller Teilnehmer. „So aufgefaßt, gründet sich die Pragmatik auf die beobachtbaren Wechselwirkungen menschlicher Beziehungen im weitesten Sinn [...]“ (Watzlawick et al. 1990, 23).

Es wird jedoch nicht nur die Wirkung einer Kommunikationshandlung auf den Empfänger betrachtet, sondern gleichzeitig auch die Rückwirkung der Reaktion auf den Sender. Somit rückt der gegenseitige Austausch von Mitteilungen in den Fokus der Betrachtung. Dabei wird ein „wechselseitiger Ablauf von Mitteilungen zwischen zwei oder mehreren Personen [...] als Interaktion bezeichnet“ (Watzlawick et al. 1990, 50). Die Bezeichnungen Kommunikation und Verhalten werden dabei gleichbedeutend verwendet. Diese Interaktion beschreibt Regeln, sogenannte Axiome, die in der Kommunikation wirksam sind.

Unter dem Axiom „man kann nicht nicht kommunizieren“ (Watzlawick et al. 1990, 53) wird zunächst die Eigenschaft von Verhalten beschrieben: Es gibt kein Gegenteil von Verhalten. Daraus schlussfolgern die Autoren, dass es nicht möglich ist, sich nicht zu verhalten. Da auch Kommunikation als Verhalten bezeichnet wird, ist es dementsprechend nicht möglich, nicht zu kommunizieren:

> „Handeln oder Nichthandeln, Wort oder Schweigen haben alle Mitteilungscharakter: Sie beeinflussen andere, und diese anderen können ihrerseits nicht nicht auf diese Kommunikation reagieren und kommunizieren damit selbst“ (Watzlawick et al. 1990, 51).

Dies ist vor allem in Bezug auf die Beziehungsebene von Bedeutung. Wie in dem Modell von Schulz von Thun, so geht auch Watzlawick davon aus, dass Kommunikation neben einer Inhaltsebene eine Beziehungsebne hat. Demnach geht es bei Kommunikation neben dem Austausch von Information auch um den Ausdruck der Beziehung der Kommunikationspartner (Altenthan/Hobmair 2008).

Diese Beziehungsebene wird darüber hinaus von der Interpunktion von Kommunikation bestimmt, die auch als Phänomen des Mitteilungsaustausches bezeichnet wird (Watzlawick et al. 1990). Dabei geht es um die Frage, was als Ursache und was als Wirkung in einem kommunikativen Austausch zu sehen ist. Dabei stellen Watzlawick et al. (1990) fest, dass statt eines linearen Ursache-Wirkung-Zusammenhangs vielmehr von einer kreisförmigen Interpunktion auszugehen ist und demnach jedes Verhalten gleichzeitig sowohl Ursache als auch Wirkung ist.

Die Inhalte subsumieren dabei sowohl digitale Anteile, die eindeutig interpretierbare Informationen enthalten, als auch analoge Anteile. Diese sind verschieden interpretierbar und kommen meist über den nonverbalen oder paraverbalen Kanal zum Ausdruck. Büttner/Quindel (2005) betonen, dass hierüber häufig Beziehungsaspekte vermittelt werden.

Eine weitere Annahme von Watzlawick et al. (1990) ist die Existenz von symmetrischer und komplementärer Kommunikation. Im Falle einer symmetrischen Kommunikation befinden sich die Gesprächspartner auf gleicher Stufe oder versuchen anderenfalls, die gefühlten Unterschiede auszugleichen. Bei einer komplementären Situation ist die Basis hingegen geprägt von Unterschieden zwischen den Kommunikationspartnern. Die vorgenommene Differenzierung ist dabei jedoch nicht als Werturteil zu verstehen. Vielmehr ist das Vorkommen beider Formen natürlich, wobei die Zustimmung der Gesprächspartner zur Beziehungsdefinition für das Gelingen der Kommunikation entscheidend ist.

Ein weiteres psychologisches Kommunikationsmodell sind die Konversationsmaximen nach Grice (1979), die nach Frindte (2001) als intentionales Modell einzuordnen sind. Es ist ein wesentliches Modell der Pragmatik.

Die dargestellten Theorien spiegeln nur einen kleinen Ausschnitt der vorhandenen Modelle wider. Für eine Vertiefung der Thematik sind die Werke von Frindte (2001) und Röhner/Schütz (2012) zu empfehlen.

Alle genannten Modelle haben jeweils die Kommunikation zum Gegenstand. Auch wenn in vielen Punkten Übereinstimmungen bestehen, wird bei näherer Betrachtung deutlich, dass unterschiedliche Schwerpunkte gesetzt werden. Dabei sind die aufgeführten Theorien in gegenseitiger Ergänzung als Grundlage für die Elemente der Pragmatik zu verstehen, die in → Kap. 1.4 erläutert werden.

Die vorgestellten Kommunikationsmodelle stimmen in den zentralen Punkten überein (Büttner/Quindel 2005). So enthalten sie stets einen Sender und einen Empfänger, wobei seitens des Senders eine Äußerung gemacht wird, die eine bestimmte Absicht (Intention) verfolgt. Gesprächsziel ist meist das Hervorrufen einer Reaktion auf Seiten des Empfängers. Dazu verwendet der Sender ein gemeinsames Zeichensystem. Dieser Code kann neben Lautsprache auch Schriftsprache, Körpersprache und andere Zeichen beinhalten. Auf Seiten des Empfängers wird der übermittelte Code decodiert. Dazu muss das verwendete Zeichensystem dem Empfänger zunächst bekannt sein, und dieser muss in der Lage sein, die Zeichen zu erfassen. Die Decodierung erfolgt anhand der persönlichen Voraussetzungen und Erfahrungen seitens des Empfängers, sodass eine Passung zwischen der Intention des Senders und der Interpretation des Empfängers nicht immer zwangsläufig gegeben ist (Büttner/Quindel 2005). In Folge der Interpretation kommt es zu einer entsprechenden Reaktion oder zur Rückmeldung. Diese erfolgt zur Verstehenssicherung und beinhaltet den Prozess des Monitorings des Sprachverstehens (Hachul/Schönauer-Schneider 2012).

## Funktionen von Kommunikation

Kommunikation kann in Anlehnung an die Sprechakte von Searle (1969) unterschiedliche Funktionen erfüllen:

- behaupten,
- verordnen,
- plädieren,
- danken,
- geloben,
- erklären,
- hinweisen,
- kündigen etc.

Eine detaillierte Erläuterung der Sprechakttheorie erfolgt an späterer Stelle (→ Kap. 1.4).

Die Funktion von Kommunikation wurde auch seitens der Sprachtherapieforschung betrachtet. Heinemann (1976) unterscheidet zwischen der Funktion für die Person und der Funktion für das soziale System. Motsch (1996) wiederum ergänzt, dass Kommunikation für die Person nicht nur die Funktion des Ausdrucks von Absichten, Emotionen und physischen Zuständen erfüllt, sondern vielmehr als Mittel zur Beeinflussung anderer und zur Befriedigung eigener Bedürfnisse zu verstehen ist. Für das soziale System hingegen hat Kommunikation die Funktion, soziale Strukturen und Prozesse zu entwickeln. Darüber hinaus dient sie der Kulturvermittlung und Sozialisation (Motsch 1996). Nach Kannengieser (2012) können die Ziele von sprachlichen Äußerungen grundsätzlich so vielfältig sein wie denkbare Situationen und Individuen.

### Kommunikationsformen

Neben der Funktion von Kommunikation können auch verschiedene Kommunikationsformen differenziert werden. In Anlehnung an Kannengieser (2012) können im sprachtherapeutischen Kontext die Formen von Kommunikation nach folgenden Kriterien unterschieden werden:

- mündliche – schriftliche Kommunikation
- öffentliche – private Kommunikation
- Monologe – Dialoge/Gespräche mit mehreren Teilnehmern
- spontane – arrangierte Kommunikation
- natürliche – inszenierte Kommunikation

### Kommunikation und Kontext

Im Zusammenhang mit Kommunikation stellt der „Kontext" einen zentralen Begriff dar. Von Watzlawick et al. (1990) wird er mit „Umwelt" gleichgesetzt und nimmt eine mitbestimmende Rolle in der Kommunikation ein. Denn erst dieser gemeinsame Hintergrund ermöglicht es dem Menschen, über die eigene, egozentrische Perspektive hinauszugehen (Tomasello 2009). Für den Empfänger ist der gemeinsame Kontext von Bedeutung sowohl dafür, „worauf der Kommunizierende die Aufmerksamkeit lenkt (seine referentielle Intention), als auch dafür, warum er es tut (seine soziale Intention)" (Tomasello 2009, 85f.).

Nachdem der Begriff der Kommunikation erläutert wurde, wird in → Kap. 1.2 auf die Ebene der Pragmatik eingegangen. Hierbei kommt dem Kontext eine besondere Bedeutung zu.

## 1.2 Pragmatik – Sprachverwendung im Kontext

Die linguistische Pragmatik (von griech. pragma „Handlung") wird als die Lehre vom sprachlichen Handeln bezeichnet (Ehlich 2010c).

Sie beschäftigt sich mit dem Sprachgebrauch im Rahmen zielgerichteten Handelns in sozialen Situationen. Aufgrund der vielfältigen wissenschaftlichen Zugänge zu diesem Gebiet herrscht bislang keine Einigkeit über eine allgemein gültige Definition.

Nach Bates (1976, 420) handelt es sich bei Pragmatik um die Konventionen, „die den Gebrauch von Sprache im Kontext bestimmen". Das bedeutet, dass nicht die Funktion grammatischer Formen eine Rolle spielt, sondern vielmehr der kompetente Umgang mit sozialen und kulturellen Konventionen, mit denen die Sprache verbunden ist (El Mogharbel/Deutsch 2007). Die Pragmatik beschäftigt sich folglich mit der Sprachverwendung im Kontext.

Kontext von lat. contextus „Zusammenhang" ist ein komplexer, schwer fassbarer Begriff, der eine große Menge von Faktoren beinhaltet und als situative oder sprachliche Umgebung von linguistischen Einheiten bezeichnet werden kann (Fetzer 2012; Glück 2010; Ochs 1979).

Nach Glück werden unter diesem Begriff sprachliche, nichtverbale und alle außersprachlichen Mittel der Kommunikationssituation subsumiert (Glück 2010). Folgende Bereiche zählen zum kontextrelevanten Wissen (Clark/Bly 1995):

- visuelle Information, z.B. eine mentale Karte eines Gebäudes oder einer Stadt,
- räumliche Information, z.B. welche Position eine Person oder ein Objekt in Relation zu einer anderen Person oder einem anderen Objekt hat,
- Wissen über typische Handlungsabläufe (‚Skripts'), z.B. bei einem Restaurant- oder Arztbesuch,
- zeitliche Information, z.B. welche zeitliche Ordnung zwischen Ereignissen vorliegt,
- kausale Information, z.B. wie man in einem Raum Licht macht oder was eine Person traurig macht,
- kinematische Information, d.h. Wissen über typische Bewegungsabläufe von Objekten oder Personen,
- emotionale Information, d.h. Wissen über Emotionen wie Angst oder Liebe.

In der Literatur findet sich eine Einteilung in verschiedene Kontexte, wobei sich der Sprachkontext am klarsten umreißen lässt. Er beinhaltet neben vorausgegangenen und nachfolgenden Äußerungen die aktuelle Sprache, die im Diskurs verwendet wird (Dannenbauer 2000; Fetzer 2012; Ochs 1979).
Der Sozialkontext enthält nach Dannenbauer (2000) den Status der Beteiligten und deren Beziehung untereinander. Fetzer (2012) zählt hierzu auch die physikalischen Gegebenheiten wie Zeit und Umgebung, die nach Dannenbauer (2000) dem Sachkontext zuzuordnen sind. Im Folgenden wird der Sachkontext in Anlehnung an Fetzer (2012) dem Sozialkontext zugeordnet (→ Abb. 4).

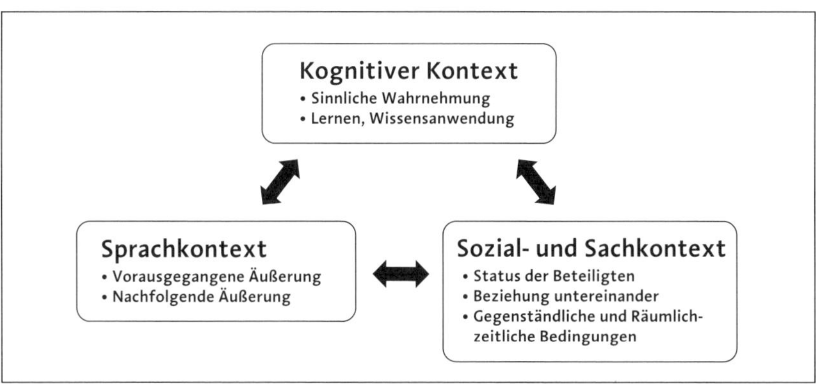


**Abb. 4:** Drei Formen von Kontext in Anlehnung an Ochs 1979; Dannenbauer 2000; Fetzer 2012

Die dritte Form ist der kognitive Kontext, der die Wahrnehmung des Rahmens und die Unterscheidung zwischen Figur und Hintergrund einschließt und in der Psychologie verortet ist (Fetzer 2012). Der Bereich des kognitiven Kontextes wird als grundlegender Wahrnehmungsbereich betrachtet, der als generelle Voraussetzung für den Spracherwerb zu verstehen ist (Kannengieser 2012). Aus diesem Grund wird der kognitive Kontext mit seinen zugrunde liegenden Bereichen nur im Hinblick auf die Entwicklung pragmatisch-kommunikativer Fähigkeiten beleuchtet. Nachdem die unterschiedlichen Kontextformen beschrieben wurden, soll nun das Fachgebiet der linguistischen Pragmatik betrachtet werden.

Die linguistische Pragmatik, als Teilbereich der Sprachwissenschaft, befasst sich mit den Gebieten Sprechakttheorie, Textanalyse und Gesprächsanalyse. Diese Bereiche beschäftigen sich wiederum mit Deixis, Präsupposition, Implikatur, Sprechakt und Konversationsstruktur sowie Satztypen, Satzmodus, Indirektheit und Informationsstruktur (Fischer 2009). Dabei steht das Verhältnis von Form und Funktion im Mittelpunkt des Interesses.

Als Abgrenzung von der Semantik, die sich ebenfalls mit der Bedeutung von Sprache befasst, geht man davon aus, dass sich die Pragmatik vor allem mit Bedeutungsaspekten beschäftigt, die nur aufgrund des Kontextes zustande kommen (Meibauer 2001). Somit kann der Kontext als Unterscheidungskriterium zwischen Semantik und Pragmatik gelten: „[...] die Bedeutungen semantischer Einheiten sind im allgemeinen kontextunabhängig, die Bedeutungen der pragmatischen Einheiten im allgemeinen kontextabhängig" (Meibauer 2001, 5).

## 1.3 Pragmatisch-kommunikative Fähigkeiten in der ICF

Bei der Auseinandersetzung mit dem Gegenstand der Pragmatik zeigt sich, dass ein regelrechter Bruch zwischen den linguistischen Theorien und der klinischen Anwendung besteht. Nach Ansicht klassischer Linguisten ist es zur wissenschaftlichen Betrachtung wichtig, zwischen Besitz und Verwendung von Sprache zu unterscheiden. Mit der Entwicklung und Störung pragmatisch-kommunikativer Fähigkeiten beschäftigt sich die linguistische Pragmatik kaum (Rautenberg 2008). Gleichzeitig ordnet die sprachtherapeutische Forschung die Pragmatik als Teilbereich der Sprachentwicklungsforschung ein, die auf die theoretischen Grundlagen der Linguistik wenig Bezug nimmt. Da beide Perspektiven jedoch wichtige Aspekte des Gegenstandes betrachten, gilt es beide Sichtweisen zu vereinen.

Eine Möglichkeit zur Integration beider Perspektiven bietet hier die International Classification of Functioning, Disability and Health (ICF), die als Klassifikationsmodell einen theoretischen Bezugsrahmen für die Sprachtherapie als Wissenschaft darstellt (Grohnfeldt 2011; Westby 2007).

So werden im Folgenden zunächst die Ebenen der ICF erläutert, woraufhin anschließend die pragmatisch-kommunikative Störung in das Modell eingeordnet wird.

Die ICF stellt eine international verbindliche Klassifikation für Krankheiten und deren Folgen für den Einzelnen und seine Umwelt dar und gilt als Rahmen für die theoretische Bezugnahme der Sprachtherapie (Grohnfeldt 2011; Grohnfeldt 2012). Während Gesundheitsprobleme (Krankheiten, Gesundheitsstörungen, Verletzungen usw.) in der ICD-10 klassifiziert werden, wird die damit in Zusammenhang stehende Funktionsfähigkeit bzw. Behinderung in der ICF eingestuft (DIMDI 2005). Die deutsche Übersetzung „Internationale Klassifikation der Funktionsfähigkeit, Behinderung und Gesundheit" wurde im Jahr 2005 veröffentlicht und in das Sozialgesetzbuch aufgenommen (Grötzbach/Iven 2009). Wegweisend ist dabei die Betonung von Wechselbeziehungen bio-psycho-sozialer Faktoren, die eine multifaktorielle Beschreibung von Störungen ermöglicht und somit traditionell sprachheilpädagogische Ansätze widerspiegelt (Grohnfeldt 2011).

Die Einordnung einer Störung wird im Modell der ICF anhand unterschiedlicher Komponenten vorgenommen. Hierbei wird zunächst zwischen den Teilen „Funktionsfähigkeit und Behinderung" und „Kontextfaktoren" unterschieden. Teil 1 (Funktionsfähigkeit und Behinderung) umfasst wiederum die Komponenten Körperfunktionen und -strukturen sowie Aktivitäten und Partizipation (Teilhabe). In Teil 2 (Kontextfaktoren) werden Umweltfaktoren und personenbezogene Faktoren differenziert (DIMDI 2005). Zwischen den einzelnen Komponenten besteht eine Wechselbeziehung (→ Abb. 5).

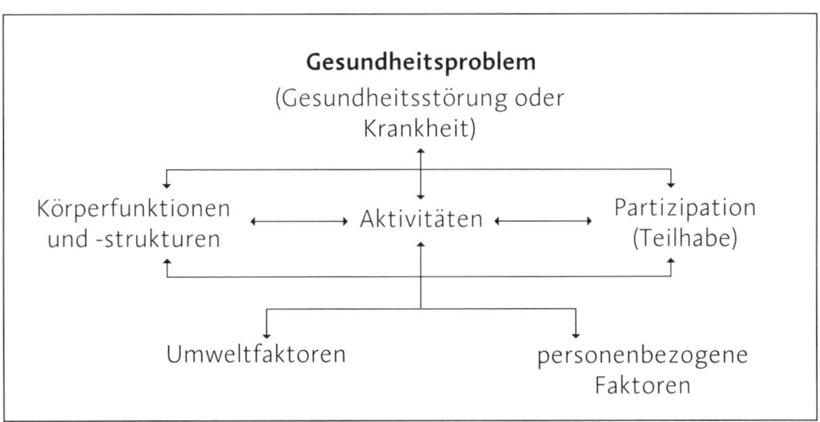


**Abb. 5:** Wechselwirkungen zwischen den Komponenten der ICF (DIMDI 2005, 23)

Unterschiedliche Störungsbilder der Bereiche Sprache, Stimme, Sprechen, Stimme und Schlucken wurden bereits in das Modell der ICF eingeordnet (Grötzbach/Iven 2009). Im Folgenden wird nun die pragmatisch-kommunikative Störung auf den Ebenen der ICF in Anlehnung an Stadie/Schröder (2009) beschrieben.

Die Störung der pragmatisch-kommunikativen Fähigkeiten ist in der ICD-10 unter den umschriebenen Entwicklungsstörungen des Sprechens und der Sprache (F80.-) eingestuft, die unter den Entwicklungsstörungen eingeordnet und wie folgt definiert sind:

> „Es handelt sich um Störungen, bei denen die normalen Muster des Spracherwerbs von frühen Entwicklungsstadien an beeinträchtigt sind. Die Störungen können nicht direkt neurologischen Störungen oder Veränderungen des Sprachablaufs, sensorischen Beeinträchtigungen, Intelligenzminderung oder Umweltfaktoren zugeordnet werden. Umschriebene Entwicklungsstörungen des Sprechens und der Sprache ziehen oft sekundäre Folgen nach sich, wie Schwierigkeiten beim Lesen und Rechtschreiben, Störungen im Bereich der zwischenmenschlichen Beziehungen, im emotionalen und Verhaltensbereich“ (DIMDI 2005, 217).

Demnach lässt sich die pragmatisch-kommunikative Störung wie in → Tab. 1 dargestellt in drei Ebenen gliedern:

- Der Ebene Körperfunktionen werden höhere kognitive Leistungen sowie kognitiv-sprachliche Funktion zugeordnet. Diese tragen sowohl zum Verständnis von Sprache als auch zur Entscheidung über angemessene Verhaltensweisen bei.
- Die Ebene der Aktivität hingegen umfasst die Bereiche bewusste sinnliche Wahrnehmungen, Lernen und Wissensanwendung als auch Kommunikation. Diese ermöglichen Fähigkeiten wie Zusehen, Zuhören, Denken und Aufmerksamkeit, fokussieren aber auch das Kommunizieren als Sender und Empfänger.
- Die Ebene der Partizipation beschreibt die Teilhabe an der Gesellschaft. Im Fall der PKS sind hier interpersonelle Interaktionen und Beziehung zuzuordnen, wie beispielsweise das Zeigen von Rücksichtnahme in Beziehungen, aber auch bedeutende Lebensbereiche wie etwa der Umgang mit Autoritäten sowie Gemeinschafts-, soziales und staatsbürgerliches Leben, das sich beispielsweise über das Spielen und die Zugehörigkeit zu Vereinen ausdrückt (DIMDI 2005) (→ Tab. 1).

**Tab. 1:** Beschreibung der pragmatisch-kommunikativen Störung auf den Ebenen der ICF in Anlehnung an Stadie/Schröder 2009

| **ICF-Ebene** | **Klassifikationen (ICF-Codes)** | **Erklärung und Beispiele** |
|---|---|---|
| Schädigung von Körperfunktionen | höhere kognitive Leistungen (b164) | Entscheiden, welche Verhaltensweisen unter welchen Umständen angemessen sind |
| | kognitiv-sprachliche Funktionen (b1670–b1679) | Funktionen, die Verständnis und Entschlüsselung von gesprochener, geschriebener oder anderer Formen von Sprache betreffen |
| Beeinträchtigung der sprachlichen Aktivität | bewusste sinnliche Wahrnehmungen (d110–d129) | Zuschauen, Zuhören |
| | Lernen und Wissensanwendung (d110–d179) | Nachahmen, Üben, Aufmerksamkeit fokussieren, Denken |
| | Kommunikation (d310–d399) | Kommunizieren als Sender und Empfänger |
| Beeinträchtigung der Partizipation (Teilhabe) | interpersonelle Interaktionen und Beziehungen (d730–d779) | Rücksichtnahme und Wertschätzung in einer Beziehung zeigen |
| | bedeutende Lebensbereiche (d810–d899) | mit Autoritäten umgehen, Schulbildung |
| | Gemeinschafts-, soziales und staatsbürgerliches Leben (d910–d999) | Spiel, Vereine |

Aufgrund der zentralen Bedeutung des Kontextes werden in das Modell der ICF die drei Kontextformen integriert, die in → Kap. 1.2 erläutert wurden. Betrachtet man die Inhalte der ICF, die der Kommunikation zugeordnet sind, so wird deutlich, dass sich die drei Kontextformen hier widerspiegeln. Der Bereich der Aktivität umfasst nach der ICF neben der „bewussten sinnlichen Wahrnehmung" und „Lernen und Wissensanwendung" auch „Kommunikation" (DIMDI 2005). Die

Zuordnung der Kommunikation zum Sprachkontext liegt dabei nahe. Die anderen beiden Bereiche hingegen sind dem kognitiven Kontext zuzuordnen, der nach Fetzer (2012) mit den Inhalten der Wahrnehmung beschrieben wird und vor allem in der Psychologie verortet ist. So sind sowohl Wahrnehmung als auch Lernen und Wissensanwendung für den Erwerb pragmatisch-kommunikativer Fähigkeiten wesentliche Grundlagen, jedoch nicht rein sprachlicher Natur, weswegen der Bereich des kognitiven Kontextes passend erscheint.

Im Gegensatz dazu können die Gebiete der Partizipation, die „Interpersonelle Interaktion und Beziehungen" und „Bedeutende Lebensbereiche" ebenso wie „Gemeinschafts-, soziales und staatsbürgerliches Leben" umfassen, dem Sozialkontext zugeteilt werden.

Bei dieser Zuordnung muss jedoch berücksichtigt werden, dass es sich dabei lediglich um Schwerpunktsetzungen handelt und insbesondere die Kommunikation alle Kontextformen in sich birgt. Sie kann nur durch das Zusammenwirken auf allen Ebenen gelingen.

In → Kap. 1.4 werden schwerpunktmäßig die Bereiche Aktivität und Partizipation betrachtet. Im Rahmen sprachtherapeutischer Behandlung ist der Bereich Körperfunktionen nicht gezielt zu beeinflussen.

## 1.4 Elemente der Pragmatik und Einordnung in ein integratives Modell

Wie in → Kap. 1.2 deutlich wurde, besteht im Bereich der Pragmatik ein Bruch zwischen linguistischer Theorie und klinischer Anwendung. Folglich existiert kein einheitliches Theoriemodell, das als Grundlage für die sprachtherapeutische Forschung dienen kann. Zu diesem Zweck wird in den folgenden Ausführungen ein integratives Modell der Pragmatik entwickelt. Aufbauend auf die „Elemente der Pragmatik" von Perkins (2010) erfolgt eine Einordnung der verschiedenen linguistischen Theorien zur Pragmatik, gemeinsam mit den Kontextarten und den Ebenen der ICF.

### Elemente der Pragmatik nach Perkins

Nach der Betrachtung der ICF und dem Einbezug der Kontextformen werden an dieser Stelle nun die Elemente der Pragmatik betrachtet. Perkins (2010) gibt einen Überblick über Bereiche, die unter Pragmatik subsumiert sind ( → Abb. 6). Er unterscheidet dabei zwischen den Bereichen „Kognitive Elemente", die in Semiotik und Kognition unterteilt sind, und „Sensomotorische Elemente", die sich in Motorik und Sensorik aufteilen.

Der Semiotik sind neben der Sprache Gestik, Blick, Mimik und Körperhaltung zugewiesen. Die Kognition beinhaltet Inferenz, Theory of Mind, exekutive Funktionen, Gedächtnis, Emotion und Einstellung. Die Motorik umfasst neben dem

**Elements of pragmatics**

| Semiotic | Cognitive | Motor | Sensory |
|---|---|---|---|
| Language:<br>phonology<br>prosody<br>morphology<br>syntax<br>semantics<br>discorse<br>Gesture<br>Gaze<br>Facial expression<br>Posture | Inference<br>Theory of mind<br>Executive function<br>Memory<br>Emotion<br>Attitude | Vocal tract<br>Hands<br>Arms<br>Face<br>Eyes<br>Body | Hearing<br>Vision |

**Abb. 6:** Semiotische, kognitive und sensomotorische Elemente der Pragmatik (Perkins 2010, 63)

Vokaltrakt Hände, Arme, Gesicht, Augen und Körper, wohingegen der Sensorik Hören und Sehen zugewiesen sind (Perkins 2010).

Bei Betrachtung dieser Auflistung fallen nicht nur Überschneidungen mit den bereits vorgestellten Ebenen der ICF, sondern auch mit den erläuterten Kontextformen auf. So spiegelt der Bereich Motorik, der bei Perkins (2010) als sensomotorisches Element eingeordnet wird, innerhalb der ICF den Bereich Körperfunktionen wider. Die Sensorik, nach Perkins ebenfalls ein sensomotorisches Element, zeigt sich in der ICF bei den Aktivitäten und hier im kognitiven Kontext. Die Semiotik wiederum umfasst neben der Sprache mit Phonologie, Prosodie, Morphologie, Syntax, Semantik und Diskurs die Bereiche Gestik, Blick, Mimik und Körperhaltung. Dies entspricht in der ICF der Ebene der Aktivität und hier der Kommunikation und damit dem Sprachkontext. Der Kognition werden Inferenz, Theory of Mind, Exekutive Funktionen, Gedächtnis und Emotion, sowie Einstellung zugeordnet (Perkins 2010). Dieser Bereich stimmt in Bezug auf die ICF ebenfalls mit der Ebene der Aktivität überein, hier jedoch mit dem kognitiven Kontext. Die Ebene Partizipation findet bei Perkins (2010) keine explizite Auflistung.

## Integratives Modell der Pragmatik

Nachdem die Kontextformen, die Ebenen der ICF und die Bereiche der Pragmatik betrachtet wurden, lässt sich aus diesen Aspekten ein Modell darstellen (→ Tab. 2). Dies führt die einzelnen Elemente auf und führt gleichzeitig die drei Blickwinkel von Kontextformen, ICF und Elemente der Pragmatik zusammen.

Der Ebene „Aktivität“ der ICF werden der kognitive Kontext und der Sprachkontext zugeordnet. Der kognitive Kontext umfasst dabei die Aspekte Sensorik,

**Tab. 2:** Integratives Modell pragmatischer Elemente unter Zuordnung der Kontextformen und der Ebenen der ICF

| ICF-Ebene „Aktivität" | | ICF-Ebene „Partizipation" |
|---|---|---|
| **Kognitiver Kontext** | **Sprachkontext** | **Sozial- und Sachkontext** |
| ■ Sensorik<br>■ Inferenz<br>■ Theory of Mind<br>■ Exekutive Funktionen<br>■ Gedächtnis<br>■ Emotion und Einstellung | ■ Textproduktion<br>1. Kohärenz<br>2. Präsupposition<br>3. Kohäsion<br>4. Artikel/Pronomen<br>5. Deixis<br>6. thematische Struktur<br>7. Ellipsen<br>■ Gesprächsführung<br>1. Turn Taking / Sprecherwechsel<br>2. Paarsequenzen<br>3. Reparaturen<br>4. paraverbaler Ausdruck<br>5. nonverbaler Ausdruck | ■ Sprechakte<br>■ indirekte Sprechakte<br>■ Höflichkeit<br>■ Implikaturen<br>■ Konversationsmaxime<br>■ Ironie und Witz |

Inferenz, Theory of Mind, exekutive Funktionen, Gedächtnis und Emotion. Der Sprachkontext beinhaltet die Textproduktion mit Kohärenz, Präsupposition, Kohäsion, Artikel/Pronomen, Ellipsen, Deixis und thematischer Struktur. Außerdem ist dem Sprachkontext die Gesprächsführung zugeordnet, die sich in Sprecherwechsel, Paarsequenzen, Reparaturen, paraverbalen und nonverbalen Ausdruck untergliedert. Die Unterteilung des Sprachkontextes in Textproduktion und Gesprächsführung sowie die Zuordnung der entsprechenden Bereiche erfolgt dabei in Anlehnung an Fischer (2009).

Der ICF-Ebene „Partizipation" entspricht dem Sozial- und Sachkontext. Dieser subsumiert Sprechakte, die die Bereiche indirekte Sprechakte, Höflichkeit und Implikaturen umfassen, und Konversationsmaxime, denen Ironie und Witz zugeordnet werden können ( → Tab. 2).

Analog zur Modellvorstellung der ICF stehen beim vorliegenden Modell alle Teilkomponenten der Pragmatik miteinander in Wechselbeziehung.

Das Gelingen von Kommunikation ist erst durch das intra- und interpersonelle Zusammenwirken dieser Aspekte möglich. Eine dem jeweiligen Kontext angemessene Sprachverwendung hängt damit von der Wechselwirkung aller Teilaspekte ab. Auf diesen Gedanken aufbauend wurde das integrative Modell entwickelt.

Eine vergleichbare Modellvorstellung beschreibt Perkins (2005a, 2005b) in seiner emergenten Perspektive. Dieser zufolge sind sowohl pragmatische Störungen als auch pragmatische Fähigkeiten als Konsequenz von Interaktionen zwischen linguistischen, kognitiven und sensomotorischen Prozessen zu betrachten. Diese ereignen sich sowohl intra- als auch interindividuell. Aufgrund dessen ist nach Perkins (2005b) der Bereich der Pragmatik nicht durch mehrere große Theorien erklärbar. Vielmehr benötige eine ganzheitliche Theorie die Berücksichtigung des Verhaltens eines Individuums im kommunikativen Prozess unter gleichzeitiger Einbeziehung der zugrunde liegenden Faktoren. Das Ergebnis hieraus ist die komplexe Wechselbeziehung aller Teile, die damit mehr ist als die Summe ihrer Teile (Perkins 2005a). Vor dem Hintergrund dieser Vorstellungen definiert Perkins Pragmatik wie folgt:

> „Pragmatics is what you get when entities such as language, social cognition, memory, intention and inferential reasoning collide in socio-culturally situated human interaction, rather than being instantiated or uniquely grounded in any single one of these“ (Perkins 2005b, 371).

Damit grenzen sich diese Vorstellungen von Modellen ab, die Pragmatik als übergeordnete Einheit sehen. Ebenso wenig ist Pragmatik als eine linguistische Komponente neben Syntax, Semantik und Phonologie zu betrachten (Perkins 2005b; Woithon 2009). Vielmehr baut Perkins diese Theorie auf dem interaktionistischen Ansatz von McTear/Conti-Ramsden (2002) auf und ergänzt sie um die intrapersonelle Interaktion.

Auf den Annahmen von Perkins wiederum basiert das integrative Modell und bezieht darüber hinaus sowohl unterschiedliche Arten von Kontext als auch die Ebenen der ICF mit ein. Damit werden zum einen die Theorievorstellungen vonseiten der Linguistik, zum anderen die Praxisrelevanz vonseiten der Sprachtherapie in einem Modell zusammengefasst. Zur praktischen Umsetzung dieses Anspruchs werden in den weiteren Ausführungen die Ansätze von Linguistik und Sprachtherapie in gegenseitiger Ergänzung eingebunden.

Das beschriebene integrative Modell stellt im Folgenden den theoretischen Bezugsrahmen dar. Die Unterteilung wird als Gliederung für die Entwicklung der pragmatisch-kommunikativen Fähigkeiten sowie die Symptome der PKS und als Vorlage für die erarbeiteten Therapiebausteine verwendet. Die folgenden Kapitel widmen sich der Erläuterung der pragmatischen Elemente, die Inhalt des Modells und die Voraussetzung für das Verständnis der pragmatisch-kommunikativen Störung sind.

## Kognitiver Kontext

Zunächst werden einzelne Bereiche des kognitiven Kontextes beschrieben. Hierzu zählen Sensorik, Inferenz, Theory of Mind, exekutive Funktionen und Gedächtnis, sowie Emotionen. Diese Elemente sollen dabei nicht in ihrer gesamten Bedeutung und Funktion dargestellt werden, sondern insbesondere im Hinblick auf die Funktion innerhalb pragmatischer Fähigkeiten.

## Sensorik

Unter Sensorik ist Wahrnehmung im engeren Sinne zu verstehen. Gegenüber der Sinnesempfindung handelt es sich dabei um einen höheren Prozess der Organisation und Interpretation der Reizinformation (Wilkening/Krist 2002). Als grundlegend für die Sprachentwicklung gelten nach Kannengieser (2012) folgende Bereiche:

- vestibuläre Wahrnehmung,
- taktile Wahrnehmung
- kinästhetische Wahrnehmung,
- visuelle Wahrnehmung,
- auditive Wahrnehmung und
- gustatorische und olfaktorische Wahrnehmung.

Die Bedeutung dieser Bereiche für den Spracherwerb besteht nach Kannengieser darin, dass „auf der Basis der Wahrnehmung der Welt [...] nach und nach Wissen aufgebaut" wird (Kannengieser 2012, 18). Die verschiedenen Komponenten können unterschiedlichen Ebenen der Sprachentwicklung zugeordnet werden. Die Kommunikationsentwicklung basiert vor allem auf auditiven, propriozeptiven und visuellen bzw. taktilen Wahrnehmungen. Die Wahrnehmungsbereiche werden wiederum von vorhandenem Wissen gesteuert. Zur Verarbeitung von Sinneseindrücken ist Aufmerksamkeit grundlegende Voraussetzung:

> „In Abgrenzung zum Zustand allgemeiner Wachheit versteht man unter Aufmerksamkeit die gelenkte Hinwendung zu einem Reizgeschehen und die Aufrechterhaltung der Reizaufnahme für eine gewisse Zeitspanne" (Kannengieser 2012, 20).

## Inferenz

Mit Inferenzen bezeichnet man die Schlussfolgerungen, die ein Hörer (oder Leser) aus gegebenen Informationen im Text zieht, ohne dass diese im Text explizit genannt wurden" (Hachul/Schönauer-Schneider 2012, 14).

Ihre Funktion besteht in der Anreicherung von sprachlicher Information durch bereits vorhandenes Weltwissen (Fischer 2009). Durch dieses Auffüllen mit Information, die nicht explizit genannt wird, wird das Verstehen von Zusammenhängen beispielsweise bei Texten ermöglicht (Adams et al. 2009). Diese Fähigkeit ist ausschlaggebend für das kohärente und sinnentnehmende Verstehen (Adams et al. 2009; Botting/Adams 2005; Norbury/Bishop 2002).

### *Theory of Mind (ToM)*

Ein weiterer, für pragmatisch-kommunikative Fähigkeiten grundlegender Entwicklungsbereich ist die Theory of Mind (Zufferey 2010).

> „Als ToM werden die alltagspsychologischen Konzepte bezeichnet, die wir benützen, um uns selbst und anderen mentale Zustände zuzuschreiben (was wir wissen, wollen, denken, fühlen usw.)“ (Sodian 2007, 44).

Es geht um das Hineinversetzen in die Gefühle und das Wissen anderer, sowie das Verstehen, dass deren Handlungen durch diese mentalen Zustände bedingt sind (Ferstl 2007). Darüber hinaus beinhaltet dieser Begriff auch die eigenen mentalen Zustände (Perkins 2010). Dabei lässt sich nicht unterscheiden, ob die ToM Voraussetzung für die Ausbildung von Kommunikation ist oder umgekehrt. Die beiden Sachverhalte lassen sich nicht trennen, sondern vereinen vielmehr eine Vielzahl von Teilprozessen. Nach Tomasello (2012) gilt eine geteilte Intentionalität, also die kognitive Repräsentation einer Gefühls- und Vorstellungswelt, als Notwendigkeit für gemeinsames Handeln und Kommunikation. Störungen dieser Fähigkeit gelten als verantwortlich für Störungen der Sozialisation und der Kommunikation in Zusammenhang mit dem Autismus-Spektrum (Cummings 2009; Sodian 2007; Zufferey 2010). Dennoch ist sie nicht als autismusspezifisch zu bezeichnen. Vielmehr korreliert die ToM mit der Beeinträchtigung der sozialen Kommunikation, wobei eine Abhängigkeit von Alter, Intelligenz, Sprache und exekutiven Funktionen vorherrscht (Rollett/Kastner-Koller 2007). Nach Mußmann kann von einem „Zusammenhang zwischen Entwicklungsverzögerung der ToM und spezifischen Sprachentwicklungsstörungen (sSES)“ ausgegangen werden (Mußmann 2005, 184).

### *Exekutive Funktionen*

Eng in Zusammenhang mit der ToM stehen die exekutiven Funktionen.

Unter exekutiven Funktionen „versteht man die Prozesse bei der Verhaltenskontrolle, die notwendig sind, um auf ein mental repräsentiertes Ziel zu fokussieren und die Zielrelation gegen konkurrierende Handlungsalternativen abzuschirmen“ (Sodian 2007, 53).

Die wichtigsten Dimensionen sind hier Impulskontrolle, Arbeitsgedächtnis, Planen, Aufmerksamkeitsregulation und Flexibilität (Perkins 2010; Rollett/Kastner-Koller 2007). Damit sind die exekutiven Funktionen Einflussgrößen, die unterschiedliche In- und Outputs regulieren und überwachen (Perkins 2010). Störungen dieser Fähigkeiten sind ebenfalls häufig bei Betroffenen des Autismus-Spektrums zu beobachten. Auch sie sind nicht als autismusspezifisch zu bezeichnen (Cummings 2009; Sodian 2007; Rollett/Kastner-Koller 2007).

## Gedächtnis

Eng verbunden mit der Sprachentwicklung ist unter anderem das Gedächtnis, das eine allgegenwärtige Rolle im Bereich der Kommunikation einnimmt (Perkins 2010). Dabei ist das Gedächtnis nicht als „örtliches Lager" zu betrachten, sondern vielmehr als funktionelle Leistung des Gehirns und entspricht damit eher mentalen Zuständen, die bei bestimmten Erregungszuständen zustande kommen (Kannengieser 2012).

Neben dem Arbeitsgedächtnis ist zwischen dem Kurzzeit-, dem mittelfristigen und dem Langzeitgedächtnis zu unterscheiden (Perkins 2010; Lang/Faller 1998). Bei der Entwicklung in der frühen Kindheit spielen vor allem Wiedererkennungsleistungen, Assoziatives Lernen, Imitationslernen, Skripts sowie spezifische Erinnerungshilfen und das Lokationsgedächtnis eine wichtige Rolle (Schneider/Büttner 2002).

## Emotion und Einstellung

Eng verbunden mit Pragmatik und hierbei besonders mit Inferenzen, exekutiven Funktionen und ToM sind Emotionen und Einstellungen (Perkins 2010). Denn „Gefühle – d. h. Emotionen – bilden eine ganz wesentliche Ausdrucksform und Entscheidungsgrundlage für den Menschen" (Resch 1999, 127). Zu Emotionen existieren unterschiedliche Definitionen, die sich nach Gröschke (1999) in mehrere Gruppen unterscheiden lassen. In Zusammenhang mit pragmatisch-kommunikativen Störungen und vor dem Hintergrund des kognitiven Kontextes erscheint eine kognitive Definition als geeignet, da diese den Wahrnehmungs- und Denkaspekt betont (Gröschke 1999).

Kruse bezeichnet Emotionen als „komplexe Reaktionsmuster, die unmittelbar mit mimischen, stimmlichen und körperlichen Ausdrucksmustern verbunden sind" (Kruse 1997b, 33).

Dabei lassen sich Teilfunktionen wie das Emotionsverständnis, die Emotionsregulation und der Emotionsausdruck unterscheiden (Rauh 2002). Eine enge Beziehung zwischen Kognition und Emotion hebt Bischof-Köhler (1994) hervor. Ihrer Meinung nach stellen Emotionen eine phylogenetisch alte Form von Kognition dar. Darüber hinaus ist die Verbindung zur Pragmatik jedoch auch im Sinne einer emotionalen und sozialen Intelligenz zu sehen (Perkins 2010). Diese zeigt sich darin, dass über Mimik, Gestik und Körpersprache, aber auch über Sprache sowohl unsere Emotionen als auch unsere Einstellungen kommuniziert werden. Probleme beim Encodieren von Emotionen können dabei in Zusammenhang mit Störungen im Bereich der nonverbalen Kommunikation stehen (Nowicki/Duke 1994).

## Sprachkontext

Der Sprachkontext wird im Folgenden in die Bereiche Textproduktion und Gesprächsführung untergliedert. Die einzelnen Komponenten der Pragmatik werden diesen Bereichen in Anlehnung an Fischer (2009) zugeordnet.

### *Textproduktion*

„Als Text wird in aller Regel ein komplexes sprachliches Gebilde bezeichnet, das aus mehreren Sätzen besteht […]. Dieses sprachliche Gebilde kann sowohl mündlicher als auch schriftlicher Natur sein“ (Fischer 2009, 245).
Hierbei ergeben sich Überschneidungen mit dem Gebiet der Erzählfähigkeit (Karmiloff/Karmiloff-Smith 2001). Dabei wird das mündliche Erzählen eigener Erlebnissen im Gespräch von Quasthoff und Kollegen als „prototypische Form des Sprechens und Kommunizierens“ angesehen (Quasthoff et al. 2011, 22).

Eine geläufige Definition des Begriffs Erzählen stammt von Ehlich (1980). Er unterscheidet dabei zwischen „erzählen 1“, welches einer alltagssprachlichen Verwendung entspricht und die Tätigkeiten Berichten, Mitteilen, Schildern, Beschreiben, Wiedergeben und Darstellen umfasst, und „erzählen 2“, welches im Gegensatz dazu das Erzählen einer Geschichte bezeichnet.

Im Folgenden bezeichnet der Terminus „Erzählen“ stets das von Ehlich (1980) beschriebene „erzählen 2“. Darauf Bezug nehmend unterscheidet Becker (2011) vier unterschiedliche Erzählformen. Fantasie- und Erlebniserzählungen werden dabei als primäre Produktion bezeichnet, Bilder- und Nacherzählung hingegen als Reproduktion.

Nach Ringmann unterscheidet sich Erzählen von anderen Gesprächen „insofern, als die verwendete Sprache weitaus weniger durch den Kontext gestützt und von ihm bestimmt ist“ (Ringmann 2013, 164). Aus diesem Grund muss beim Erzählen der Kontext komplett versprachlicht werden. Den Zusammenhang zur Pragmatik führt Schröder (2010) darauf zurück, dass sich die defizitäre Erzählkompetenz von sprachentwicklungsgestörten Kindern von sprachlich parallelisierten Kindern weiterhin unterscheidet. Die Erzählerwerbsforschung bezieht sich auf drei große Ansätze:

1. Die Entwicklung der High-Point-Analyse von Labov/Waletzky (1973) ist wegweisend für linguistische Analysen von Erzählungen. Bei diesem linearen Erzählmodell lassen sich die referentielle und die evaluative Funktion des Erzählens unterscheiden. Die Autoren teilen die Gesamtstruktur einer Erzählung ein in Abstract, Orientierung, Komplikation, Resultat, Evaluation, Resultat und Koda (Boueke et al. 1995) ein.
2. Das Story-Grammar-Modell von Stein/Glenn (1979) baut auf dem Geschichtenschema von Rumelhart (1975) auf. In Anlehnung an dieses Modell beschreibt Schelten-Cornish (2008) folgende Teile einer Geschichte: Die Einlei-

tung umfasst die Kulisse, in der der Zuhörer bzw. Leser orientiert wird. Der Hauptteil besteht aus verursachendem Geschehen, Plan, Lösungsversuch/Aktion, interner Reaktion und Ergebnis der Aktion. Der Schluss enthält eine Zusammenfassung der Geschichte.

3. Der dritte Ansatz von Hausendorf/Quasthoff (1996) unterscheidet sich von den vorangegangenen durch seine Betonung der Interaktion. Dies erklärt sich durch ihre Definition von Erzählfähigkeit als diskursive Fähigkeit. Boueke et al. beschreiben dies wie folgt:

> „Als zentrales Merkmal konversationeller Erzählungen gilt für Quasthoff die ‚Ungewöhnlichkeit' des erzählten Geschehens, die sich als ‚Bruch' gegenüber dem eigentlich erwarteten Geschehensablauf [...] manifestiert" (Boueke et al. 1995, 73).

**Kohärenz:** Eine zentrale Kompetenz der Textproduktion beschreibt die Kohärenz. Diese bezieht sich nach Linke et al. (1996) auf die Texttiefenstruktur. Damit bezeichnet sie nach Ehrhardt/Heringer(2011, 150) „den inhaltlichen Zusammenhang eines Textes". Von einigen Autoren wird dieser Begriff synonym mit dem Begriff der Makrostruktur verwendet (Ringmann 2013). Hergestellt wird Kohärenz im Verstehen und wird durch sprachliche Mittel gestützt. Sie beschreibt damit eine wesentliche Eigenschaft, die einen zusammenhängenden Text von aneinander gereihten, unzusammenhängenden Sätzen unterscheidet (Hachul/Schönauer-Schneider 2012). Die Funktion von Kohärenz wird von Kauschke verdeutlicht:

> „In einem kohärenten Text müssen die handelnden Charaktere sowie Zeit und Ort des Geschehens (setting) klar eingeführt werden, die Ereignisse müssen in der passenden Reihenfolge präsentiert werden – wobei der Handlungsverlauf meist eine Komplikation und deren Auflösung beinhaltet –, bevor die Erzählung in einer Schlusssequenz endet" (Kauschke 2012, 109).

**Präsupposition:** Präsupposition bezeichnet den Wissenshintergrund oder die Information, von der der Sprecher annimmt, dass sie dem Hörer zur Verfügung steht, um eine Äußerung zu interpretieren. Diese Information muss deshalb nicht wörtlich geäußert werden (Dohmen et al. 2009). Dieser gemeinsame Wissenshintergrund, der sich zum Beispiel aus der Wahrnehmung des physischen Kommunikationskontextes, aus der vorausgegangenen Kommunikation oder auch aus dem sozialen Wissen über den Kommunikationspartner ergibt, macht ein Gespräch ökonomischer, da nur noch relevante Informationen ausgetauscht werden müssen. Zwar werden Präsuppositionen in der Äußerung häufig nicht explizit ausgedrückt, für die Produktion und Rezeption sprachlicher Äußerungen ist ihre Annahme jedoch notwendig (Schwinn 2010). Dabei besteht die Herausforderung an den Sprecher darin, zu erschließen, welche Informationen vorausgesetzt werden können und welche der Erläuterung bedürfen. Nach Meibauer (2001) können sechs verschiedene Formen der Präsupposition unterschieden werden (→ Abb. 7).

| Typ | Beispiel | Präsupposition |
|---|---|---|
| existentiell | der / die / das X | >> X existiert |
| faktiv | Ich bereue , das getan zu haben. | >> Ich habe das getan. |
| nicht-faktiv | Er gab vor, Lehrer zu sein. | >> Er war kein Lehrer. |
| lexikalisch | Sie schaffte es, abzuhauen. | >> Sie versuchte, abzuhauen. |
| strukturell | Wer kommt ? | >> Jemand kommt. |
| kontrafaktisch | Wenn ich nicht krank wäre ... | >> Ich bin krank. |

**Abb. 7:** Präsuppositionstypen (Meibauer 2001, 48)

Für alle Präsuppositionen kann ein Auslöser festgemacht werden. Neben definiten Artikeln, der Quantitätsangabe „alle“, und der W-Fragesatz-Konstruktion können dies auch Verben oder Adjektive sein (Pafel 2002). Ebenso wie Implikaturen sind sie nicht Teil der tatsächlichen, lautlichen Äußerung (Ehrhardt/Heringer 2011). Im Gegensatz zu einer konversationellen Implikatur ist eine Präsupposition jedoch nicht bekräftigbar (Pafel 2002).

Für eine vertiefte Unterscheidung zwischen Implikatur und Präsupposition wird auf die Ausführungen von Meibauer (2001) sowie Ehrhardt/Heringer (2011) verwiesen.

**Kohäsion:** Die Kohäsion bezieht sich nach Linke et al. (1996) auf die Oberflächenstruktur und damit auf den Zusammenhang der Sätze. Dies wird auch als Mikrostruktur bezeichnet (Ringmann 2013). Dementsprechend werden Sprachteile, die syntaktischen oder semantischen Zusammenhalt auf Satzebene ermöglichen, als „Kohäsionsmittel“ bezeichnet (Schelten-Cornish 2008). Durch den Einsatz solcher Konnektoren kommt es zu einer Linearisierung der Ereignisse. Meist handelt es sich dabei um eine temporale Verkettung (Boueke et al. 1995).

Nach Schelten-Cornish (2008) zählen zu den Kohäsionsmitteln Rekurrenz, Substitution, Pro-Formen, Tempus und Konnektive ebenso wie Situationsdeixis. Einige davon werden hier konkreter erläutert.

**Artikel und Pronomina:** Der Gebrauch der Artikel ist abhängig vom Sprachkontext. Aus pragmatischer Sicht handelt es sich dabei um das Merkmal der Definiertheit. Durch die Verwendung eines definierten Artikels wird eine vorausgesetzte Bekanntheit zum Ausdruck gebracht. Dies ist vor allem in Diskursen, aber auch innerhalb von Erzählungen und in Zusammenhang mit Präsuppositionen von Bedeutung (Dannenbauer 2000).

Ähnlich verhält es sich mit Pronomina. Sie sind ebenfalls abhängig vom Sprachkontext. Es handelt sich dabei um sprachliche Einheiten, „die zu einem anderen Ausdruck im vorangehenden Kontext, dem so genannten Antezedens, in einer anaphorischen Beziehung [...]“ stehen (Dannenbauer 2000, 165). Meist bezieht sich ein Pronomen auf einen vorangegangenen Kontext. Hier spricht man auch von Anapher (Pafel 2002). Dannenbauer (2000, 159) verweist dabei auf folgende Beispiele:

**Beispiel**

„Die Mutter und der Lehrer kamen herein. Zuerst begrüßte er die Klasse."

In diesem Fall besteht Klarheit bezüglich der Interpretation des Pronomens, da sich das Nomen „Lehrer" und das Pronomen „er" auf dieselbe Person beziehen (Koreferenz). Ist dies nicht der Fall, so ist die Verwendung eines Pronomens nicht angemessen:

**Beispiel**

„Der Polizist und der Lehrer kamen herein. Zuerst begrüßte er die Klasse." (Dannenbauer 2000, 159).

Neben dem Bezug zu einer vorangegangenen Äußerung ist jedoch auch eine kataphorische Beziehung auf eine nachfolgende Äußerung möglich:

„Als sie von der Schule kam, war Paula völlig erschöpft."

**Deixis:** Ein weiteres Kohäsionsmittel ist die Deixis.

Unter Deixis werden alle lexikalischen und grammatischen Mittel verstanden, durch die Äußerungen auf die räumlich-zeitliche Situation bezogen werden, in denen man sie verwendet (Dannenbauer 2000).

Mithilfe dieser Zeigewörter (z. B. ich, jetzt, hier), die ihre Bedeutung nur durch den Bezug auf die jeweilige Sprechsituation erlangen, bewirkt der Sprecher eine Fokussierung der Aufmerksamkeit des Hörers auf Aspekte des gemeinsamen Bezugsraums (Ehlich 2010a; Meibauer 2001). Es lassen sich verschiedene Typen der Deixis unterscheiden. Die meisten Autoren unterscheiden zwischen Personal-, Temporal- und Lokaldeixis (Ehrhardt/Heringer 2011; Fischer 2009; Meibauer 2001). An anderer Stelle wird zusätzlich die Sozialdeixis und Diskursdeixis oder auch die Objektdeixis genannt (Levinson 2000; Pafel 2002).

Die *Personaldeixis* wird weiter unterteilt in Sprecherdeixis und Hörerdeixis. Außerdem unterscheidet man die Balanceform du/ihr und die Distanzform Sie (Meibauer 2001; Pafel 2002). Aufgrund dessen ist oftmals auch von Sozialdeixis die Rede (Meibauer 2001). Personalpronomen und Possessivpronomen sind hier die zugehörigen sprachlichen Mittel, die die entsprechenden Gesprächsrollen festlegen (Ehrhardt/Heringer 2011).

Ausgangspunkt der *Temporaldeixis* ist zeitliche Verortung des Sprechers in dem Moment, in dem die Äußerung stattfindet. Der Bezugsrahmen kann dabei sowohl das Jetzt sein als auch der aktuelle Tag (heute) (Ehrhardt/Heringer 2011). Sie bezeichnet „Formen, die vom Standpunkt des Sprechers aus eine temporale Unterscheidung treffen" (Crystal et al. 1998, 106) (→ Abb. 8).

| einst ← neulich ← vorhin ← jetzt → sofort → gleich → nachher → bald → demnächst |
|---|
| Bezugsgröße *Tag:* vorgestern ← gestern ← heute → morgen → übermorgen |

**Abb. 8:** Zeitliche Deiktika (Ehrhardt/Heringer 2011, 25)

Die *Lokaldeixis* verweist auf Orte, die in einem bestimmten Verhältnis zum Ort der Äußerung stehen (Pafel 2002).

„Die Lokaldeixis konstituiert die drei Dimensionen des Raumes" (Ehrhardt/Heringer 2011, 23).

Hierzu zählen Präpositionen (z. B. über, unter, vor), Demonstrative (z. B. dieser, jener), Lokaladverbien (z. B. hier, da, dort) und direktionale Lokaladverbien, die eine Bewegungsanzeige implizieren (Ehrhardt/Heringer 2011).

Ein Beispiel für die Verwendung von Deixis gibt Dannenbauer (2000, 156):

> „Ich war gestern dort."

Dabei zeigt sich folgende Zuordnung: ich – Personaldeixis, gestern – Temporaldeixis und dort – Lokaldeixis. Dieser Satz ist nur durch den Bezug zur aktuellen Sprechsituation, also dem Kontext, zu verstehen. Durch diesen Bezug werden vonseiten des Sprechers oftmals sprachliche Anteile weggelassen. Solche Äußerungen lassen sich im weitesten Sinne als Ellipsen oder Satzfragmente bezeichnen. Sie sind pragmatisch funktional und nur durch Einbeziehung des Sachkontextes interpretierbar (Dannenbauer 2000).

Aus einer unklaren oder abweichenden Interpretation von Hörer und Sprecher können Missverständnisse bei der Interpretation deiktischer Hinweise entstehen.

> „Um dies zu verhindern, arbeiten die Gesprächspartner zusammen. Sie zapfen ihr Hintergrundwissen an, da, wo es nötig ist, und halten das im Gespräch erworbene Wissen auf dem neuesten Stand." (Meibauer 2001, 15).

Die *Diskursdeixis* bezeichnet den Gebrauch von Äußerungen innerhalb eines Gesprächs, die auf vorausgehende oder nachfolgende Inhalte verweisen (Levinson 2000). Dieser Aspekt wird von anderen Autoren auch als Anaphorik bezeichnet und kann sowohl Rückverweise auf vorausgegangene Äußerungen (Anapher) als auch Vorverweise auf nachfolgende Äußerungen (Katapher) beinhalten (Ehrhardt/Heringer 2011). Aufgrund der deutlichen Bezugnahme auf andere Äußerungen wäre dieser Aspekt der Deixis eher dem Sprachkontext zuzuordnen.

**Thematische Struktur:** Innerhalb von Gesprächen erfolgt ein Informationsaustausch, der in Thema und Kommentar untergliedert werden kann. Er hat Einfluss darauf, wie Gespräche vonseiten des Hörers empfunden werden. Dieser Bereich der Pragmatik wird auch als Informationsstruktur bezeichnet und ist vom aktuellen

Wissen der Gesprächspartner abhängig. Es wird grundsätzlich zwischen alter und neuer Information unterschieden (Pafel 2002). So ist die Vorstellung

> „plausibel, daß jeder Gesprächspartner im Verlauf eines Gesprächs ein Wissenskonto führt, in dem genau eingetragen ist, was beim Anderen als bekannte Information angenommen werden kann, und was als geteiltes Wissen gelten kann" (Meibauer 2001, 149).

Ein solcher fortwährender Abgleich des gegenseitigen Informationsstands stellt die Voraussetzung für einen gelingenden Informationsaustausch dar. Die vermittelten Referenten werden dabei identifiziert und aktiviert (Meibauer 2001). Es geht also nicht darum, dass der Referent bereits bekannt ist, sondern vielmehr darum, dass er vonseiten des Hörers ermittelt werden kann. Ausdrücke, die identifiziert wurden, werden für den weiteren Gesprächsverlauf aktiviert. Dabei werden drei Arten von Aktivationsstatus unterschieden:

- inaktiv,
- aktiv oder
- zugänglich (Dannenbauer 2000).

In Gesprächen sind sowohl alte als auch neue Informationen enthalten. Eine bereits bekannte Information, von der angenommen werden kann, dass sie vom Hörer aufgrund seines Wissens identifiziert werden kann, stellt das Thema des Gesprächs dar (Dannenbauer 2000). Neue Informationseinheiten hingegen werden als Fokus bezeichnet.

**Ellipsen:** Das markante Merkmal menschlicher Kommunikation, nämlich die Loslösung von der Bindung an das Hier und Jetzt, wird vor allem durch den Gebrauch von Ellipsen (griech. elleipsis Auslassung) ersichtlich. Sie sind nur bei einem entsprechenden Sprachkontext akzeptabel (Dannenbauer 2000; Schoenthal 2010). So ermöglichen sprachliche Mittel die Schaffung eines Kontextes, auf den darauf folgende informative Äußerungen Bezug nehmen können. Deshalb gehört es im Fall einer Ergänzungsfrage zur korrekten Form der Beantwortung, das in der Frage erwähnte Material auszulassen, da die Frage hier den Sprachkontext für die Antwort bildet (Dannenbauer 2000).

Demnach ist es üblich, auf die Frage: „Was willst du essen?" elliptisch z. B. mit: „Einen Apfel!" zu antworten.

In elliptischen Äußerungen kommt neben der Kontextabhängigkeit auch die Herstellung von Kohäsion, also einer Anbindung an die Vorgängeräußerung, zum Tragen. Darüber hinaus können sie aber auch im Sinne der Griceschen Maximen der Quantität betrachtet werden. Demnach kann Information, die als bereits bekannt vorausgesetzt werden kann, gespart werden (Meibauer 2001). Zulässig sind Ellipsen jedoch nur für den Fall, dass die fehlenden Bestandteile aus dem Kontext zu erschließen sind (Fischer 2009).

### *Gesprächsführung*

Bei der Betrachtung der Konversationsstruktur steht die alltägliche, mündliche Kommunikation zwischen zwei oder mehr Personen im Fokus. Eine Beschreibungseinheit stellt dabei der Redebeitrag (engl. turn) dar, aber auch Paarsequenzen und Reparaturen zählen zu diesem Bereich.

**Turn Taking – Sprecherwechsel:** Jedes Gespräch besteht aus verschiedenen Redebeiträgen der beteiligten Personen, die sich gegenseitig abwechseln und unterschiedlich lang sein, aber auch in Form und Inhalt variieren können. Der Wechsel der Beiträge funktioniert dabei nach den Regeln des Sprecherwechsels (Meibauer 2001). Diese Regeln beruhen auf der Arbeit von Sacks et al. (1974), deren Modell auf zwei Komponenten basiert. Hierzu zählen die Einheiten, aus denen Redebeiträge aufgebaut werden (Turn Constructional Units) und die übergaberelevanten Stellen am Ende eines Beitrags. An diesen Stellen kann der Wechsel zu einem anderen Sprecher stattfinden (Transition Relevance Place) (Sacks et al. 1974). Gelangt ein Sprecher zu dieser Stelle, so steht es ihm frei, den nächsten Redner durch „Fremdwahl" zu bestimmen. Dies geschieht beispielsweise durch Fragen, Angebote, Bitten etc. Ist das nicht der Fall, so haben die übrigen Redner die Möglichkeit, selbst zu wählen. Wird keine der beiden Möglichkeiten ergriffen, bleibt das Rederecht des ersten Sprechers erhalten, der bis zur nächsten übergaberelevanten Stelle fortfährt, an der die genannten Möglichkeiten erneut offenstehen (Meibauer 2001).

**Paarsequenzen:** Redebeiträge können mit Sprechakten zusammenfallen, die innerhalb der Konversation häufig nicht isoliert vorkommen, sondern sich systematisch auf andere Sprechakte beziehen. Diese zweigliedrigen Sequenzen sind mit einem Sprecherwechsel verbunden. Es handelt sich dabei um eine zusammengehörige Sequenz aus zwei Teilen (Pafel 2002). Solche Sprechakte mit nachbarschaftlicher Beziehung werden als Paarsequenzen bezeichnet. Dies verdeutlicht sich an folgenden Sprechaktsequenzen (Meibauer 2001, 13):

- Gruß – Gegengruß
- Frage – Antwort
- Angebot – Akzeptierung/Zurückweisung
- Vorwurf – Rechtfertigung

Vor allem die Eröffnung und der Abschluss von Gesprächen sind häufig von solchen Paarsequenzen gekennzeichnet (Pafel 2002).

**Reparaturen:** In Gesprächsverläufen kommt es immer wieder zu Störungen bei der Produktion und bei der Rezeption, die durch Reparaturen behoben werden können. Es wird zwischen Selbst- und Fremdreparaturen unterschieden, je nachdem, von wem die Reparatur vollzogen wird. Des Weiteren wird differenziert, von wem die Initiative zur Reparatur ausgeht. Daraus resultieren nach Schegloff et al. (1977) folgende Reparaturtypen:

- Selbstinitiierte Selbstreparatur: Der Sprecher initiiert die Reparatur und führt sie selbst aus.
- Selbstinitiierte Fremdreparatur: Der Sprecher fordert Hörer zu einer Reparatur auf und der Hörer führt die Reparatur aus.
- Fremdinitiierte Selbstreparatur: Der Hörer fordert Sprecher zu einer Reparatur auf und der Sprecher führt die Reparatur selbst aus.
- Fremdinitiierte Fremdreparatur: Der Hörer initiiert die Reparatur und führt sie selbst aus.

Aus Höflichkeitsaspekten tendieren die Sprecher zu Selbstinitiierung und Selbstreparatur, um so ihr eigenes Gesicht zu wahren.

**Paraverbaler Ausdruck:** Wie bereits in → Kap. 1.1 dargelegt, stellt der paraverbale Ausdruck einen Aspekt einer Mitteilung dar. Dieser Bereich wird in der Pragmatik durch die Prosodie beschrieben.

Prosodie ist als Oberbegriff für lautliche Phänomene zu verstehen, unter den die Phänomene Akzent, Rhythmus, Intonation, Sprechtempo, Tonhöhe, Lautstärke, Lautdauer und Pausen zu verzeichnen sind (Spreer 2012).

Durch die prosodische Struktur, eine Dimension, die vor allem der gesprochenen Sprache zugeordnet wird, werden verschiedene pragmatische Aspekte veranschaulicht. So werden durch die unterschiedlichen Merkmale nicht nur Emotionen verdeutlicht (Fujiki et al. 2008), auch der Sprecherwechsel wird – neben inhaltlichen Anzeichen – auch durch Pausensetzung markiert und der Fokus einer Gesprächseinheit durch Akzente verdeutlicht.

**Nonverbaler Ausdruck:** Der nonverbale Ausdruck ist ebenfalls eine Komponente einer Mitteilung. Diese umfasst in erster Linie die Körpersprache, die sich aus Körperhaltung, Gestik, Mimik und Proxemik zusammensetzt (Rustin/Kuhr 1989). Nonverbale Mitteilungen haben Einfluss darauf, wie Äußerungen zu verstehen sind (Krüger 2008; Wharton 2009).

Innerhalb der Kommunikation nimmt nonverbale Interaktion einen hohen Stellenwert ein und liefert wichtige Hinweise im Hinblick auf die Gesprächsstruktur, wie beispielsweise beim Sprecherwechsel. Nach Nowicki/Duke (1994) ist die nonverbale Kommunikation eng verbunden mit effektiver sozialer Interaktion. Darüber hinaus zeigen nonverbale Elemente Informationen an bezüglich Intention, Interesse, Zustimmung oder Ablehnung, aber auch zur eigenen Persönlichkeit und den Emotionen des Sprechers (Rustin/Kuhr 1989). Somit werden auf dieser Ebene Hinweise zur Beziehung der Gesprächspartner gegeben.

Der Bereich der Gesten stellt in der Spracherwerbsforschung ein relativ junges Forschungsgebiet dar. Hier lassen sich im Wesentlichen zwei Formen unterscheiden: deiktische und ikonische Gesten. Nach Tomasello (2009) kommen deiktische Gesten zum Einsatz, um die Aufmerksamkeit eines Empfängers auf einen bestimmten Wahrnehmungsbereich zu lenken. Dahingegen finden ikonische Gesten Verwendung, um

„die Einbildungskraft eines Empfängers auf etwas zu lenken, das sich normalerweise nicht mit der unmittelbaren Wahrnehmungsumgebung befindet, indem eine Handlung, eine Beziehung oder ein Gegenstand durch ein bestimmtes Verhalten simuliert wird" (Tomasello 2009, 72).

## Sozial- und Sachkontext

Es ist ein stilles Abkommen zwischen Kommunikationspartnern, dass sprachliche Mittel anhand sozialer Gesichtspunkte gewählt werden (Dannenbauer 2000). Hierzu zählt beispielsweise der soziale Status des Gesprächspartners, der unter Umständen den Einsatz von Höflichkeitsformen erforderlich macht. Unter anderem ist dies auch der Fall, wenn der Kommunikationspartner sozial höher gestellt ist. Anderenfalls könnte es sich um einen Witz oder eine Spielsituation handeln, woran ersichtlich wird, dass unterschiedliche Kontexte unterschiedliche Intentionen und Wirkungen erzeugen.

Ein zentraler Inhalt der Pragmatik, der dem Sozialkontext zuzuordnen ist, sind Sprechakte.

### *Sprechakte*

Die Sprechakttheorie wurde von Searle (1969) auf die ursprünglichen Annahmen von Austin (1962) aufbauend weiterentwickelt. Die zentrale Überzeugung dabei ist, dass mit Sprache nicht nur Informationen weitergegeben werden, sondern darüber hinaus Handlungen vollzogen werden. Dabei werden Funktionen wie Feststellen, Fragen, Begrüßen, Versprechen, Befehlen, Berichten, Warnen usw. erfüllt (Searle 1969). Nach Fischer (2009) ist der Sprechakt als pragmatische Grundeinheit im sozialen Kontext zu bezeichnen, der sich mit dem Handlungsaspekt von Sprache befasst. So macht der Sprechakt darauf aufmerksam, dass wir, „wenn wir sprechen, nicht nur sprechen, sondern in vielen Fällen mit Hilfe der Sprache bestimmte Handlungen ausführen." (Blume/Demmerling 1998). Die drei Sprachakte von Austin (1962) ergänzt Searle (1969) um den Perlokutionären Akt. Diese Modellvorstellung, die ursprünglich aus der Sprachphilosophie stammt, wurde zunächst in die Sprachwissenschaft übertragen (Vater 1999). Von dieser Bezugswissenschaft wiederum übernahm die Sprachheilpädagogik die Sprechakttheorie in ihr Grundlagenwissen (Böhme 2008; Dannenbauer 2000). Ein Sprechakt setzt sich aus mehreren simultanen Teilakten zusammen. Folgende werden dabei unterschieden:

- „Der lokutionäre Akt (lat. locutio: das Reden) besteht in der lautlichen Äußerung (Artikulation) von Wörtern in bestimmten grammatischen Strukturen.
- Der propositionale Akt (lat. propositio Satzinhalt) besteht aus Referenz und Prädikation (Bezugnahme auf und Aussage über „die Welt"), z. B. giftig (Pilz).

- Der Illokutionäre Akt gibt an, wie die Proposition aufzufassen ist. Damit wird die kommunikative Funktion des Sprechaktes (behaupten, fragen, warnen usw.) angezeigt.
- Der Perlokutionäre Akt bezeichnet die intendierten Wirkungen des Sprechakts auf die Gedanken und Handlungen des Kommunikationspartners" (Dannenbauer 2000, 160).

Insgesamt können fünf Typen von Sprechakten unterschieden werden, wie → Tab. 3 dargestellt.

**Tab. 3:** Übersicht über Typen von Sprechakten (Searle 1969, ergänzt durch Vater 1999 und Meibauer 2001)

| Sprechakttyp | Beispiele | Illokutionärer Zweck | Anpassungsrichtung | Psychischer Zustand |
|---|---|---|---|---|
| **Repräsentativa (Assertiv)** | Behauptungen, Feststellungen, Schlussfolgerungen | Sprecher darauf festlegen, dass etwas Bestimmtes der Fall ist | Wort-an-Welt | Glaube |
| **Direktiva** | Befehle, Anordnungen, Bitten und Ratschläge | Hörer dazu bringen, etwas zu tun | Welt-an-Wort | Wunsch |
| **Kommissiva** | Versprechen, Gelöbnisse, Absichtserklärungen | Sprecher auf zukünftige Handlung bzw. Verhalten festlegen | Welt-an-Wort | Absicht |
| **Expressiva** | Danksagungen, Entschuldigungen, Gratulationen | psychische Einstellung des Sprechers zu einem Sachverhalt ausdrücken | keine | variabel |
| **Deklarativa** | Taufe, Worterteilung, Kriegserklärung | neuen Sachverhalt in der Realität herstellen | beide | keiner |

Damit Sprechakte gelingen und somit der perlokutionäre Effekt eintritt, wird der illokutionäre Akt in der Regel durch Mimik, Gestik und Intonation verdeutlicht (Fischer 2009). Dies wird durch die Annahme unterstützt, dass jede Illokution Bedingungen unterliegt, die sowohl dem Sprecher als auch dem Adressaten bekannt sind (Vater 1999).

Gelegentlich werden Sprechakte jedoch auch durch „performative“ Verben eingeleitet und damit explizit angegeben. Eine Übersicht über performative Formeln im Deutschen findet sich bei Ehrhardt/Heringer (2011, 57):

- Ich fordere Sie hiermit auf …
- Ich erkläre hiermit meinen Rücktritt.
- Ich erkläre hiermit, dass …
- Ich entschuldige mich hiermit in aller Form.
- Hiermit möchte ich Ihnen mitteilen, dass …
- Ich beantrage hiermit …
- Ich bewerbe mich hiermit …
- Hiermit stelle ich die …

Neben den direkten Sprechakten gibt es jedoch auch indirekte Sprechakte,

> „die entweder durch ihre sprachliche Form oder den Inhalt der Proposition im kontextuellen oder situativen Zusammenhang eindeutig in ihrer illokutiven Funktion verstanden werden“ (Vater 1999, 204).

Bei diesen Äußerungen bringt der Sprecher seine Absicht nicht direkt zum Ausdruck (Fischer 2009). Da Form und Funktion bei diesen Äußerungen einander nicht entsprechen, sind sie in besonderer Weise auf die Interpretation anhand des Kontextes angewiesen (Fetzer 2012). Sie lassen sich auf Grundlage von Grice’ Maximen und Implikaturen erklären. Meist beruht die Motivation für die Verwendung indirekter Sprechakte auf dem Höflichkeitspostulat (Fischer 2009).

### *Konversationsmaximen*

**Implikaturen und Konversationsmaximen:** Der Begriff der Implikatur ist zurückzuführen auf Grice (1979). Seine Überlegungen hierzu sind eng verbunden mit der generellen Unterscheidung zwischen Sagen und Meinen, wobei er zwei Arten von Implikaturen unterscheidet: konventionelle und konversationelle Implikaturen (Grice 1979).

Konversationelle Implikaturen bezeichnet er als Schlussfolgerungen, die über das Gesagte hinaus gezogen werden. Im Gegensatz zu den konventionellen Implikaturen stehen bei den konversationellen Implikaturen keine konventionellen

Mittel zum Ausdruck zur Verfügung. Deshalb muss seitens des Gesprächspartners Interpretationsarbeit geleistet werden, um den Sinn zu erschließen (Grice 1979).

Der Sinn einer Äußerung ist deshalb häufig erst durch spezifische Interpretation und durch Schlussfolgerungen über das Gesagte hinaus zu entnehmen (Fischer 2009). Diese Schlussfolgerungen, die als Implikatur bezeichnet werden, gehören nicht zur Bedeutung des geäußerten Satzes, sondern werden vom Hörer erschlossen (Ehrhardt/Heringer 2011).

Das Funktionieren von Implikaturen und indirekten Sprechakten, die zur Berücksichtigung sozialer Beziehungen eingesetzt werden, gelingt nur bei Einhaltung des Kooperationsprinzips.

Nach Grice (1979) dient das Kooperationsprinzip als oberste Maxime jeder sprachlicher Kommunikation:

> „Mache deinen Gesprächsbeitrag jeweils so, wie es von dem akzeptierten Zweck oder der akzeptierten Richtung des Gesprächs, an dem du teilnimmst, gerade verlangt wird" (Grice 1979, 248).

Grice stellt dabei fest, dass darüber hinaus noch andere Maximen, wie beispielsweise „Sei höflich!" existieren (Grice 1979, 259). Diese Maximen sind nicht normativ zu verstehen, sondern stellen vielmehr regulierende Prinzipien dar, nach denen Kommunikation funktioniert (Ehrhardt/Heringer 2011). Dies spielt vor allem auf Seiten des Hörers eine bedeutsame Rolle. So erhalten Äußerungen, die bei wörtlichem Verständnis als unpassend eingestuft werden, auf einer tieferen Ebene vor dem Hintergrund der Konversationsmaxime eine Bedeutung (Levinson 2000). Diese Annahmen über Kooperation haben eine hohe Plausibilität, da ohne das Einhalten solcher Übereinkünfte die Kommunikation schnell zusammenbrechen würde. Die Konversationsmaximen lassen sich in vier Submaximen darstellen (Grice 1979, 249f.):

- Quantität:
  1. Mache deinen Beitrag so informativ wie (für die gegebenen Gesprächszwecke) nötig.
  2. Mache deinen Beitrag nicht informativer als nötig.
- Qualität:
  1. Sage nichts, was du für falsch hältst.
  2. Sage nichts, wofür dir angemessene Gründe fehlen.
- Relation:
  1. Sei relevant.
- Modalität:
  1. Vermeide Dunkelheit des Ausdrucks.
  2. Vermeide Mehrdeutigkeit.
  3. Sei kurz (vermeide unnötige Weitschweifigkeit).
  4. Der Reihe nach!

**Höflichkeit:** Ein Anlass zur Verwendung indirekter Sprechakte ist die Höflichkeit, die einen weiteren wichtigen Bereich innerhalb des Sozialkontextes darstellt. Hierzu zählt neben dem Einsatz von indirekten Sprechakten der Gebrauch von Höflichkeitsformen wie das Siezen. Bei Verstoß gegen entsprechende Konventionen der Sprechergemeinschaft gilt der Sprecher als grob und unhöflich, ganz gleich, ob der Verstoß nun aus Unkenntnis oder aus Missachtung geschieht. Die Entscheidung über höflichkeitsanzeigende Formen wird in der Sprechsituation anhand des Wissens über soziale Beziehungen und Konventionen getroffen (Terkourafi 2012).

Bei Untersuchung der Höflichkeit werden Sprechakte danach beurteilt, ob sie das Gesicht des Gesprächspartners beschützen oder eher bedrohen. Dabei wird zwischen positivem und negativem Gesicht unterschieden, was jedoch nicht als Wertung zu verstehen ist, sondern auf gegensätzliche Motivationen zurückzuführen ist (Terkourafi 2012). So besteht das negative Gesicht darin, „unabhängig zu sein, Handlungsfreiheit zu haben und nicht von anderen behindert oder gestört zu werden" (Meibauer 2001, 115). Das positive Gesicht hingegen besteht darin, „von anderen Mitgliedern der Gemeinschaft akzeptiert und geschätzt zu werden" (Meibauer 2001, 115). Daraus resultierend ist auch von positiver und negativer Höflichkeit die Rede. Brown/Levinson (1987) entwickelten hierzu ein Modell.

Dieses wurde von Meibauer (2001) anhand des Beispiels „Wie ich einen Kuli bekomme" dargestellt. Sein Beispiel gibt mithilfe des Modells Aufschluss darüber, welche Höflichkeitsstrategien verfolgt werden können, wenn der Sprecher einen Kuli bekommen möchte (→ Abb. 9).

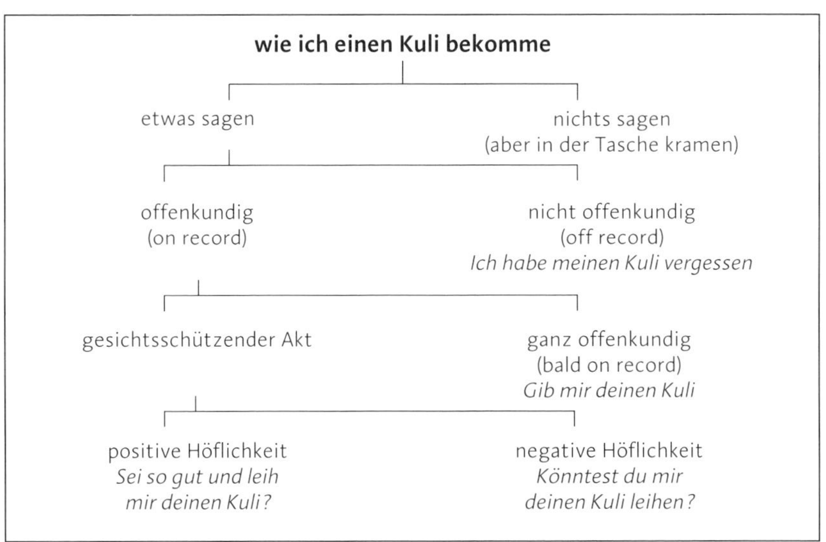


**Abb. 9:** Arten der Höflichkeit (Meibauer 2001, 115, nach Brown/Levinson 1987)

Der Sprecher kann demnach zunächst wählen, ob er etwas sagt oder nichts sagt, um einen Kuli zu bekommen. Entscheidet er sich hierbei, etwas zu sagen, so kann er zwischen einer offenkundigen Frage oder einer nicht offenkundigen Aussage wählen. Ein Beispiel für eine nicht offenkundige Strategie wäre „Ich habe meinen Kuli vergessen."

Fällt die Wahl jedoch auf eine offenkundige Strategie, so besteht hier die Alternative zwischen einer ganz offenkundigen Aufforderung „Gib mir deinen Kuli!" oder einem gesichtsschützenden Akt. In letzterem Fall wird wiederum zwischen negativer Höflichkeit „Könntest du mir deinen Kuli leihen?" und positiver Höflichkeit „Sei so gut und leih mir deinen Kuli!" unterschieden.

So bleibt bei der Anwendung der negativen Höflichkeit dem Empfänger die Handlungsfreiheit überlassen, dem Sender keinen Kuli zu leihen, während im Fall der positiven Höflichkeit die Akzeptanz des Senders im Vordergrund steht und dem Empfänger somit weniger Handlungsfreiheit bleibt (Brown/Levinson 1987; Meibauer 2001).

**Ironie:** Mit der Verortung von Ironie hat sich insbesondere Lapp (1992) beschäftigt und unterschiedliche Erklärungen von ironischen Äußerungen aufgeführt. Dabei hält er fest, dass Ironie weniger eine sprachliche Form, sondern vielmehr „eine bestimmte Art, mit Sprache (und nicht nur mit Sprache) zu handeln" ist (Lapp 1992, 12). Dabei besteht die Absicht des Sprechers darin, mit seiner Äußerung etwas zu erreichen, was mit einer nichtironischen Äußerung nur mit einem erheblichen Mehraufwand zu erzielen wäre. In dieser Hinsicht lassen sich die Motive für ironische Äußerungen mithilfe der Relevanztheorie begründen:

> „Eine ironische Äußerung ist relevant in dem Sinne, daß ihre Bedeutung auf einen Zusammenhang verweise, der nicht-ironisch viel schwieriger auszudrücken, also weniger effektiv gewesen wäre" (Lapp 1992, 87).

Nach Grice (1979) ist die Ironie als Verstoß gegen die erste Maxime der Qualität einzustufen. Der Sprecher äußert bei wörtlicher Betrachtung die Unwahrheit. Jedoch ist davon auszugehen, dass sowohl Sprecher als auch Hörer sich dieser Tatsache bewusst sind. Unter diesen Umständen kann nicht angenommen werden, der Sprecher habe den Zuhörer versucht zu täuschen (Barbe 1995).

> „Sowohl für die Lüge als auch für die ironische Äußerung ist der Verstoß gegen die Aufrichtigkeitsbedingung oder die Gricesche Qualitätsmaxime typisch. Beide Handlungen werden mit Hilfe von illokutionären Akten vollzogen, die eine mit ihnen verbundene propositionale Einstellung zum Ausdruck bringen. Während der Lügner den Widerspruch zwischen wirklicher und ausgedrückter propositionaler Einstellung verbergen will, gehört es zur Absicht des ironischen Sprechers, diesen Widerspruch zu verstehen zu geben" (Barbe 1995, 92).

In Folge versucht der Hörer, eine verwandte Position zu finden, die mit dem Kooperationsprinzip zu vereinbaren ist. Dabei „[...] stößt der Hörer auf das Gegenteil oder die Negation des Gesagten" (Lapp 1992, 70). Demnach wird das Gesagte durch das Gemeinte ersetzt (Clark 1996). Zum Verständnis von Ironie bedarf es somit mehr als das Verständnis von Sätzen oder Ausdrücken. Vielmehr muss der Hörer die zugrunde liegenden Annahmen und kommunikativen Absichten des Sprechers entschlüsseln (Winner 1988). Außerdem benötigt er Hintergrundwissen über Sprecher, Kontext und Situation. Damit ist die Diskrepanz zwischen Enkodier- und Dekodieraufwand deutlich: Bei einem minimalen Enkodieraufwand seitens des Sprechers ist der Aufwand zur Interpretation für den Hörer bei ironischen Äußerungen ungleich höher (Lapp 1992).

**Metaphern:** Während ironische Äußerungen die Einstellungen des Sprechers verdeutlichen und ihm erlauben, die eigene Haltung indirekt auszudrücken, beschreiben Metaphern die Eigenschaften von Gegenständen in der Welt neu (Dohmen et al. 2009; Lapp 1992).

Metaphern finden vor allem dann Verwendung, sofern sie eine neue Konzeptualisierung und die Reflexion des eigenen begrifflichen Systems zum Ziel haben (Lapp 1992). Nach Ehrhardt/Heringer (2011) entstehen durch Metaphern häufig neue Konventionen. Die Autoren gehen davon aus, dass metaphorische Rede anhand der fehlenden Übereinstimmung zwischen Referenz und Prädikation erkannt wird, wobei auf die Interpretation des Kontextes zurückgegriffen wird (Ehrhardt/Heringer 2011).

Die theoretischen Grundlagen der linguistischen Pragmatik wurden in diesem Kapitel erläutert und in ein integratives Modell der Pragmatik eingeordnet. Im Sinne dieses Modells stehen die erläuterten Komponenten der Pragmatik in intra- und interpersoneller Wechselwirkung miteinander. Das Zusammenwirken der einzelnen Komponenten ist von zentraler Bedeutung für eine adäquate Sprachverwendung, die an den jeweiligen Kontext angepasst ist.

Auf diese Modellvorstellung aufbauend werden in → Kap. 2 die Entwicklung sowie mögliche Störungen pragmatisch-kommunikativer Fähigkeiten beschrieben.

# 2 Entwicklung pragmatisch-kommunikativer Fähigkeiten und ihre Störungen

## 2.1 Entwicklung pragmatisch-kommunikativer Fähigkeiten

Der Erwerb der Sprache erfordert nicht nur die kompetente Aneignung von Phonologie, Semantik und Syntax, vielmehr müssen Kinder lernen, Sprache in der Interaktion mit Eltern, Freunden, Lehrern und anderen adäquat einzusetzen (Bryant 2012).

> „Being a skilled language user means knowing how to use one's language appropriately and strategically in social situations" (Bryant 2012, 339).

Die Sprache muss also nicht nur an die Bedürfnisse der Zuhörer angepasst sein, sondern darüber hinaus die Erfordernisse der Situation bedienen. Dazu sind unterschiedlichste Fähigkeiten in sprachlichen und nichtsprachlichen Bereichen nötig.

Im Folgenden wird die Entwicklung der Voraussetzungen für eine kompetente Sprachverwendung gezeigt. Die Struktur orientiert sich am integrativen Modell der Pragmatik ( → Kap.1). Nachdem die Datenlage im deutschsprachigen Raum bezüglich der Entwicklung pragmatisch-kommunikativer Fähigkeiten unzureichend ist, wird entsprechend auf Referenzen aus dem angloamerikanischen Raum zurückgegriffen. Die Erforschung einzelner Entwicklungsschritte unterliegt dabei besonderen Schwierigkeiten. So zeigt die Erfahrung, dass Kinder in der Laborsituation oftmals anders agieren als in der täglichen Interaktion. Außerdem ist auch ihr Verhalten Fremden gegenüber anders als vertrauten Personen gegenüber. Hieraus ergibt sich die Schwierigkeit, eindeutige Entwicklungsschritte zu elaborieren und festzulegen (Bryant 2012; McTear/Conti-Ramsden 2002).

Bei der Literatursichtung zeigten sich außerdem Unterschiede in der Herangehensweise bei der Beschreibung von Entwicklungsschritten der Pragmatik. So ist es im angloamerikanischen Raum verbreitet, Teilbereiche der linguistischen Pragmatik zu betrachten und die Entwicklungsschritte innerhalb dieses Bereichs zu beschreiben. Im deutschsprachigen Raum werden die Entwicklungsschritte hingegen nach Alter angegeben (Langen-Müller de et al. 2012). Dabei ist der Bezugsrahmen weniger die Dimensionen der Pragmatik als vielmehr der Spracherwerb als solcher. Eine Kombination beider Verfahren wäre zwar wünschenswert, ist aufgrund des derzeitigen Forschungsstandes jedoch nicht möglich. Aus diesem Grund erfolgt schwerpunktmäßig eine Darstellung der Entwicklung einzelner Bereiche der Pragmatik. Anschließend wird eine Übersicht der Entwicklungsschritte nach Alter gegeben.

Die Darstellung der Entwicklung der pragmatischen Teilelemente erfolgt analog der Kategorisierung in → Kap. 1, wobei sich allerdings nicht für alle Entwicklungsbereiche konkrete Altersangaben finden lassen.

Insgesamt ist die Entwicklung pragmatischer Fähigkeiten nicht als eine Leistung zu betrachten, die erst nach der Entwicklung grundlegender Fähigkeiten in den Bereichen Phonetik, Phonologie, Semantik, Lexikon, Syntax und Morphologie einsetzt. Vielmehr wird der Erwerb dieser Fähigkeiten von Beginn an von pragmatischen Aspekten geprägt und begleitet.

Tomasello (2012) betont sogar die Pragmatik als wesentliche Grundlage des Spracherwerbs. Dementsprechend findet eine Vielzahl pragmatischer Erwerbsprozesse im frühen Spracherwerb statt. Ungeachtet dessen wird der Spracherwerb im Folgenden nicht in seiner vollen Tragweite dargestellt.

## Entwicklung im Bereich kognitiver Kontext

### *Inferenzen*

Zum Bereich der Inferenzen werden in der Literatur keine exakten Altersangaben gemacht, stattdessen finden sich allgemeine Beschreibungen der Entwicklungsbedingungen und der Zusammenhänge zu anderen Entwicklungsbereichen. So muss nach McTear/Conti-Ramsden (2002) in eine Äußerung neben der wörtlichen Bedeutung eine zusätzliche Bedeutung eingebunden werden, um Inferenzen ziehen zu können. Dazu muss die eingehende Information in bestehende Bezugsrahmen von Hintergrundwissen oder Erfahrung eingebettet werden. Hachul/Schönauer-Schneider (2012) betonen den Zusammenhang mit der Erzählfähigkeit:

> „Vertreter der Geschichtenschematheorie nehmen an, dass die Fähigkeit zur Inferenzziehung das Wissen über den möglichen Aufbau einer Erzählung, also das Wissen über ein Geschichtenschema voraussetzt" (Hachul/Schönauer-Schneider 2012, 15).

### *Theory of Mind*

Die ToM im engeren Sinne entwickelt sich zwischen drei bis vier Jahren (Silbereisen/Ahnert 2002). Ein grundlegendes soziales Verstehen ist jedoch bereits sehr früh gegeben (Ninio/Snow 1996). So ist es Säuglingen in den ersten Monaten möglich, sowohl einen Blick als auch erste Intentionen wahrzunehmen (Zufferey 2010). Zwischen 18 Monaten und drei Jahren werden grundlegende Fähigkeiten für die ToM entwickelt. „During this period, children acquire two important concepts for the development of their theory of mind: pretence and desire" (Zufferey 2010, 33).

Ein weiterer wesentlicher Entwicklungsschritt vollzieht sich im Alter zwischen drei und sechs Jahren. Dabei zeigt sich, dass „das soziale Wissen Dreijähriger [...] als Skript organisiert" ist (Silbereisen/Ahnert 2002, 604). Darüber hinaus ist ein enger Zusammenhang zwischen Gesprächsinteraktion und sozio-kognitiven Verstehen zu konstatieren (Rosnay/Hughes 2006).

### *Gedächtnis*

Grundsätzlich verfügen schon sehr junge Kinder über Gedächtnisfähigkeiten, wobei sich unterschiedliche Gedächtniskompetenzen bei Säuglingen und Kleinkindern zeigen. Die größten Leistungszuwächse sind ab dem späten Kindergartenalter bis zum späten Grundschulalter zu verzeichnen. Dabei zeigen sich deutliche Performanzsteigerungen für viele sprachliche Bereiche bis in das späte Jugendalter hinein (Schneider/Büttner 2002). Im Bereich Kurzzeitgedächtnis lassen sich die Bereiche phonologisches Arbeitsgedächtnis sowie die Hörmerkspanne für Wörter einordnen. Für Letztere gilt nach Lauer (2001) bei Kindern als Faustregel: Lebensalter minus ein bis zwei Items.

### *Emotion*

Die Fähigkeit, Emotionen zu spiegeln, besteht bereits bei Neugeborenen und kann nach Lüdtke (2006) als Organisator der kommunikativ-sprachlichen Entwicklung betrachtet werden. Die Wahrnehmung von Gesichtsausdrücken entwickelt sich in der frühesten Kindheit. Eine Verbindung zwischen der Situation und der emotionalen Reaktion herzustellen, gelingt Kindern ab dem zweiten bis vierten Lebensjahr. Gleichzeitig entwickeln sie die Fähigkeit, die Grundemotionen Trauer, Wut, Freude und Angst zu differenzieren (Timler 2005a). Der mimische Ausdruck von Trauer und Freude erfolgt ab dem dritten Lebensmonat gezielt. Danach tritt der Erwerb mimischen Ausdrucks gemäß kultureller Normen bzw. elterlicher Erwartungen ein (Klann-Delius 2008). Das verbale Benennen von Gefühlen tritt etwa ab dem 18. Monat auf, wobei sich dies bis etwa zum 36. Monat ausdifferenziert. So ist Kindern ab dem siebten Lebensjahr die Beschreibung sowohl der eigenen als auch der Gefühle anderer möglich. Der Erwerb sozial angemessenen Emotionsausdrucks beginnt im Kindergartenalter, ist bis zum Schulalter jedoch noch nicht abgeschlossen (Dohmen 2009; Klann-Delius 2008). Insgesamt zeigt sich ein enger Zusammenhang zwischen der ToM und dem Emotionsverständnis (Timler 2005a).

## Entwicklung im Bereich Sprachkontext

### *Erwerb der Textanalyse*

Im Bereich der Textanalyse werden nachfolgend die Meilensteine der Erzählentwicklung betrachtet. Trotz der separaten Betrachtung von Kohärenz und Kohäsion erfolgt die Entwicklung beider Bereiche nicht getrennt voneinander (Karmiloff/Karmiloff-Smith 2001).

**Erzählfähigkeit – Kohärenz:** Die Entwicklung der Erzählfähigkeit im engeren Sinn beginnt mit etwa vier Jahren, wobei zunächst Beschreibungen von Ereignissen und unverbundene Aneinanderreihung von Elementen vorherrschen (Karmiloff/Karmiloff-Smith 2001; Ringmann 2013). Die Abfolge der Handlungsschritte ist noch sprunghaft, die Ereignisse erfahren noch keine Gewichtung und Kernaspekte werden nur ungenügend herausgestellt (Kauschke 2012). Eine elementare Erzählkompetenz etabliert sich ab etwa fünf bis sechs Jahren, sodass die Handlungsabfolge nun bereits zusammenhängender dargestellt wird. Die temporale Verbindung geht der kausalen Verbindung allerdings noch voraus (Boueke et al. 1995; Kauschke 2012; Ringmann 2013).

Die Geschichtengrammatik nach Stein/Glenn (1979) wird Studien zufolge erst von Kindern ab zehn Jahren vollständig beherrscht (Boueke et al. 1995). Becker (2011) schreibt dabei der Erzählform eine wesentliche Rolle zu. So wird die Erlebniserzählung als früheste Form beherrscht, wohingegen das kompetente Erzählen von Bildergeschichten erst später erworben wird.

**Kohäsion – Deixis/Pronomina/Artikel:** Die Etablierung der Deixis ist nach Wankelmuth (1993) bereits in der präverbalen Phase festzumachen. So wird eine Basis für räumliche Deixis in der präverbalen Mutter-Kind-Interaktion bereits ab dem vierten Monat geschaffen. Schrey-Dern (2006) gibt die Verwendung von deiktischen Ausdrücken und pronominalen Elementen für Kinder ab zwölf Monaten an. Beides wird anstelle von Nomen eingesetzt, was somit Benennversuche des Kindes anzeigt. Die Entwicklung von Personalpronomen und Artikeln wird für die Altersspanne von zwei bis zweieinhalb Jahren festgehalten. Der Einsatz bestimmter Artikel zeigt den Aufbau des Genus-Systems an, der Einsatz von Personalpronomen verdeutlicht die Kompetenz des Kindes, Personen nicht nur zu unterscheiden, sondern dies auch entsprechend sprachlich zu markieren (Schrey-Dern 2006).

> „Studien zu Artikeln zeigen, daß Kinder diese relativ früh verwenden, um spezifische versus unspezifische Referenz zu unterscheiden und um die Aufmerksamkeit des Gesprächspartners auf einige Aspekte der augenblicklichen Situation zu lenken“ (Hickmann 2000, 207).

Nach Kauschke (2012) beginnt der Einsatz kohäsiver Mittel mit etwa fünf Jahren, wobei zunächst indefinite und definite Artikel zur Unterscheidung von neuer und alter Information Verwendung finden. Über die Einführung von Referenten durch den Einsatz von Artikeln und dem Gebrauch von Pronomen zur Aufrechterhaltung von Referenz besteht hinsichtlich der Entwicklung jedoch Uneinigkeit. So wird das Erwerbsalter entweder relativ früh oder relativ spät angegeben (Hickmann 2000). Die korrekte Einführung neuer Information durch indefinite Formen gelingt jedoch erst Kindern ab neun Jahren sicher. Ab etwa zehn Jahren ist es ihnen möglich, bei einer Wegbeschreibung adäquat deiktische Ausdrücke zu verwenden und ausreichend räumliche Anker zur Verfügung zu stellen (Hickmann 2000).

**Präsupposition:** Die Fähigkeit zu korrekten Präsuppositionen hängt nicht nur eng mit dem Erwerb der ToM, sondern auch mit der Inferenzziehung zusammen. Beide sind wichtige Voraussetzungen für das Sprach- und Textverständnis (McTear/Conti-Ramsden 2002).

Bereits im Alter von zwei Jahren registrieren Kinder Unterschiede bei den Kommunikationspartnern und reagieren darauf mit entsprechenden Unterschieden im Kommunikationsstil (Dunn/Kendrick 1982). Mit vier Jahren zeigt sich ein erstes Bewusstsein darüber, dass andere Personen eigene Überzeugungen, Annahmen und Absichten haben (Pillow 1999). In diesem Alter beginnen Kinder, ihre Äußerungen an die kommunikativen Bedürfnisse der Gesprächspartner auch hinsichtlich der Konventionen der Höflichkeit anzupassen. Allerdings bereitet ihnen die Anpassung bezüglich des erforderlichen Vorwissens auf Seiten der Zuhörer noch Schwierigkeiten (Dewart/Summers 1995).

Das Bewusstsein, dass dem Hörer nur jeweils relevante Informationen erzählt werden müssen, entwickelt sich zwischen dem fünften und neunten Lebensjahr (Karmiloff-Smith 1986). Die Berücksichtigung der individuellen Bedürfnisse des Gesprächspartners gelingt ab dem neunten Lebensjahr. Hier ist nicht nur die Anpassung der adäquaten Informationsmenge, sondern auch eine Anpassung hinsichtlich Alter, Geschlecht und Status möglich (McTear/Conti-Ramsden 2002).

> „Die Fähigkeit zur Präsupposition kann z.B. bei der Verwendung linguistischer Formen wie Personalpronomina, Demonstrativpronomina, Adverbiale des Ortes und der Zeit, einiger Verben (kommen, gehen, bringen, nehmen) und der Verwendung von indirekter und direkter Referenz (z.B. ein/der) beobachtet werden“ (Wankelmuth 1993, 105).

**Ellipsen und thematische Struktur:** Eine detaillierte Beschreibung der Entwicklung von Ellipsen findet sich in der Literatur nicht. Dies gilt ebenso für die thematische Struktur. Lediglich Schrey-Dern (2006) führt eine Beschreibung von Ellipsen auf.

> „Gerade zu Beginn der Entwicklung äußern sich Kinder noch nicht in vollständigen Sätzen, d.h. sie legen Sätze an, die im grammatischen Sinn noch nicht vollständig sind“ (Schrey-Dern 2006, 86).

Hier kommt jedoch nicht zum Ausdruck, inwieweit das Auftreten von Ellipsen mit pragmatischer Kompetenz verknüpft ist. Vielmehr scheint die Autorin das Phänomen elliptischer Äußerungen im Kontext des frühen Spracherwerbs zu verorten.

### *Erwerb der Gesprächsführung*

Lange vor dem Erwerb von Lautsprache oder Grammatik werden Kinder in die Dialogführung eingeführt. Dies geschieht bereits in den ersten Lebenswochen. So sammeln Säuglinge in der Interaktion mit der Mutter durch Vokalisationen, Gesten und Turn Taking erste Erfahrungen bezüglich Gesprächsinitiierung und Gesprächsführung (Karmiloff/Karmiloff-Smith 2001).

**Turn Taking:** Grundsätzlich ist erfolgreiches Turn Taking dadurch definiert, dass zu einer Zeit ein Sprecher spricht und der Übergang zum nächsten Sprecher durch eine möglichst geringe Lücke zwischen den Beiträgen bei gleichzeitig möglichst geringer Überlappung gekennzeichnet ist (McTear/Conti-Ramsden 2002). Erste dyadische Interaktionen zwischen Kind und Bezugsperson lassen sich bereits ab den ersten Lebenswochen beobachten (Hoff-Ginsberg 1993; Trevarthen 1979). Dabei werden die Wurzeln des Sprecherwechsels im frühen Blickkontakt gesehen (Pan/Snow 1999). Die kindlichen Äußerungen werden seitens der Eltern als Mitteilungen wahrgenommen und spätestens in der ersten Lallphase mit einer dialogischen Struktur versehen, sodass ein Wechsel zwischen kindlichen Äußerungen und denen der Erwachsenen entsteht (Kannengieser 2012).

> „Zunehmend lernt das Kind, wann es ‚dran' ist, und etwa mit 7 Monaten fallen die kindlichen Vokalisationen zunehmend in die Sprechpausen der Bezugspersonen" (Möller/Ritterfeld 2010, 86).

Im Laufe der Entwicklung wird dieser Sprecherwechsel schrittweise von den Kindern übernommen. Über Blickkontakt wird dem Gesprächspartner das Ende des eigenen Beitrages mitgeteilt und auf Antwort von diesem oder auf ein Signal dafür gewartet, dass der eigene Betrag weiter fortgesetzt werden kann (Möller/Ritterfeld 2010). Allerdings ist keine klare Grenzmarke auszumachen, ab wann Kinder aktiv an Gesprächen teilnehmen (Hoff-Ginsberg 1993).

Die exakte Zeit für den Sprecherwechsel, den ältere Kinder oder Erwachsene anzeigen, verfehlen Vorschulkinder oftmals noch. Dabei verlassen sie sich auf offensichtliche Anzeichen für den Wechsel, ohne zukünftige Gesprächsgrenzen gedanklich vorwegzunehmen. Jüngere Kinder orientieren sich an prosodischen Anzeichen und Pausen im Gespräch, wodurch es zu längeren Pausen zwischen den Wechseln kommt (Garvey 1984).

Ein weiterer Entwicklungsschritt ist das Stoppen der eigenen Äußerung bei Überlappung der Gesprächsbeiträge. Dies gelingt ab etwa fünf Jahren (Ervin-Tripp 1979).

**Gesprächsinitiierung:** Zur Initiierung und Aufrechterhaltung von Gesprächen nutzen jüngere Kinder zunächst einfache Strategien. Sie wiederholen dazu die Äußerungen der Gesprächspartner oder formen diese um (Pan/Snow 1999). Ältere Kinder sind hingegen bereits in der Lage, den Ausführungen ihres Gesprächspartners neue Informationen hinzuzufügen (Garvey 1978). Die Fähigkeiten der Gesprächsführung hängen jedoch zu großen Teilen von den konkreten Anforderungen der Gesprächssituation ab. So sind nach Warren/Tate (1992) Telefongespräche für Vorschüler noch problematisch, auch wenn die Kinder bereits Erfahrungen mit dem Führen von Telefonaten gemacht haben.

Zur Aufrechterhaltung von Gesprächen finden kohäsive Mittel ihren Einsatz, indem sie auf frühere Gesprächsteile verweisen. Der Einsatz von Anaphern steigt dabei mit zunehmendem Alter an. Das uneingeschränkte Verständnis dieser ist jedoch erst in den mittleren Schuljahren erreicht (Bryant 2012).

**Reparaturen:** Längere Gespräche hängen deutlich von der Fähigkeit ab, das gegenseitige Verständnis zu sichern und im Fall von Missverständnissen auf diese zu reagieren und Reparaturen vorzunehmen (Bryant 2012). Reparaturen beinhalten das Nachfragen bei Nichtverstehen. Dies steht in engem Zusammenhang mit dem Sprachverständnis (Hachul/Schönauer-Schneider 2012). Unspezifisches Nachfragen gelingt Kindern ab zwei bis drei Jahren (Pan/Snow 1999).

Reparaturen der eigenen Äußerungen erfolgen entwicklungsgemäß zunächst fremdinitiiert. So reagieren Kinder im Alter von 20 bis 24 Monaten auf unspezifische Nachfragen mit der Wiederholung der eigenen Äußerung (Bryant 2012; Dohmen et al. 2009). Ab dem dritten Lebensjahr erfolgt eine Ausdifferenzierung, indem die eigene Äußerung modifiziert und spezifischer geantwortet wird (Bryant 2012).

Eigeninitiierte Reparaturen hingegen treten erst zu einem späteren Zeitpunkt und meist aufgrund einer mangelnden Reaktion der Kommunikationspartner auf (Dohmen et al. 2009). Dies beginnt ab etwa 24 Monaten, wobei zunächst die Strategie der unveränderten Wiederholung verfolgt wird, bevor eine Modifizierung der Äußerung vorgenommen wird (Dohmen et al. 2009). Eine gezielte Reparatur im Sinne des zugrundeliegenden Kommunikationsproblems und im Sinne des Kommunikationspartners gelingt erst ab einem Alter von sieben bis acht Jahren (Dewart/Summers 1995).

**Paraverbaler Ausdruck:** Der Einsatz paraverbaler Kommunikationsmittel zeigt sich schon im frühen Entwicklungsalter. So ist der Schrei, als erstes Verständigungsmittel, dem paraverbalen Bereich zuzuordnen. Dieser erfährt im Laufe der Entwicklung eine Ausdifferenzierung und dient somit bereits dem Ausdruck unterschiedlicher Intentionen (Ninio/Snow 1996).

**Nonverbaler Ausdruck:** Der Einsatz von nonverbalen Ausdrücken zeigt sich aufgrund der fehlenden Lautsprache schon sehr früh. Demnach drücken bereits Säuglinge Aufforderungen mithilfe nonverbaler Mittel aus (Krüger 2008). So setzen bereits acht bis zehn Monate alte Säuglinge Vokalisationen und Gesten als Kommunikationsmittel ein (Ninio/Snow 1996). Die Wahrnehmung der Mimik entwickelt sich ebenfalls sehr früh. So sind nach Krüger (2008) Säuglinge bis zu einem Alter von sechs Monaten in der Lage, sowohl menschliche Gesichter als auch die anderer Primaten differenziert und individuell wahrzunehmen. Allerdings verliert sich diese Fähigkeit zwischen dem sechsten und neunten Lebensmonat.

## Entwicklung im Bereich Sozialkontext

### *Sprechakte*

Die Entwicklung von Sprechakten wird für gewöhnlich anhand von Aufforderungen aufgezeigt. Hieran kann die Unterscheidung der Sprechakte in lokutionären Akt, illokutionären Akt und perlokutionären Akt erfolgen. Der Ursprung für Aufforderungen ist bereits im prälinguistischen Verhalten vorhanden. Schon das kindliche Schreien kann als perlokutionärer Akt betrachtet werden, da es zu einer Reaktion der Mutter führt (Wankelmuth 1993). Vor der Äußerung erster Wörter werden vom Kind Gesten und Intonation zur Vermittlung von Aufforderungen genutzt (Bryant 2012). Ab einem Alter von etwa neun Monaten werden Objekte und Handlungen eingefordert, indem die Aufmerksamkeit der Bezugspersonen darauf gelenkt wird (Dohmen et al. 2009).

Da konventionelle Signale zum Ausdruck von Bitten verwendet werden, kann dies ab diesem Alter als Intention gedeutet werden (Wankelmuth 1993). Nach Dore (1974; 1975) werden die Voraussetzungen für Sprechakte in der vorsprachlichen Phase erworben. Von Sprechakten im engeren Sinn kann jedoch erst ab der Einwortphase gesprochen werden. Allerdings ist anzuführen, dass bei diesem Klassifikationsmodell der Einsatz von Gesten keine Berücksichtigung findet (Wankelmuth 1993).

Im zweiten Lebensjahr werden Aufforderungen durch eine Kombination von Gesten und Wörtern realisiert (Tomasello 2009). Nach Zollinger (2007) ist es Kindern ab 18 Monaten möglich, um Hilfe zu bitten. Gebräuchliche pragmatische Ausdrücke wie „bitte", „danke", „hallo" und „tschüss" werden vor dem zweiten Lebensjahr erworben (Fenson et al. 1994). Auch Wiederholungen können vor 24 Monaten eingeholt werden (Ninio/Snow 1996). Das Einfordern von Informationen wird zwischen dem zehnten und dem 18. Monat beobachtet und erfolgt zunächst über Mimik bzw. Gestik (Dohmen et al. 2009). Fragewörter („was?" und „wo?") werden ab 24 Monaten eingesetzt (Zollinger 2007).

### *Höflichkeit*

Es gibt bereits bei kleinen Kindern Hinweise auf die Sensibilität für Höflichkeit. Dies lässt sich auf die Tatsache zurückführen, dass sie mit anderen kleinen Kindern anders sprechen als mit Erwachsenen (Meibauer 2001). Bestimmte Aspekte wie das Duzen/Siezen werden jedoch erst vergleichsweise spät erlernt. Dies scheint sich darin zu begründen, dass Kinder nur ein begrenztes Wissen über soziale Rollen besitzen (Meibauer 2001). So zeigen Studienergebnisse, dass jüngere Kinder im Rollenspiel ihre Rolle zunächst über Stimmqualität und Prosodie verdeutlichen. Die Umsetzung der Rolle durch sprachlichen Inhalt und Wortwahl gelingt ihnen erst später. Zu einem noch späteren Zeitpunkt sind sie in der Lage, die Äußerungsformen der jeweiligen Rolle anzupassen (Grimm/Weinert 2002).

Des Weiteren ist bei der Produktion von Aufforderungen ein Unterschied hinsichtlich des sozialen Status der Gesprächspartner festzustellen. Vorschüler zeigen gegenüber jüngeren Kindern eher direkte Aufforderungen, wohingegen bei älteren Gesprächspartnern mit höherem Status überwiegend indirekte Aufforderungen verwendet werden (Bryant 2012). Ähnliches ist auch im Rollenspiel mit Gleichaltrigen unterschiedlichen Status zu beobachten.

### *Ironie/Metaphern*

Die Entwicklung von ironischen Äußerungen wird in der Literatur nur seitens des Verständnisses derselben betrachtet. Dafür sind im Wesentlichen drei Fähigkeiten erforderlich:

- das Erkennen von Inkongruenzen,
- das Erkennen der Sprecherüberzeugungen und -einstellungen sowie
- das Erkennen des kommunikativen Zwecks.

Dabei ist davon auszugehen, dass der Hörer zunächst eine wörtliche Interpretation anstrebt. Misslingt diese, beginnt die Suche nach alternativen Interpretationen. Dazu werden Informationen über Kontext und Einstellungen von Sprecher und Hörer benötigt. Die korrekte Interpretation gelingt Kindern vor allem, wenn die ironische Äußerung von kontextuellen Informationen und der Begleitintonation angezeigt ist (Lapp 1992).

> „Sogar sechsjährige Kinder sind prinzipiell in der Lage, nicht-wörtliche Äußerungen zu verstehen, wenn die Komplexität der zu verarbeitenden Information und mangelnde Kenntnis über interpretative Konventionen ihr Verständnis nicht allzusehr einschränken" (Lapp 1992, 121).

Da die Encodierung von Ironie das Erschließen von Einstellung und Überzeugung des Sprechers erfordert, ist diese Leistung Kindern unter sechs Jahren nicht möglich. Zudem zeigen Sechsjährige bei der Aufdeckung von Inkonsistenzen zwischen Äußerung und Sachverhalt größere Schwierigkeiten als Achtjährige oder Erwachsene (Lapp 1992). Dies liegt daran, dass erst ab dem Alter zwischen sechs und acht Jahren die Unterscheidung von wörtlichen und nicht-wörtlichen Bedeutungen ironischer Äußerungen beginnt. Darauf folgt das Verständnis für die Überlagerung der wörtlichen Bedeutung von der nichtwörtlichen (Dohmen et al. 2009).

Im Gegensatz dazu ist metaphorisches Denken auf frühe Erfahrungen mit Ähnlichkeitsbeziehungen zurückzuführen. So zeigen Untersuchungen, dass Kinder bereits mit eineinhalb Jahren ein Spielzeugauto, das Kurven fährt, als Schlange bezeichnen (Meibauer 2001). Dennoch kann das Verständnis von Metaphern bis zu einem Alter von etwa 14 Jahren Schwierigkeiten bereiten (Meibauer 2001).

Eine Zusammenfassung der Studienergebnisse im angloamerikanischen Raum findet sich bei Adams (2002). Hier ist eine Übersicht über die zentralen Entwicklungsschritte im Bereich Pragmatik nach Alter angegeben. Zusätzlich findet sich ein Verweis auf die jeweils zugrunde liegende Studie.

## Übersicht über die Entwicklung nach Alter

Im Folgenden wird eine Übersicht über die Entwicklung pragmatisch-kommunikativer Fähigkeiten nach Alter gegeben. Hierzu wurde eine Tabelle von Schrey-Dern (2001) herangezogen, die mit Angaben von Grimm (1999), Zollinger (2007), Bürki (2000) und Peter (2000) ergänzt wurde (→ Tab. 4).

Im Hinblick auf das Alter der Probanden in der Evaluationsstudie (Achhammer 2014c) (→ Kap. 7), die mit Besuch der dritten Klasse etwa neun Jahre sind, ergibt sich folgendes angenommene Leistungsprofil:

Kinder in diesem Alter mit normaler Sprachentwicklung sollten Gesprächskonventionen und damit das Initiieren, Aufrechterhalten und Beenden von Gesprächen sowie den Sprecherwechsel beherrschen. Sowohl sprachliche Handlungsanweisungen als auch Kommentare, der Einsatz von deiktischen Hinweisen und die Reparatur von Missverständnissen sollten gelingen.

Des Weiteren ist anzunehmen, dass Kinder dieser Altersgruppe Anredeformeln ebenso wie Höflichkeitsformeln adäquat einzusetzen wissen. In diesem Sinne ist darauf zu schließen, dass sprachgesunde Kinder im Alter von neun Jahren als kompetente Gesprächspartner auftreten.

Betrachtet man die vorangegangen Ausführungen, so zeigt sich, dass der Erwerb pragmatischer Fähigkeiten bereits im frühen Spracherwerb anzusiedeln ist. So entwickeln sich Blickkontakt und Turn Taking sowie das Einleiten von Interaktionen und das Antworten auf Fragen im ersten Lebensjahr. Anschließend findet eine schrittweise Ausdifferenzierung kommunikativer Funktionen und der verwendeten Sprechakte statt, wobei gleichzeitig eine Zunahme an sprachlichen Kompetenzen zu verzeichnen ist.

**Tab. 4:** Pragmatisch-kommunikative Entwicklung (nach Schrey-Dern 2001, zit. nach Böhme 2008; ergänzt nach Grimm 1999; Zollinger 2007; Bürki 2000 und Peter 2000)

| Alter | Pragmatisch-kommunikative Fähigkeiten |
|---|---|
| U3: 4.–6. Woche | Äußerung von Gefallen/Missfallen: Lächeln, Schreien, Wegschauen; vokalische Äußerungen |
| U4: 3.–4. Monat | ■ Äußerung von Wünschen: Schreien, Hinwenden (ganzkörperlich)<br>■ Äußerung von Widerstand gegenüber Personen oder Aktivitäten: Abbrechen von Blickkontakt, Wegdrehen, Wegstoßen, Schreien |
| U5: 6.–7. Monat | ■ Unterscheidung zwischen vertraut und unvertraut (ab 5. Monat), besondere Hinwendung zur Bezugsperson, eigenes Spielzeug<br>■ Blickkontakt zeigen gegenüber Eltern, die Kinder nicht ansehen<br>■ Aufmerksamkeit gegenüber Spielzeug; mit Eltern teilen |
| ab 7. Monat | ■ Fixierung eines angebotenen Spielzeuges<br>■ Turn Taking: abwechselndes Spiel zwischen Kind und Bezugsperson; vokalische Äußerungen im Wechsel<br>■ erste Spielgewohnheiten |
| 8. Monat | intentionale Gesten |
| 9. Monat | referentieller Blickkontakt |
| U6: 10.–12. Monat | ■ Befolgen von Aufforderungen<br>■ Antworten auf Fragen<br>■ Einleiten einer Interaktion |
| ab 13. Monat | Hinlenken von Aufmerksamkeit auf eigene Person, Ereignisse, Objekte oder andere Personen |
| ab 14. Monat | Verlangen nach Objekten, Verhaltensweisen, Informationen |
| ab 15. Monat | ■ Grüßen durch: Hand-Hinhalten und Lautieren, Winken, Zugehen auf jemanden, Umarmen<br>■ Geben, Zeigen; handlungsbegleitendes Sprechen |

| | |
|---|---|
| ab 16. Monat | Äußerung von Protest und Widerstand durch: Schreien, Wegstoßen, Versteifen, Sich-zu-Boden-Werfen; sprachlicher Ausdruck von Intentionen |
| ab 17. Monat | Angabe von Information durch: Abgeben von Objekten, Zeigen und Hinweisen auf Objekte, Personen; An-die-Hand-Nehmen |
| ab 18. Monat | Antwort auf Fragen mit Ja/Nein durch: Kopfnicken, Lautieren; Austauschen eines Gegenstands; Ausdrücken von Absichten und Gefühlen |
| U7: 21.–24. Monat | Vorhandensein/Nichtvorhandensein von Objekten: Benennen, suchender Blick von verschwundenem Objekt zur Bezugsperson; Um-Hilfe-Bitten, Beschreiben von Ereignissen, Fragenstellen |
| ab 26. Monat | Auffordern zur Wiederholung von Äußerungen oder Handlungen gestisch, durch Blickkontakt oder sprachlich (z.B. „mehr", „haben") |
| U7a: 30.–36. Monat | Ausdruck von Besitz: durch Auf-sich-selbst-Zeigen oder sprachlich durch „mein" oder „ich"; Geben von Informationen |
| ab 33. Monat | Ortsangabe (Person, Objekt): z.B. durch Zeigen auf einen Stuhl zum Hinsetzen oder sprachlich durch „hier" und „da" |
| ab 34. Monat | Handlungsanweisungen/Kommentare: sprachlich |
| 36. Monat | Führen von Gesprächen |
| U8: 43.–48. Monat | ▪ Missverständnisse sprachlich klären: „warum", „wieso"<br>▪ Einhalten von Gesprächskonventionen, z.B. Sprecherwechsel<br>▪ Dialogeröffnung |
| U9: 60.–64. Monat | ▪ Höflichkeitsfloskeln<br>▪ Anredeformeln |
| 5. Lebensjahr | ▪ Äußerung von verbalen Bitten<br>▪ Wiederholungen, redundante Formulierungen<br>▪ Überredungstechniken |
| ab 6/7 Jahren | Vereinbarungen treffen |

Somit beherrschen Kinder mit Erreichen des dritten Lebensjahres in den wichtigsten Grundzügen die Gesprächsführung und damit in Verbindung stehende Gesprächskonventionen wie den Sprecherwechsel. Gleichzeitig gelingt zunehmend die Einbeziehung von Informationen aus dem Kontext, sodass nun Höflichkeitsaspekte berücksichtig werden können.

Ein weiterer Entwicklungsschritt fällt mit dem Schuleintritt zusammen. In diesem Alter verfügen Kinder über die Fähigkeiten, die sie zu einem kompetenten Gesprächspartner machen. So gelingt ihnen nun der sprachliche Austausch, und es ist ihnen möglich, sprachliche Vereinbarungen zu treffen.

Eine weitere Ausdifferenzierung pragmatischer Fähigkeiten findet im Verlauf des Schul- und Jugendalters statt. Schrittweise tritt nun die Erzählfähigkeit in den Fokus, und die sprachlichen Kommunikationsfähigkeiten dienen zunehmend dem Aufbau zwischenmenschlicher Beziehungen und der Entwicklung von Autonomie und Rollenidentitäten sowie dem Erlangen von Bildungsabschlüssen (Romonath 2003).

> „In pragmatischer Hinsicht lernen die Jugendlichen immer genauer differenzieren, welche sprachlichen Mittel in der jeweiligen Situation zur Erreichung ihrer kommunikativen Ziele erforderlich und angemessen sind, wobei sie Status und vermutete Gedanken ihres Gegenübers in Rechnung stellen“ (Dannenbauer 2002b, 11).

Zusammenfassend zeigt sich, dass die Entwicklung pragmatischer Kompetenzen ein komplexes Bedingungsgefüge darstellt, das bereits im frühen Spracherwerb anzusiedeln ist. Das Bewältigen dieser Entwicklungsaufgabe stellt dabei eine zentrale Grundlage für zwischenmenschliche Interaktion und damit für die Teilhabe an der Gesellschaft dar.

## 2.2 Pragmatisch-kommunikative Störung

Bevor die Symptome der pragmatisch-kommunikativen Störung dargestellt werden, wird zunächst eine Definition vorgenommen. Dabei zeigt sich eine große Heterogenität bezüglich Schwerpunktsetzung, Definition und Nomenklatur. Dies ist auf die unterschiedlichen Zugänge zu diesem Forschungsbereich zurückzuführen. So haben verschiedene Wissenschaftsbereiche wie Psychologie, Soziologie, Anthropologie, Philosophie und Kommunikationswissenschaften die Pragmatik als Forschungsgegenstand.

Im angloamerikanischen Sprachraum sind die Bezeichnungen semantic-pragmatic syndrome (Rapin/Allen 1983), semantic-pragmatic disorder (Bishop/Rosenbloom 1987) pramantic-language disorder (PLI) (Bishop 2000) ebenso wie social-communication deficite (SCD) (Adams et al. 2012a; Adams et al. 2012b) zu finden, wobei die Diskussion über die Fokussierung unterschiedlicher Teilaspekte gegenwärtig andauert.

Auch im deutschsprachigen Sprachraum fehlt es bislang an einer einheitlichen Begrifflichkeit. Es scheint sich allerdings der Terminus der pragmatisch-kommunikativen Störung (PKS) durchzusetzen (Achhammer 2014a; Möller/Ritterfeld 2010).

Kinder mit pragmatisch-kommunikativen Störungen haben Defizite in ihren pragmatischen Kompetenzen. Diese umfassen die Fähigkeit zu Äußerungen, die einer bestimmten Situationen angemessenen sind, die Fähigkeit zu pragmatischen Schlüssen sowie das Erkennen und Beurteilen von missglückten Äußerungen (Dohmen 2009; Möller/Ritterfeld 2010).

Nach Glück (2007, 247) werden unter einer pragmatisch-kommunikativen Störung „Auffälligkeiten in der Sprachverwendung von Kindern und Jugendlichen verstanden. Die Auffälligkeiten resultieren aus einer mangelnden Anpassung der Sprachverwendung an den jeweiligen Kontext." Dabei ist der Hinweis auf den Kontext von wesentlicher Bedeutung, denn jede Äußerung geschieht in einer bestimmten Äußerungssituation. „All das, was in einer Äußerungssituation für die menschliche Verständigung relevant ist, hat man auch als Kontext bezeichnet" (Meibauer 2001, 8).

Die Symptomatik der pragmatisch-kommunikativen Störung zeigt sich in Defiziten die Ebene der Pragmatik betreffend. Dies trifft jedoch nicht in konsequent linearer Weise zu. Vielmehr stellt die pragmatische Ebene ein Bündel an Grundfähigkeiten dar, die zur Beherrschung einer angemessenen Sprachverwendung und dem adäquaten Einsatz von Sprache im jeweiligen Kontext befähigt. Bei einer Störung zeigen sich Symptome, die sich teilweise einem spezifischen Bereich der Pragmatik zuordnen lassen. Darüber hinaus finden sich in der Literatur gehäuft Nachweise für Störungen auf sozial-emotionaler Ebene.

Die Symptome der PKS werden im Weiteren in Anlehnung an das integrative Modell beschrieben (→ Abb. 10).

| **Kognitiver Kontext** | **Sprachkontext** | **Sozialkontext** |
|---|---|---|
| • Probleme bei der Inferenzziehung<br>• Besondere, eigene Themen<br>• Feste Phrasen und Perseverationen<br>• Mangelnde Emotionsdeutung | • Sprunghaftigkeit in den Themen<br>• Probleme bei Kohärenz und Kohäsion<br>• Unangemessene Präsupposition<br>• Wortschatzdefizite<br>• Probleme beim Turn Taking<br>• Unangemessener Rededrang<br>• Mangelnde nonverbale Kommunikation<br>• Sprachverständnisprobleme | • Probleme beim Verstehen von Witz und Ironie<br>• Negatives Selbstwertgefühl<br>• Probleme bei sozialer Interaktion<br>• Verhaltensauffälligkeiten |

**Abb. 10:** Übersicht: Symptome PKS im integrativen Modell der Pragmatik

## Störungen im Bereich kognitiver Kontext

**Probleme bei der Inferenzziehung:** In einer Studie von Ryder et al. (2008) zeigten Kinder mit spezifischer Sprachentwicklungsstörung ähnliche Leistungen bei der Inferenzziehung wie gleichaltrige normal sprachentwickelte Kinder, sofern die Aufgabe visuell dargeboten wurde. Bei verbaler Aufgabenstellung schnitten die Kinder mit Sprachentwicklungsstörung, sowie jüngere Kinder der Vergleichsgruppe signifikant schlechter ab. Kinder mit pragmatisch-kommunikativen Störungen hingegen zeigten signifikant schlechtere Leistungen als die Kinder der Gruppe mit spezifischer Sprachentwicklungsstörung. Die Leistungen in diesem Bereich konnten die Kinder mit pragmatisch-kommunikativen Störungen mit einer Sensitivität von 89% von den Kindern mit spezifischer Sprachentwicklungsstörung unterscheiden (Ryder et al. 2008).

**Beharren auf „besonderen", eigenen Themen:** Durch das Festhalten an Spezialthemen, wird ein wahrer Informationsaustausch verhindert. Besondere, eigene Themen dominieren die Gesprächsbeiträge, was die Nähe pragmatisch-kommunikativer Störungen zu Störungen aus dem Autistischen Spektrum demonstriert (Bishop 2000). Dabei wird nicht nur der Wissensstand sondern vor allem auch das Interesse des Gesprächspartners falsch eingeschätzt. Damit werden die Griceschen Konversationsmaximen sowohl hinsichtlich der Quantität, als auch der Relation verletzt (Achhammer 2013).

**Feste Phrasen und Perseverationen:** Das Beharren auf Themen wird durch feste Phrasen und Perseverationen verstärkt, die ebenso die Konversationsmaximen verletzen. Damit wird die Nähe zu Störungen aus dem Autistischen Spektrum zusätzlich verdeutlicht (Achhammer 2013). Den Kindern scheint ein Durchbrechen solcher sprachlichen Routinen kaum möglich. So stellen betroffene Kinder beispielsweise fortlaufend Fragen, ohne die gegebenen Antworten zu registrieren (Bishop/Rosenbloom 1987).

**Mangelnde Emotionsdeutung:** Fujiki et al. (2008) wiesen in einer Studie nach, dass Kinder mit Sprachstörungen Emotionen signifikant schlechter anhand von prosodischem Ausdruck identifizieren können als sprachgesunde Kinder. Dies stellte auch Timler (2005a) fest und schloss daraus, dass in Folge dessen auch die soziale Kommunikation davon betroffen ist und der situationsgerechte Einsatz von Sprache gestört ist.

## Störungen im Bereich Sprachkontext

**Sprunghaftigkeit in den Themen:** In der Kommunikation mit pragmatisch gestörten Kindern fällt die Sprunghaftigkeit in den Themen auf. Innerhalb eines Gesprächs wird häufig zwischen mehreren unterschiedlichen Themen gewechselt, die inhaltlich in keinem Zusammenhang stehen. Dadurch wird die Sinnentnahme für den Zuhörer deutlich erschwert (Adams/Bishop 1989; Bishop/Adams 1989; Brinton/Fujiki 2005; Rapin/Allen 1983).

**Probleme bei Kohärenz und Kohäsion:** Um Geschichten inhaltlich einen „roten Faden" zu verleihen, der den Aufbau einer Geschichte und damit die Relevanz des Erzählten, sowie den Planbruch der Geschichte verdeutlicht, benötigen Kinder Fähigkeiten der Kohärenz- und Kohäsionsbildung. Kinder mit pragmatisch-kommunikativer Störung berücksichtigen den logisch zwingenden Aufbau häufig nicht den Konventionen entsprechend (Frazier/Bishop 2003; Grove et al. 1993). Dabei wird nicht nur der inhaltliche Aufbau der Geschichte missachtet, es kommt darüber hinaus auch zu Fehlern beim Einsatz von Pronomen, Tempus und Konnektiven (Bishop/Rosenbloom 1987; Schelten-Cornish 2008). So zeigte die Studie von Schröder (2010), dass pragmatische Fähigkeiten eine zentrale Rolle für die kindliche Erzählfähigkeit spielen und dies sowohl in Bezug auf das Vorwissen des Hörers als auch für das Verständnis des Kontextes.

**Unangemessene Präsuppositionen:** Ein weiteres Symptom der pragmatisch-kommunikativen Störung sind unangemessene Präsuppositionen, bei denen der Wissensstand des Gesprächspartners nicht adäquat eingeschätzt wird (McTear/Conti-Ramsden 2002). Dadurch werden für das Verständnis relevante Informationen weggelassen, was eine Sinnentnahme extrem erschwert.

Das Gelingen der Kommunikation ist in diesem Fall nur durch Reparaturmechanismen des Gesprächspartners mithilfe gezielter Nachfragen zu gewährleisten. Darüber hinaus kann eine unangemessene Präsupposition auch dadurch zum Ausdruck kommen, dass Informationen erzählt werden, die beim Hörer durchaus als vorausgesetzt angenommen werden können.

**Wortschatzdefizite:** Pragmatisch-kommunikative Störungen stehen häufig mit semantischen Problemen in Zusammenhang. Fehlinterpretationen des sozialen Kontextes, aber auch die unzureichende Wahrnehmung der räumlich-zeitlichen Gegebenheiten führen zu einer unpassenden Wortwahl. Des Weiteren fallen in dieser Gruppe auch Wortfindungsprobleme auf. So zeigen die Ergebnisse von Ketelaars et al. (2011) in der Gruppe der Kinder mit PLI im Vergleich zu Kindern mit unauffälligem Spracherwerb einen geringeren rezeptiven Wortschatz in Verbindung mit schlechteren Leistungen in der Benennungsgenauigkeit. Dies wurde durch die höhere Fehlerrate in dieser Gruppe deutlich. Gleichzeitig hatten diese Kinder größere Schwierigkeiten bei Aufgaben zur Umschreibung. Es war zu beobachten, dass sie häufiger Geräusche und Bewegungen benutzten. Dies könnte als Kompensationsstrategie angesehen werden. Die gefundenen Schwierigkeiten in der Benennung könnten sowohl auf Defizite in der Objektidentifikation als auch auf Abrufprobleme hinweisen (Botting/Adams 2005).

Dies weist einen Bezug zur Deixis auf. Betroffene Kinder haben demnach Schwierigkeiten, durch sprachliche Mittel den Bezug zu Personen, Orten und Zeiten zu dekodieren oder herzustellen. Darüber hinaus zeigen diese Kinder Probleme beim Einsatz von Hilfsverben (McTear 1991). Dies ist vor allem für Höflichkeitsformen erforderlich, da eine direkte Aufforderung als unhöflich gelten würde. Des Weiteren zeigen Kinder mit PKS Schwierigkeiten bei der Artikelverwendung, die die Einführung neuer Informationen durch den Einsatz unbestimmter Artikel kennzeichnet (McTear 1991).

**Probleme beim Turn Taking:** Bei Kindern mit Defiziten in den pragmatischen Kompetenzen sind Probleme bei Eigen- und Fremdwahrnehmung beobachtbar. Dies führt zu Defiziten beim Turn Taking, da die Anzeichen für einen Sprecherwechsel von diesen Kindern nicht erkannt und damit nicht eingehalten werden (McTear 1991). Anzeichen für einen Sprecherwechsel treten durch entsprechende Pausensetzungen in Erscheinung, in denen ein neuer Gesprächsbeitrag begonnen werden kann. Möglichkeiten für die Einschaltung ins Gespräch können aber auch anhand der Vollständigkeit eines Satzes erkannt werden. Kinder, die in diesem Bereich Defizite aufweisen, können diese Signale zum einen nicht entschlüsseln, zum anderen aber auch entsprechende Signale nicht aussenden. Dadurch wird der natürliche Gesprächsverlauf deutlich gestört (McTear/Conti-Ramsden 2002).

**Unangemessener Rededrang:** Des Weiteren ist häufig ein unangemessener Rededrang zu beobachten (Bishop et al. 1994; Brinton/Fujiki 2005). Durch den unnatürlich hohen Gesprächsanteil auf Seiten des betroffenen Kindes wird charakteristischerweise zu viel oder auch zu wenig Information gegeben (Bishop/Adams 1989). Dies drängt die wesentlichen Inhalte der Mitteilung in den Hintergrund, was dem Gesprächspartner die Sinnentnahme erschwert (Bishop 2000). Dabei zeigen Studien, dass Kinder mit Störungen im pragmatischen Bereich gegenüber sprachlich normalen Kindern mehr Gesprächsinitiierungen in Form von Fragen aufweisen (Adams/Bishop 1989; Bishop et al. 1994).

Auf pragmatischer Ebene werden durch den unangemessenen Rededrang die Konversationsmaximen der Quantität und der Modalität verletzt. Aber auch der natürliche Sprecherwechsel ist damit gestört, da kein Wechsel aus der Sprecherrolle hin zur Zuhörerrolle erfolgt.

**Mangelnde nonverbale Kommunikation:** Kinder mit Störungen der pragmatisch-kommunikativen Fähigkeiten zeigen einen mangelnden Einsatz nonverbaler Kommunikationsmittel (Bishop/Rosenbloom 1987). Dabei ist sowohl das „Lesen" als auch der Einsatz von Mimik und Gestik betroffen (Timler 2005a; 2008). Daraus resultieren Defizite bei der Deutung emotionaler Botschaften. Das erschwert den betroffenen Kindern den situationsgerechten Einsatz von Sprache. Neben dem visuellen Erkennen von Emotionen sind auch die kompetente Einordnung von Gefühlen aufgrund von prosodischen Kennzeichen betroffen (Fujiki et al. 2008).

**Sprachverständnisprobleme:** Des Weiteren stehen Störungen der pragmatisch-kommunikativen Fähigkeiten eng mit Sprachverständnisproblemen in Zusammenhang (Rapin/Allen 1983). Diese können aus der Tendenz zu wörtlicher Interpretation von Aussagen und der Vernachlässigung des entsprechenden Kontextes resultieren (Bishop/Adams 1989; Bishop/Rosenbloom 1987). Gleichzeitig kann diese Problematik auf eine begleitende Sprachentwicklungsstörung hinweisen (Brinton/Fujiki 2005). Darüber hinaus zeigen Kinder mit PKS deutliche Defizite in der Inferenzziehung (Ryder et al. 2008) und im Verständnis indirekter Sprechakte, die häufig wörtlich interpretiert werden (McTear 1991). Außerdem sind bei betroffenen Kindern auch Probleme bei Reparaturen festzustellen, sodass sie bei Verständnisproblemen häufig nicht nachfragen.

## Störungen im Bereich Sozialkontext

In Zusammenhang mit pragmatisch-kommunikativen Störungen sind weitreichende psychosoziale Folgen anzuführen. Unabhängig davon, ob die Probleme bei sozialen Interaktionen von Kindern mit Sprachstörungen auf formalsprachliche Einschränkungen oder auf Defizite in anderen Bereichen zurückzuführen sind, ist es deutlich, dass sie Probleme bei der Ausführung basaler Anforderungen der sozialen Kommunikation haben (Gerber et al. 2012).

**Probleme beim Verstehen von Witz und Ironie:** Das Verständnis von Witz und Ironie erfordert die Fähigkeit, die Abweichung zwischen Aussage und Sachkontext wahrzunehmen, wenn die Äußerung keine Deckung zur räumlich-zeitlichen oder gegenständlichen Umgebung aufweist (Meibauer 2001). Erst dadurch kann die tatsächliche Aussage erschlossen werden. Mitteilungen, die nicht wahr sind müssen als solche erkannt werden. Kinder mit pragmatisch-kommunikativen Störungen weisen hier Defizite auf (McTear 1991). Sie interpretieren diese Mitteilungen häufig wörtlich und sind nicht in der Lage das Gemeinte der Aussage zu erschließen (McTear 1991). Aber auch das Verständnis von Methapern und Sarkasmus bereitet betroffenen Kindern häufig Schwierigkeiten (Bishop/Rosenbloom 1987).

**Negatives Selbstwertgefühl:** Kommunikative Sprachstörungen lassen sich als sozio-emotionale Störungen bezeichnen. So zeigten Brinton/Fujiki (2005), dass betroffene Kinder von ihren Lehrkräften als pragmatisch unreifer eingeschätzt wurden und darüber hinaus von gleichaltrigen Peers mangelnde Akzeptanz erfahren. Von diesen wurden sie negativer beurteilt als sprachunauffällige Kinder. Dies zieht die Entwicklung eines negativen Selbstwertgefühls und einer negativen Eigenbeurteilung nach sich (Botting/Conti-Ramsden 2000).

**Probleme bei sozialer Interaktion:** Kinder mit pragmatisch-kommunikativen Störungen haben Probleme in laufende soziale Interaktionen einzusteigen (Brinton/Fujiki 2005). Sie haben Schwierigkeiten beim Verhandeln mit Freunden, aber auch beim Umgang mit Konflikten (Horowitz et al. 2006). Insgesamt haben sie weniger Strategien und insbesondere weniger prosoziale Strategien zum Umgang mit Konflikten als sprachgesunde Kinder (Timler 2008). Westby/Blalock (2005) vertreten weiterführend die Auffassung, dass betroffene Kinder in ihrer Fähigkeit, Freundschaften mit Gleichaltrigen zu schließen und aufrecht zu erhalten, beeinträchtigt sind.

Darüber hinaus zeigen unterschiedliche Studien bei Kindern mit Sprachentwicklungsstörungen Defizite in der sozialen Interaktion. So haben sie Probleme sich kooperativen Gruppen anzuschließen (Brinton et al. 1998), in Folge dessen weniger Freundschaften (Fujiki et al. 1999) was vermehrt zu sozialem Rückzug führt (Hart et al. 2004; Redmond/Rice 1998). Durch diesen Mangel an sozialen Kontakten werden zwangsläufig Erfahrungen mit Gruppen verhindert und dadurch das Erlernen von Verhaltensregeln in Gruppen erschwert.

**Verhaltensauffälligkeiten:** Mehrere Studien zeigten außerdem einen deutlichen Zusammenhang mit Verhaltensauffälligkeiten wie beispielsweise ADHS (Westby/Blalock 2005; Ketelaars et al. 2010; Leonard et al. 2011). In der Literatur wird beschrieben, dass betroffene Kinder Probleme haben, dem Kontext angemessene Höflichkeitsformen anzuwenden. Wünsche werden beispielsweise nicht als indirekter Sprechakt in Form einer Frage formuliert, sondern häufig als Aufforderung zum Ausdruck gebracht (Bishop/Rosenbloom 1987).

Aufgrund dieser Folgestörungen ist davon auszugehen, dass durch Störungen der pragmatisch-kommunikativen Fähigkeiten der Lernerfolg ebenso wie die Lebensqualität beeinträchtigt sind (Brinton/Fujiki 2005).

## 2.3 Ursachen und Zusammenhang mit anderen Störungsbildern

**Ursachen für pragmatisch-kommunikative Störungen:** Bislang gilt die Ätiologie für pragmatisch-kommunikative Störungen als unbekannt. Es ist jedoch aufgrund der heterogenen Gruppe davon auszugehen, dass dem Störungsbild eine Vielzahl an verursachenden Einflussfaktoren zu Grunde liegen, die miteinander in Wechselbeziehung stehen (Achhammer 2014a). Als Ursachen für pragmatisch-kommunikative Störungen können einerseits sprachliche Defizite gelten, da sprachliche Leistungen in einigen pragmatischen Teilbereichen direkt involviert sind (Kannengieser 2012). So ist für den angemessenen Einsatz der Sprache im Kontext ein gewisses Maß an sprachlicher Fähigkeit und Wissen über sprachliche Strukturen notwendig (McTear/Conti-Ramsden 2002). Kannengieser (2012) zählt hierzu vor allem die Produktion von Korrekturen, die linguistische Kompetenz erfordert, welche dem Kind schon für eine spontane korrekte Produktion fehlt. Des Weiteren fällt hierunter die Beurteilung der Angemessenheit von Äußerungen, zu der eine linguistische Analyse der Äußerung, aber auch eine stabile Repräsentation sprachlichen Wissens nötig ist. Ebenso ist hier die Anpassung der eigenen Äußerung an den Kontext anzuführen. Auch hierfür ist die flexible Beherrschung linguistischer Strukturen Voraussetzung. Weiterhin verlangt die Zuordnung zwischen verbaler Äußerung und nonverbalen Signalen die linguistische Analyse der Äußerung. Vor diesem Hintergrund sind pragmatisch-kommunikative Störungen als Folge einer Sprachentwicklungsstörung zu betrachten.

Darüber hinaus sind jedoch auch Fähigkeiten erforderlich, die nicht dem sprachlichen Bereich zugeordnet werden können. McTear (1991) nennt an dieser Stelle drei Bereiche:

- kognitive Beeinträchtigungen,
- soziokognitive Defizite und
- gefühlsbezogene und emotionale Schwierigkeiten.

**Kognitive Beeinträchtigungen:** In Zusammenhang mit kognitiven Beeinträchtigungen nennen die Autoren McTear/Conti-Ramsden (2002) die mentale Retardierung und die Lernbehinderung, die dazu führen können, dass Kinder sich schwer tun, sprachliche Äußerungen und Inhalte mit ihrem „Weltwissen" abzugleichen.

> „Background (or world) knowledge is what enables people to make sense of what is said in a conversation by relating it to previous experience and by making predictions based on knowledge about objects and persons in the everyday world" (McTear 1991, 32).

Im Zuge dessen erlernen Kinder Fähigkeiten in Bezug auf Begrüßung und Verabschiedung, aber auch das Bedanken und andere soziale Formen. Hierzu legen sie für verschiedene Aktivitäten eine Art Skript an, das es ihnen ermöglicht einen angemessenen Dialog zu führen (McTear 1991). Sind diese Fähigkeiten beeinträchtigt, zeigen die Kinder Defizite bei der Sinnentnahme und der Interpretation sprachlicher Äußerungen, da sie Schwierigkeiten haben, das Gesagte einzuordnen und anhand dessen Vorhersagen darüber zu treffen, was daraufhin geäußert werden wird. Gleichzeitig haben sie dadurch Probleme Planbrüche korrekt einzuordnen und ihre kognitiven Strukturen aufgrund neuer Erfahrungen zu erweitern (McTear/Conti-Ramsden 2002).

**Soziokognitive Defizite:** Im Bereich der soziokognitiven Aspekte von Kommunikation ist es erforderlich, die Bedürfnisse und die Charakteristik des Gesprächspartners einzubeziehen, um die Mitteilung angemessen daran auszurichten. Defizite hierbei äußern sich in Schwierigkeiten, die Überzeugungen und Absichten der Gesprächspartner zu erschließen. Deren Verhalten kann deshalb nur unzureichend eingeordnet werden (McTear/Conti-Ramsden 2002). Dies wird vor allem mit Störungen aus dem Autismus Spektrum assoziiert. Hierzu zählt ebenso die Fähigkeit sozialen Status richtig einzuschätzen und die Äußerungen daran auszurichten. Auch die Bereiche der sozialen Rollenübernahme und der Theory of Mind fallen hierunter. Daraus resultierend kann bei Störungen dieser Fähigkeiten der Wissensstand des Gesprächspartners nur unzureichend eingeschätzt werden. Für die soziale Interaktion ist die Fähigkeit, die Befindlichkeit des Gesprächspartners einzuordnen, allerdings von besonderer Bedeutung. Dies ist vor allem der Fall, wenn Äußerungen von der Intention des Sprechers abweichen, wie das beispielsweise bei Lügen und Witzen der Fall ist (McTear 1991).

**Gefühlsbezogene und emotionale Schwierigkeiten:** Hierunter ist der affektive Aspekt von Kommunikation zu verstehen, der sich damit beschäftigt, inwiefern sich die Kommunikation auf die emotionalen Bedürfnisse des Kindes bezieht (McTear 1991). Darunter wird kommunikatives Scheitern eingeordnet, das zu sozial unangemessenem Verhalten wie beispielsweise Rückzugsverhalten oder inadäquater Überfreundlichkeit führt. Des Weiteren beinhaltet es die Fähigkeit, die emotionalen Befindlichkeiten des Gesprächspartners zu interpretieren (McTear 1991). Studien belegen einen Zusammenhang zwischen Verhaltensauffälligkeiten und Störungen der Kommunikation. Von welcher Art dieser Zusammenhang ist, gilt derzeit jedoch als ungeklärt (Noterdaeme 2008).

**Prävalenz:** Aussagen zur Prävalenz pragmatisch-kommunikativer Störungen liegen im deutschsprachigen Raum bislang nicht vor. Begründet ist dies durch die fehlenden einheitlichen Diagnosekriterien und differenzialdiagnostischen Abgrenzungskriterien zu verwandten Störungsbildern (Achhammer 2014a). Für Großbritannien wird von Botting/Conti-Ramsden (1999) eine Prävalenz von 22% der Kinder angegeben, die Sprachförderung erhalten.

Abschließend lässt sich festhalten, dass es sich bei der pragmatisch-kommunikativen Störung um ein komplexes Störungsbild handelt, das neben den genannten Ebenen auch in Wechselwirkung mit den Bereichen Aufmerksamkeit, Gedächtnis und referenzielles Schlussfolgern steht. Die zugrunde liegenden Ursachen sind als ein multifaktorielles Bedingungsgefüge zu verstehen. Im deutschsprachigen Raum liegen derzeit keine Angaben zur Prävalenz von PKS vor.

## Zusammenhang mit anderen Störungsbildern

Das Störungsbild der PKS steht in Zusammenhang mit einer Reihe unterschiedlicher Störungen. Diese lassen sich nach Achhammer (2014a) in die in → Abb. 11 dargestellten Bereiche unterteilen.

Eine Auflistung von Studien, die sich mithilfe von Diskursanalysen mit Kommunikationsstörungen beschäftigen, findet sich bei Perkins (2010), eine weitere Übersicht bei Cummings (2009). Letztere unterscheidet zwischen pragmatischen Entwicklungsstörungen, zu denen sie Sprachentwicklungsstörungen, Störungen des Autismus-Spektrums, sozial-emotionale Störungen sowie mentale Retardierungen zählt, und erworbenen pragmatischen Störungen, worunter rechts- und linkshemisphärische Läsionen, Schizophrenie, Schädel-Hirn-Traumata sowie neuro-degenerative Erkrankungen fallen. Die Autorin erläutert nicht nur die ein-

**Tab. 5:** Übersicht über assoziierte Störungsbilder

| **Entwicklungsstörungen** | | | **Erworbene Störungen** |
|---|---|---|---|
| **Sprach-, Sprech- und Stimmstörungen** | **Entwicklungsstörungen** | **Genetische Syndrome** | **Neurologische Störungen** |
| Sprachentwicklungsstörung Bishop et al. 2000, Botting/Conti-Ramsden 1999, Norbury/Bishop 2002, Möller/Ritterfeld 2010 | Autismus Bishop 2000, Norbury/Bishop 2002, Rollet/Kastner-Koller 2007 | Williams-Syndrom Bellugi et al. 1997, Laws/Bishop 2004 | Epilepsie Broeders et al. 2010 |
| Störungen der Schriftsprache Freed et al. 2010 | Emotionale und Verhaltensprobleme Botting/Conti-Ramsden 2000, Mackie/Law 2010 | Down-Syndrom Laws/Bishop 2004 | Hirnläsionen Champagne et al. 2003 |
| Redeflussstörungen Nathan 2002, Kneidl 2010, Sick 2004 | ADHS Leonard et al. 2011, Ketelaars et al. 2010, Bignell/Cain 2007, Camarate/Gibson 1999 | Fragiles-X-Syndrom Abbeduto/Hagerman 1997 | Schädelhirn-Traumata Braden et al. 2010 |
| | | | Schizophrenie Colle et al. 2013 |
| Stimmstörungen Beushausen/Haug 2003 | Mentale Retardierung Botting 2004, Abbeduto/Hesketh 1997 | Cerebralparese Holck et al. 2009 | Aphasie Jaecks/Hielscher-Fastabend 2010 |
| | | | Neuro-degenerative Erkrankungen Holtgraves/McNamara 2010, Schecker 2010 |

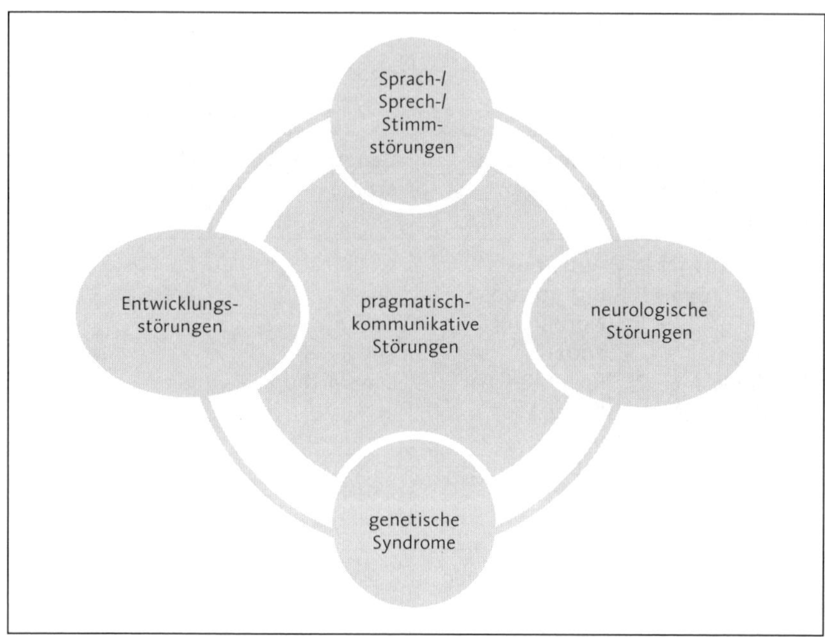


**Abb. 11:** Komorbiditäten (Achhammer 2014a)

zelnen assoziierten Störungsbilder, sondern führt die entsprechenden Studien auf, die in knapper Zusammenfassung wiedergegeben werden. In Anlehnung daran ist in → Tab. 5 eine Übersicht über assoziierte Störungsbilder mit den entsprechenden Verweisen zu Studien bzw. Artikeln, die im Zusammenhang damit pragmatisch-kommunikative Störungen untersucht haben, dargestellt.

Für eine ausführlichere Behandlung der Thematik wird auf die Werke von Perkins (2010) und Cummings (2009) verwiesen.

### *Pragmatische Störungen und Autismus*

Lange Zeit war die Störung pragmatischer Fähigkeiten lediglich in Zusammenhang mit Störungen des Autismus Spektrums bekannt. Die Forscherinnen Rapin/Allen (1983) bezeichneten das Störungsbild „Semantic-Pragmatic Syndrome without Autism" das erste Mal 1983. Eine Abgrenzung gegen Autismus bereitet dabei Schwierigkeiten und wird bislang kontrovers diskutiert (Bishop 2000; Botting/Conti-Ramsden 1999; Ptok 2005). Begründet ist dies durch die komplexe Verwobenheit der pragmatischen Fähigkeiten mit weiteren Entwicklungsebenen, wobei das Störungsbild durch eine Heterogenität der Merkmale gekennzeichnet ist, die sich teilweise widersprüchlich zeigen (Spreen-Rauscher 2007).

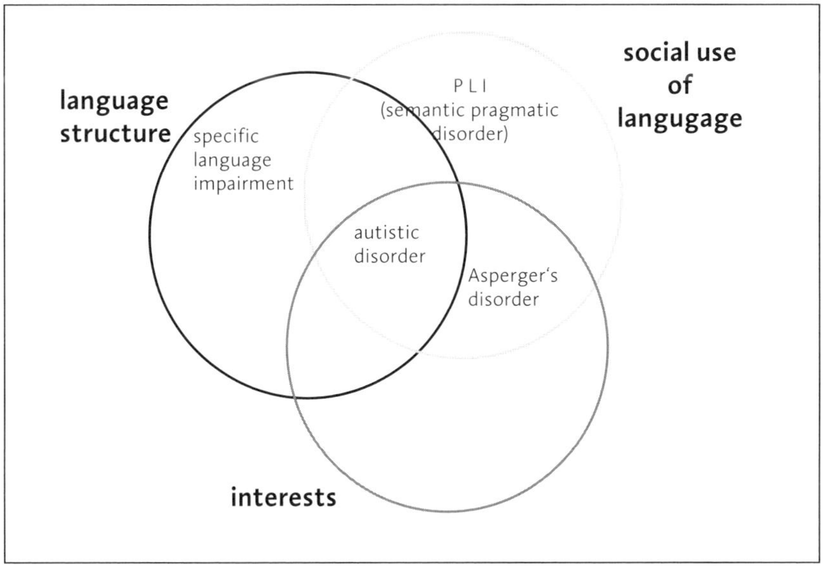


**Abb. 12:** Einordnung pragmatischer Sprachstörungen (Bishop 2000, 110)

Des Weiteren findet sich PKS oft in Zusammenhang mit allgemeinen Lernstörungen und Sprachentwicklungsstörungen, sodass von einer sekundären Störung gesprochen wird (Prutting/Kirchner 1987). Einige Studien zeigen jedoch eine isolierte Störung pragmatischer Fähigkeiten ohne das gleichzeitige Auftreten einer Sprachentwicklungsstörung. Für diese Fälle wurde die Bezeichnung „Pragmatic Language Impairment“ (PLI) eingeführt (Bishop 1998; 2000). Treffend beschreibt das Modell von Bishop (2000) diese unterschiedlichen Erscheinungsformen des Störungsbildes (→ Abb. 12).

# 3 Diagnoseverfahren

Grundsätzlich ist der diagnostische Zugang zur PKS durch die Charakteristik des Störungsbildes schwierig.

> „Die Vielfalt der Symptomatik, verbunden mit der hohen Variabilität in der Ausprägung, erschwert eine einheitliche, klassifikatorische Diagnosestellung“ (Glück 2007, 251).

So ist das Auftreten unangemessener Sprachverwendung nicht nur kontext-, sondern darüber hinaus auch personenabhängig. Die Möglichkeiten einer isolierten Testung von pragmatischen Leistungen sind deshalb begrenzt (Sallat/Spreer 2013).

Dennoch existieren im deutschsprachigen Raum unterschiedliche Diagnoseverfahren für verschiedene Altersbereiche. Diese Verfahren sind jedoch meist nicht ausreichend validiert und zudem häufig ohne Normierung (Achhammer 2014a; Langen-Müller de et al. 2012). Neben der Heterogenität des Störungsbildes ist dies besonders auf den noch ausstehenden Konsens hinsichtlich möglicher Diagnosekriterien, sowie auf die Adaption von Verfahren aus dem angloamerikanischen Raum zurückzuführen. Einige dieser Instrumente eignen sich vorrangig zur qualitativen Einschätzung von pragmatisch-kommunikativen Kompetenzen. Im Folgenden werden die bestehenden Ansätze aus dem deutschsprachigen Raum erläutert.

> Für einen Überblick über Verfahren aus dem angloamerikanischen Raum siehe Adams (2002).

Die vorhandenen Verfahren sind in Anlehnung an die Übersicht von Kraus/Wagner (2012) in → Abb. 13 aufgeführt, wobei die Grafik der Autorinnen um aktuelle Verfahren ergänzt wurde. Im Folgenden wird auf die aufgeführten Diagnoseverfahren näher eingegangen.

## 3.1 Interaktionsanalyse

### Beobachtungsbogen für vorsprachliche Fähigkeiten und Eltern-Kind-Interaktion (BFI)

Mit der Untersuchung der Eltern-Kind-Interaktion beschäftigt sich der Beobachtungsbogen für vorsprachliche Fähigkeiten und Eltern-Kind-Interaktion (BFI) von Schelten-Cornish/Wirts (2008). Hierzu wird eine etwa zehnminütige Spielinteraktion zwischen Bezugsperson und Kleinkind auf Video aufgezeichnet und anschließend anhand des Bogens ausgewertet. Dabei werden die Bereiche Kontaktverhal-

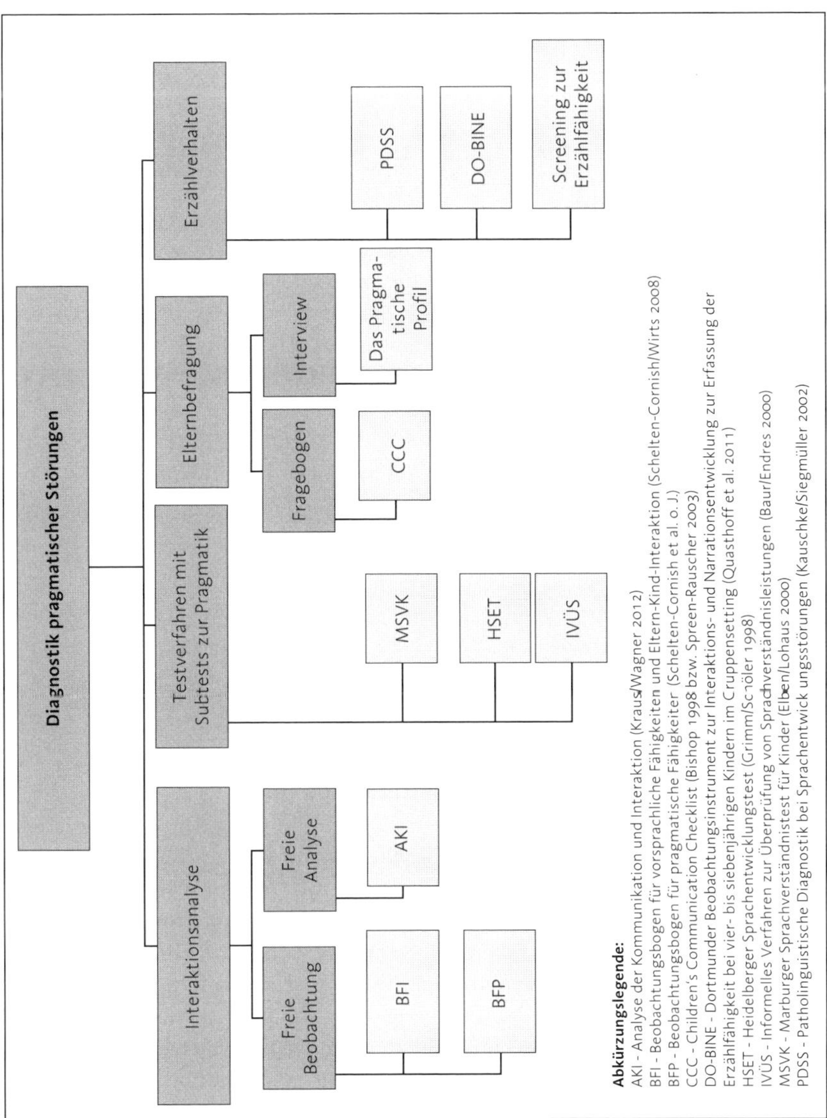


**Abb. 13:** Überblick über vorhandene Verfahren zur Diagnostik pragmatischer Störungen im deutschsprachigen Raum (in Anlehnung an Kraus/Wagner 2012)

ten/Basiskompetenzen sowie Interaktionsformen und Interaktionsfunktionen des Kindes untersucht, die unter anderem auch pragmatische Dimensionen enthalten. Hierbei wird vor allem auch das Interaktionsverhalten der Bezugsperson analysiert. Dies ist deshalb von Interesse, da die Erhebung ursprünglich zur Identifikation von Late Talkern und zur Ableitung von Interventionen in Bezug auf das Verhalten der Bezugsperson konzipiert wurde. Des Weiteren werden die Lautsprache und Verständlichkeit des Kindes betrachtet.

## Beobachtungsbogen für pragmatische Fähigkeiten (BFP)

Als Weiterentwicklung des BFI kann der Beobachtungsbogen für pragmatische Fähigkeiten (BFP) gelten (Schelten-Cornish et al. o. J.). Hier werden neben nonverbalen und linguistischen Fähigkeiten die morphologische und syntaktische Fertigkeit beurteilt. Darüber hinaus erfolgt die Bewertung kognitiver Ressourcen, kommunikativer Intentionen und der Fähigkeiten, das Gespräch aufrechtzuerhalten. Außerdem wird die sprachliche Anpassung an den Zuhörer/die Situation sowie das Interaktionsverhalten der Bezugsperson untersucht. Auch bei diesem Verfahren wird eine Interaktionssequenz auf Video aufgezeichnet und analysiert. In beiden Verfahren erfolgt die Bewertung auf folgenden vier Stufen:

- altersgemäß/entwicklungsgemäß,
- optimierbar,
- nicht ausreichend,
- nicht beurteilbar.

Zur Zuordnung zu einer bestimmten Stufe werden keine Angaben gemacht.

## Analyse der Kommunikation und Interaktion (AKI)

Im Rahmen ihrer Bachelorarbeit entwickelten Kraus/Wagner (2012) die Analyse der Kommunikation und Interaktion (AKI), die vor allem für die Erhebung pragmatischer Kompetenzen bei Kindern mit Autismus-Spektrum-Störungen geeignet ist (Kraus/Wagner 2012). Bei diesem informellen Verfahren werden die Bereiche nonverbales Verhalten, Diskursverhalten, Emotionen, Verständnis, Spielverhalten und Kooperation betrachtet. Zur Erhebung dieser Fähigkeiten erfolgen eine Spielbeobachtung, die Betrachtung eines Bilderbuches mit Fragen dazu, sowie ein Diskurssetting (Kraus/Wagner 2012). Die Auswertung geschieht über eine Videoanalyse anhand einer vierstufigen Skala. Allerdings liegt der Schwerpunkt des Verfahrens auf Kindern mit Autismus-Spektrum-Störung.

## 3.2 Testverfahren mit Subtests zur Pragmatik

Neben den qualitativen Verfahren, die sich mit der Interaktion beschäftigen, gibt es in einigen Testverfahren Untertests, die pragmatische Fähigkeiten fokussieren. Ursprünglich wurden die Ansätze allerdings für andere Störungsbilder konzipiert.

### Heidelberger Sprachentwicklungstest (HSET)

Beim Heidelberger Sprachentwicklungstest (Grimm/Schöler 1998) handelt es sich um einen Entwicklungstest, der zur Ermittlung des sprachlichen Entwicklungsstandes von Kindern zwischen vier und zehn Jahren konzipiert wurde. Da zum Zeitpunkt der Entwicklung kein theoretisches Modell zur Verfügung stand, wurde von den Autoren ein Sprachmodell entwickelt, das dem HSET zugrunde liegt.

> „Die Theorie des HSET geht von der Sprache als Oberbegriff, bestehend aus zwei Ebenen, aus. Diese werden von den Autoren als sprachlich-linguistische Kompetenz und als sprachlich-pragmatische Kompetenz bezeichnet" (Beushausen 2007, 162).

Diese sind jedoch nur in der Theorie vollständig zu trennen. Während die sprachlich-linguistische Ebene auf der Grammatiktheorie nach Chomsky (1969) basiert, stützt sich die sprachlich-pragmatische Kompetenz auf das kommunikative Handeln der interpersonellen Grammatik/Pragmatik, für die der Sprechakt als Grundlage angesehen wird. Die insgesamt 13 Subtests lassen sich sechs Bereichen zuordnen (Grimm/Schöler 1998):

- Satzstruktur,
- morphologische Struktur,
- Satzbedeutung,
- Wortbedeutung,
- interaktive Bedeutung und
- Integrationsstufe.

Für den Bereich pragmatisch-kommunikativer Störungen scheinen vor allem die Untertests Benennungsflexibilität (BF), In-Beziehung-Setzung von verbaler und nonverbaler Information (VN) sowie Enkodierung und Rekodierung gesetzter Intentionen (ER) geeignet zu sein. So soll das Kind bei der Benennungsflexibilität Personen aus unterschiedlichen personellen Betrachtungsweisen benennen. Bei der In-Beziehung-Setzung ist es aufgefordert, vorgegebene Gefühlszustände den entsprechenden Bildkarten zuzuordnen. Bei der Encodierung und Recodierung gesetzter Intentionen ist es die Aufgabe, aus der Gefühlslage einer bestimmten Person heraus auf eine zuvor geschilderte Situation verbal zu reagieren (Beushausen 2007).

### Marburger Sprachverständnistest für Kinder (MSVK)

Der Marburger Sprachverständnistest von Elben/Lohaus (2000) ist standardisiert und hat Normwerte für den Altersbereich von fünf bis sieben Jahren (Kindergartenkinder und Erstklässler). Es ist ein Instrument zur Diagnostik von Sprachverständnisstörungen in den Bereichen Semantik, Syntax und Pragmatik. Die Semantik untergliedert sich in die Komponenten Passiver Wortschatz und Wortbedeutung. Der Bereich Syntax unterscheidet zwischen Verstehen von Sätzen und Verstehen von Instruktionen. Der Pragmatik werden Personenbezogene Sprachzuordnung und Situationsbezogene Sprachzuordnung zugeordnet. Dieser Teil „[...] bietet einen neuen und sehr interessanten Ansatz in der Sprachverständnisdiagnostik" (Hachul/Schönauer-Schneider 2012, 51). Der Test eignet sich sowohl für eine Einzeltestung als auch für eine Gruppentestung und verwendet durchgehend das Bildauswahlverfahren.

### Informelles Verfahren zur Überprüfung von Sprachverständnisleistungen (IVÜS)

Ein informelles Verfahren zur Überprüfung von Sprachverständnisleistungen haben Baur/Endres (2000) entwickelt. Es zielt auf die Altersgruppe der vier- bis achtjährigen Kinder ab und ermöglicht anhand des Objektmanipulationsverfahrens die Überprüfung von sprachlichen Strukturen wie Negation, Pronomen, Kausal-, Temporal- und Konditionssätze. Dabei sind für jede Struktur mindestens vier Testsätze vorgegeben (Hachul/Schönauer-Schneider 2012). Im letzten Subtest berücksichtigt das Verfahren auch die pragmatisch-kommunikative Ebene, in dem sieben Sprechhandlungen dargestellt sind, zu denen das Kind aus der Perspektive des genannten Sprechers eine direkte Rede formulieren soll (Kannengieser 2012).

## 3.3 Elternbefragung

### Children's Communication Checklist

Ein Testverfahren, das sich im Bereich der Diagnostik pragmatisch-kommunikativer Störungen sowohl im angloamerikanischen Raum als auch im deutschsprachigen Raum etabliert hat, ist die Children's Communication Checklist (CCC). Dabei handelt es sich um einen Fragebogen, der von den Bezugspersonen des Kindes auszufüllen ist. Er wurde ursprünglich von Bishop 1998 entwickelt und von Spreen-Rauscher 2003 ins Deutsche übertragen. Die Einschätzung kann aber auch von Lehrern, Therapeuten und Betreuern vorgenommen werden, wenn diese das Kind sehr gut kennen, d. h. seit mindestens drei Monaten. Die CCC zielt auf einen Altersbereich von sieben bis neun Jahren ab, wobei eine Hörbeeinträchtigung, eine Körperbehinderung, aber auch eine bereits diagnostizierte autistische Störung auszuschließen sind (Spreen-Rauscher 2003a).

In neun Bereichen werden Aussagen angeboten, die von den Ausfüllenden auf einer vierstufigen Skala (trifft voll zu, trifft teilweise zu, trifft nicht zu und weiß nicht) bewertet werden. Die neun Bereiche sind wiederum den drei Bereichen „sprachstrukturelle Symptome“, „kommunikativ-pragmatischer Rückstand“ und „autistische Merkmale“ zugeordnet.

Hinweise auf sprachstrukturelle Symptome geben die Kategorien „Sprechen“ und „Syntax“ (A-B). Die Teile „Unangemessenes Initiieren von Gesprächen“, „Kohärenz“, „Gesprächsstereotypien“, „Verhalten im Gesprächskontext“ und „Rapport“ geben Aufschluss über kommunikativ-pragmatischen Rückstand und umfassen den größten Anteil des Fragebogens. Die Ergebnisse dieser Teile (C-G) fließen in die Gesamtbeurteilung (Summenscore) ein, die in einem Punktwert Aufschluss über die pragmatisch-kommunikativen Kompetenzen des jeweiligen Kindes gibt.

Die letzten beiden Skalen „Soziale Beziehungen“ und „Interessen“ geben Hinweise auf autistische Merkmale. Eine Diagnose dieser Störung anhand des Fragebogens ist allerdings nicht zulässig.

Die Punktwerte der Teile C-G werden zu einem Gesamtwert addiert, der Auskunft darüber gibt, ob „die pragmatischen Defizite des Kindes größer sind als bei einer Vergleichsgruppe von Kindern mit einer Sprachverständnisstörung“ (Kannengieser 2012, 279). Die Auswertung erfolgt durch das Eintragen der jeweiligen Punkte an der Seite des jeweiligen Items, wobei die Antworten folgende Punktwerte erhalten: trifft voll zu = 2; trifft teilweise zu = 1; trifft nicht zu = 0. Anschließend werden die Punktwerte addiert und jeweils von 30 subtrahiert, woraus sich das Ergebnis eines Untertest ergibt. Die Antwort „weiß nicht“ wird aus der Bewertung ausgeschlossen, sodass der betroffene Untertest anhand der übrigen Antworten anteilig berechnet wird. „Negative“ Antworten, die in eine andere Richtung weisen, sind mit einem negativen Vorzeichen versehen, um somit die einzelnen Items umzupolen. Die Addition der Untertests C-G ergibt den Gesamtwert. Hierbei wird im englischen Original eine Summe von 132 Punkten als Cut-off-Wert angegeben. Ergebnisse unterhalb dieses Wertes deuten auf einen deutlichen Rückstand in der pragmatisch-kommunikativen Entwicklung hin.

Darüber hinaus wurde von Bishop (1998) die Validität und die Reliabilität des Verfahrens in einer Studie untersucht und brachte zufriedenstellende Ergebnisse.

Für die deutsche Version erfolgte keine Überprüfung der Gütekriterien, sondern vielmehr eine reine Übersetzung. Spreen-Rauscher (2003b) gibt an, dass für deutsche Probanden von ähnlichen Werten auszugehen ist. Da jedoch keine Normstichprobe deutschsprachiger Kinder vorliegt, ist der Cut-off-Wert von 132 Punkten vorsichtig zu behandeln.

Eine Studie von Botting (2004) untersuchte Elfjährige unterschiedlicher Genese mit der CCC. Hier zeigte sich, dass das Instrument auch für diesen Altersbereich geeignet ist. Kinder mit Störungen des Autismus-Spektrums schnitten signifikant schlechter ab als Kinder mit Störungen der Pragmatik, spezifischer Sprachentwicklungsstörung und Sprachentwicklungsstörung in Zusammenhang mit mentaler

Retardierung. Allerdings stellte sich heraus, dass für diese Altersklasse der ursprünglich angegebene Cut-Off-Wert von 132 als Kriterium wenig geeignet ist. Vielmehr gibt Botting (2004) einen Cut-Off-Wert von 140 für die Altersgruppe mit elf Jahren an.

## Das Pragmatische Profil

Von Dohmen et al. (2009) wurde das Pragmatische Profil in Adaption des „Pragmatics Profile of Everyday Communications Skills in Children" von Dewart/Summers (1995) herausgegeben. Es handelt sich dabei um ein Elterninterview zur Erfassung und Analyse der kommunikativen Fähigkeiten von Kindern. Es besteht aus zwei verschiedenen Versionen und deckt damit unterschiedliche Altersbereiche ab. Das Interview I umfasst 38 Fragen und wird bis zu einem Alter von fünf Jahren eingesetzt. Das Interview II beinhaltet 32 Fragen und wird bei Kindern im Altersbereich zwischen fünf und zehn Jahren angewendet. Das pragmatisch-kommunikative Handeln wird dabei in vier Bereiche unterteilt:

- Teil A: Kommunikative Intentionen
- Teil B: Reaktion auf Kommunikation
- Teil C: Kommunikationsorganisation
- Teil D: Kommunikationskontext

Teil A „erfragt, welche verschiedenen kommunikativen Intentionen ein Kind in welcher Art und Weise ausdrückt" (Dohmen et al. 2009, 18). Dabei werden neben dem Ausdruck verschiedener Typen von Aufforderungen auch die Intentionen bezüglich Instruieren und Erzählen erfasst. Dieser Teil beinhaltet unter anderem Aspekte wie Aufforderungen, Grüßen, Ausdruck von Emotionen, Benennen und Kommentieren und erhebt außerdem Fähigkeiten bezüglich der Präsupposition.

In Teil B wird die Reaktion eines Kindes auf die Kommunikation anderer Personen untersucht. Gleichzeitig werden das Verständnis des Kindes und die Fähigkeit zur Interpretation kommunikativer Absichten anderer erhoben. Hierzu gehören die Reaktion auf indirekte Aufforderungen, Idiome und Ironie, zudem die Reaktion auf Widerspruch und Verhandeln.

In Teil C wird die Organisation einer Kommunikation in der Interaktion mit anderen Personen untersucht, wobei sowohl die Initiierung, Aufrechterhaltung und Beendigung einer Kommunikation, als auch die Reparaturen analysiert werden (Dohmen et al. 2009).

Teil D, der den Kommunikationskontext behandelt, erfasst Aspekte wie bevorzugte Gesprächspartner, Gesprächssituationen und Themen des Kindes.

**Durchführung:** Neben einem Handbuch enthält das Pragmatische Profil für Interview I und II je einen Interviewbogen, anhand dessen die Untersucherin ein strukturiertes Interview mit den Eltern, Lehrern oder anderen Bezugspersonen eines Kindes in Form von offenen Fragen durchführt. Die Befragten werden ermutigt, das typische kommunikative Verhalten des Kindes mit eigenen Worten zu beschreiben. Fällt die spontane Beurteilung schwer, so sind jeder Frage vorformulierte Fragen als Hilfestellung zugeordnet, die den natürlichen Entwicklungsverlauf nachzeichnen. Die Durchführung dauert etwa 30–45 Minuten, kann jedoch je nach Ausführlichkeit der Antworten erheblich variieren (Dohmen et al. 2009).

Das Interview ist nicht standardisiert, da es auf einem qualitativ-deskriptiven Ansatz beruht. Die Auswertung erfolgt anhand zwei unterschiedlicher Wege (Kannengieser 2012).

**Auswertung des Pragmatischen Profils**

- Mithilfe des Profilbogens wird eine Zusammenfassung der Antworten erstellt. Hierüber erhält die Therapeutin eine Beschreibung des pragmatisch-kommunikativen Verhaltens des Kindes.
- Anhand der individuellen Ergebnisse des Kindes kann jedoch auch ein Vergleich anhand der erläuterten Entwicklung pragmatisch-kommunikativer Fähigkeiten erfolgen. Mithilfe der dort angegebenen Altersangaben kann orientierend ermittelt werden, inwieweit die gezeigten Fähigkeiten altersentsprechend sind.

Die Altersangaben im Pragmatischen Profil beziehen sich vor allem auf Studien aus dem angloamerikanischen Raum. Nur sehr wenige Angaben stammen aus Studien mit deutschsprachigen Kindern. Somit ist eine Einordnung der Entwicklung nur unter Vorbehalt möglich, zumal die Studien sich oftmals auf unterschiedliche theoretische Grundlagen beziehen (Dohmen et al. 2009).

## 3.4 Erzählverhalten

### Patholinguistische Diagnostik bei Sprachentwicklungsstörungen (PDSS)

In der Patholinguistischen Diagnostik bei Sprachentwicklungsstörungen von Kauschke/Siegmüller (2002) wird in Subtest 19 (Bildergeschichte) die kindliche Erzählfähigkeit untersucht. Mithilfe einer vierteiligen Bildergeschichte, die die Einschätzung des Wissensstandes der einzelnen Protagonisten erfordert, wird eine Erzählung angeregt.

**Katzengeschichte**
Die Geschichte handelt von einer Katze, die eine Schüssel von einer Kommode stößt. Der Junge, der anschließend in den Raum kommt, wird versehentlich dafür verantwortlich gemacht, da die Katze sich hinter der Tür versteckt, als die Mutter das Zimmer betritt. Erst als die Katze hinter der Tür hervorkommt, wird das Missverständnis aufgeklärt.

Ringmann (2013, 176) stellt dazu fest, dass „[d]ie Bilder [...] so konstruiert [sind], dass sich die Geschichte als reine Bildbeschreibung nicht adäquat erzählen lässt." Auf diese Weise wird eine Aussage über die tatsächlichen textgrammatischen Fähigkeiten des Kindes möglich, die sich aus der Analyse der Makro- und Mikrostruktur ergeben. Auf der Ebene der Makrostruktur werden die Elemente der Aktanteneinführung, Problem, Handlung und Handlungskonsequenz/Auflösung betrachtet, während auf mikrostruktureller Ebene die Analyse von Pronominalisierungen, Junktionen sowie Ellipsen erfolgt (Kauschke/Siegmüller 2002). Zur Einordnung der Leistungen liegen bislang keine Normdaten vor, sodass die Auswertung rein qualitativ erfolgt. Als Richtlinie kann jedoch gelten, dass Kinder im Alter von sechs bis sieben Jahren in der Lage sind, die Katzengeschichte mit einer vollständigen Makrostruktur umzusetzen, was sich in der Studie von Siegmüller et al. (2012) zeigte.

## Dortmunder Beobachtungsinstrument zur Interaktions- und Narrationsentwicklung (DO-BINE)

Von Quasthoff et al. (2011) wurde das Dortmunder Beobachtungsinstrument zur Interaktions- und Narrationsentwicklung zur Erfassung der Erzählfähigkeit bei vier- bis siebenjährigen Kindern im Gruppensetting entwickelt. Zur Anregung werden in der Gruppensituation zwei standardisierte Erzählanlässe konstruiert.

**Erzählanlässe DO-BINE**
- Beim „Erbsenvorfall" fallen einer Fachperson „aus Versehen" Erbsen aus einer Schüssel.
- Beim „Keksvorfall" setzt eine Fachperson sich „aus Versehen" auf eine Packung mit Keksen.

Diese Vorfälle bieten den Anlass, die Vorkommnisse später einer unbeteiligten, vertrauten Person zu erzählen, wodurch die Erzählsituation kommunikativ motiviert ist (Ringmann 2013).

Die Reliabilität wurde über „die interne Konsistenz, d. h. die Homogenität zwischen den Items des Instruments bestimmt" (Quasthoff et al. 2011, 59). Der Cronbach-$\alpha$ liegt hier bei $\alpha = 0{,}756$ ($N = 98$), wonach das Verfahren eine zufriedenstellende Reliabilität aufweist. Des Weiteren konnten erste Ergebnisse bezüglich der Validität gewonnen werden, bei denen jedoch keine konstruktnahen Verfahren eingesetzt wurden.

Bei der Auswertung ist der Protokoll- und Auswertungsbogen in drei Fähigkeitsbereiche untergliedert, die von Quasthoff et al. (2011) wie folgt erklärt werden:

**Fähigkeitsbereiche DO-BINE**

- Globalsemantische Dimension, d.h. die Fähigkeit, die für die Erzählung relevanten Inhalte zu nennen und so wiederzugeben, dass sie einen sinnvollen Zusammenhang ergeben. Dabei ist auch die Reihenfolge entscheidend, in der die Inhalte wiedergegeben werden.
- Globalstrukturelle Dimension, d.h. die Fähigkeit, bis zu der das Kind in der Lage ist, die gesamte Erzählung selbstständig von Anfang bis Ende zu planen und durchzuführen.
- Formale Dimension, d.h. die Fähigkeit, einerseits die Struktur der Erzählung (Einstieg, Höhepunkt und Abschluss) sprachlich markieren und andererseits alle Zusammenhänge sprachlich verdeutlichen zu können (z.B. durch Bindewörter, Formen der Bezugnahme)" (Quasthoff et al. 2011, 78).

Der Untersucher kreuzt auf dem Auswertungsbogen die Antwort an, die am ehesten dem Verhalten des Kindes entspricht. Auf diese Weise werden anhand von 14 Abfragen die oben genannten Fähigkeitsbereiche bewertet (Quasthoff et al. 2011).

Mit diesem Instrument steht ein theoriegeleitetes Konstrukt zur Analyse kindlicher Erzählfähigkeit im deutschsprachigen Raum zur Verfügung, dem eine funktions- und kommunikationsbasierte Sichtweise zugrunde liegt. Eine Besonderheit des Verfahrens ist die Berücksichtigung interaktiver Komponenten. Zudem ist eine Unterstützung der Erzählung durch Fragen vonseiten des Gesprächspartners in gewissem Umfang zulässig, da nach Meinung der Autoren Gesprächspartner eine Rolle zu erfüllen haben und diese Rolle im Erwerbsprozess eine wichtige Stellung einnimmt (Ringmann 2013).

## Informelles Screening der Erzählfertigkeiten

Einen Analysebogen für mündliches und schriftliches Erzählen von Vor- und Grundschulkindern entwickelte Schelten-Cornish (2008). Zur Beurteilung werden jeweils drei Geschichten erhoben. Die mündlichen Erzählungen werden durch ein Bild oder einen Startsatz angeregt. Hierzu „erfindet" das Kind eine Geschichte. Eine Unterstützung des Kindes durch strukturierendes Nachfragen ist dabei nicht vorgesehen. Die Kinder werden lediglich durch allgemeine Fragen wie „Und dann?" oder „Noch etwas?" zum Weitererzählen angehalten. Eine der Geschichten sollte dabei eine Fortsetzungsgeschichte sein, wozu man dem Kind einen Startsatz mit hohem Aufforderungscharakter vorgibt. Anhand dessen soll die Geschichte zu

Ende erzählt werden. Als Beispiel wird hier der Satz „Peter lag schon im Bett, als er plötzlich einen lauten Knall hörte" angeführt (Schelten-Cornish 2008). Eine Erzählung anhand einer Bildergeschichte ist nur angezeigt, wenn das Kind nicht in der Lage ist, mithilfe eines Bildes oder eines Satzes eine Geschichte zu formulieren. Denn nach Auffassung der Autorin wird durch die Bilder eine Struktur vorgegeben, die die Bewertung dieser Fähigkeit einschränkt (Schelten-Cornish 2008).

Gegenstand der Analyse sind Makro- und Mikrostruktur. Darüber hinaus erfolgt auch eine Bewertung u. a. der Theory of Mind, des Weltwissens und des Erinnerungsvermögens, was aus dem Verhalten des Kindes abgeleitet wird. Zur Einordnung der kindlichen Leistungen werden von Schelten-Cornish sieben Entwicklungsstufen angegeben (Ringmann 2013).

Die Autorin betont die Bedeutung rezeptiver Fähigkeiten auf Textebene im Zusammenhang mit Erzählfähigkeit. Zur Erhebung des Sprachverständnisses verwendet sie die Mäuschengeschichte, die sich im deutschsprachigen Raum als qualitative Erhebungsmethode etabliert hat (Hachul/Schönauer-Schneider 2012).

## Mäuschengeschichte

Zur Befunderhebung von Sprachverständnisleistungen existieren im deutschsprachigen Raum mittlerweile mehrere Verfahren. In Anlehnung an das Vorgehen bei Schelten-Cornish (2008) wird hier jedoch lediglich die „Mäuschengeschichte" erläutert. Diese stammte ursprünglich den „MiniLÜK-Leseübungen 3, Übungen zum Erfassen längerer Textzusammenhänge" (Baumgartl/Vogel 1977) und wurde von Gebhard (2008) in einer Untersuchung von 117 Kindern im Alter von sieben bis neun Jahren verwendet.

**Mäuschengeschichte**
In der Geschichte berichtet ein Mäuschen seiner Mutter von seinen Erlebnissen vor dem Mauseloch. Dort trifft es zunächst ein Tier mit Flügeln und Krallen, das Kikeriki ruft und in seinen Augen gefährlich erscheint. Aus diesem Grund traut sich das Mäuschen nicht, zu dem zweiten Tier zu laufen. Dabei erscheint ihm dieses Tier (eine Katze) sehr sanft, denn es ist ebenso grau wie es selbst, hat sanfte Pfoten und schnurrt leise (Baumgartl/Vogel 1977).

Nach dem Vorlesen der Geschichte erhalten die Kinder zwölf Fragen zusammen mit jeweils drei Antwortalternativen. Für jede richtige Antwort wird ein Punkt vergeben. Auch wenn viele Fragen vielmehr auf faktische Informationen als auf echte Schlussfolgerungen abzielen, erwiesen sich dennoch die Items fünf und elf als trennscharf. Mithilfe dieses Verfahrens lassen sich die 15% der schlechtesten Kinder identifizieren. Als Cut-off-Werte gelten nach Gebhard (2008) für Siebenjährige sieben richtige Antworten, für Achtjährige acht und für Neunjährige neun richtige Antworten.

Innerhalb des informellen Screenings der Erzählfertigkeiten von Schelten-Cornish (2008) wird diese Untersuchung der Analyse der Erzählfähigkeit vorgeschaltet, um eventuelle Defizite der rezeptiven Fähigkeiten auf Textebene, die mit Störungen der Erzählfähigkeiten in Zusammenhang stehen können, zu untersuchen.

## 3.5 Bewertung des Verhaltens

### Child Behavior Checklist

Die Child Behavior Checklist wurde ursprünglich von Achenbach/Edelbrock (1983) entwickelt und von der Arbeitsgruppe Deutsche Child Behavior Checklist als Elternfragebogen über das Verhalten von Kindern und Jugendlichen (CBCL/4-18) ins Deutsche übertragen.

„Der Fragebogen erfaßt das Urteil von Eltern über Kompetenzen, Verhaltensauffälligkeiten und emotionale Auffälligkeiten von Kindern und Jugendlichen im Alter von 4 bis 18 Jahren" (Arbeitsgruppe Deutsche Child Behavior Checklist 1998, 5). Das Verfahren ist dabei in zwei Bereiche unterteilt. Im ersten Teil, bestehend aus zwanzig Items, werden soziale Kompetenzen erfragt. Der zweite Teil erfasst anhand von 118 Items Symptome und problematische Verhaltensweisen, die während der letzten sechs Monate beobachtet wurden (Walter/Remschmidt 1999). Hierzu zählen Verhaltensauffälligkeiten und emotionale Auffälligkeiten ebenso wie körperliche Probleme. Die Itemformulierung ist bewusst einfach gehalten, um die Beantwortung auch durch Eltern mit geringem Bildungsniveau zu gewährleisten (Arbeitsgruppe Deutsche Child Behavior Checklist 1998).

Die Skala Kompetenzen ist in die Unterskalen „Aktivitäten", „soziale Kompetenzen" und „Schule" gegliedert. Der Bereich „Aktivitäten" erfasst seinerseits neben sportlichen Aktivitäten und außerschulischen Aufgaben die Einschätzung der Eltern, wie gut und häufig ihr Kind diese im Vergleich zu Gleichaltrigen ausführt. In der Skala „soziale Kompetenzen" werden die Mitgliedschaft in Vereinen sowie die Anzahl enger Freunde und die Häufigkeit des Kontaktes zu diesen erfragt. Darüber hinaus wird erhoben, wie sich das Kind mit Geschwistern und Eltern versteht und inwieweit es in der Lage zu selbstständigem Arbeiten und Spielen ist. Die dritte Skala – „Schule" – erhebt die Leistungen in den einzelnen Schulfächern, die Art der Beschulung, das Wiederholen einzelner Klassen sowie das Vorliegen schulbezogener Probleme (Döpfner et al. 1994). „Ein Gesamtergebnis für Kompetenzen wird als Summe der Ergebnisse in den drei Unterskalen berechnet" (Döpfner et al. 1994, 8).

Die Auswertung erfolgt anhand der Punktezuteilung nach genauen Anweisungen des Handbuchs. Die Ausprägungen bei den Subskalen werden, bei einem T-Wert ≤30 als klinisch auffällig gewertet. Die Bezugswerte beziehen sich auf die amerikanische Normierung. Da die Analysen im deutschsprachigen Raum nur geringfügige Abweichungen von den amerikanischen Werten aufweisen, ist eine Übernahme zulässig, solange keine repräsentative deutsche Normierung vorhanden ist (Döpfner et al. 1994).

> „Allerdings haben sich die Kompetenzskalen in deutschsprachigen Analysen nicht als hinreichend konsistent erwiesen, so daß die Skalenwerte nur zurückhaltend interpretiert werden sollten" (Döpfner et al. 1994, 9).

Die Items des Bereichs Probleme werden acht Syndromskalen zugeordnet, die wiederum aufgrund von Faktorenanalysen zweiter Ordnung in die Gruppen „internalisierende Störungen", „externalisierende Störungen" und „gemischte Störungen" zusammengefasst werden.

Die Gruppe der internalisierenden Störungen umfasst sozialen Rückzug, körperliche Beschwerden sowie Angst/Depressivität. Die externalisierenden Störungen hingegen setzen sich aus den Skalen „Delinquentes Verhalten" und „Aggressives Verhalten" zusammen.

Der Gesamtwert errechnet sich aus der Summe von 118 Items. Ausprägungen mit einem T Wert ≥70 gelten als klinisch auffällig (Döpfner et al. 1994). Die Übernahme der amerikanischen Normwerte ist auch hier zulässig.

**Gütetestkriterien der deutschen Stichprobe:** In einer Studie von Walter/Remschmidt (1999) wurde die Konsistenzanalyse anhand einer unausgelesenen Schülerstichprobe untersucht, die für den Gesamtscore hohe Koeffizienten ergab (über 0,91). In ähnlicher Weise traf dies für die Skalen „Externalisierung" und „Internalisierung" zu. Eher unbefriedigend waren hingegen die Ergebnisse für einige Subskalen.

Vergleichbare Ergebnisse zeigt die Untersuchung der Retest-Reliabilität. Auch hier lag eine nicht-klinische Stichprobe vor. Die Retest-Koeffizienten lagen für den Gesamtscore zwischen 0,72 und 0,89. Ähnliche Koeffizienten zeigten sich in den Skalen „Externalisierung" (0,72 – 0,89) und „Internalisierung" (0,70 – 0,88).

Die Kriterien für die diskriminante Validität waren ebenfalls nur für den Gesamtscore sowie die Skalen „Externalisierung" und „Internalisierung" erfüllt.

Aufgrund dieser Ergebnisse kommen Walter/Remschmidt (1999) zu der Schlussfolgerung, dass die Verwendung an deutschen Stichproben nur eingeschränkt zulässig ist.

**Anwendbarkeit der CBCL für entwicklungsgestörte Kinder:** In einer Studie von Noterdaeme et al. (1999) wurde untersucht, inwieweit das genannte Verfahren geeignet ist, um typischerweise auftretende Probleme innerhalb einer Stichprobe von entwicklungsgestörten Kindern zu erfassen. Die Eignung der CBCL konnte dabei bestätigt werden. Darüber hinaus zeigte sich jedoch, dass die Hälfte der untersuchten Kinder mit Sprachstörungen im CBCL-Gesamtscore auffällige Werte aufwies, wobei sich ebenso externalisierende Auffälligkeiten wie auch internalisierende Auffälligkeiten zeigten. Diese Ergebnisse weisen Übereinstimmungen mit

Arbeiten auf, die begleitende Verhaltensauffälligkeiten bei Kindern mit Sprachentwicklungsstörungen belegten (Noterdaeme et al. 1999).

Demnach ist eine Erfassung von Verhaltensauffälligkeiten, die bei Sprachentwicklungsstörungen im Vordergrund der Symptomatik stehen können, mittels der CBCL möglich. Auch wenn dieses Verfahren nicht zur gezielten Diagnostik pragmatisch-kommunikativer Störungen konzipiert ist, wird hierüber eine Feststellung von assoziierten Verhaltensauffälligkeiten ermöglicht. Aus diesem Grund fand die CBCL in der Studie zur Evaluation von Therapie PraFIT ( → Kap. 7) Anwendung.

## 3.6 Einordnung der Diagnostikverfahren

Im Folgenden werden nun die erläuterten Diagnostikverfahren in die Ebenen der ICF und in die unterschiedlichen Kontextformen eingeordnet.

Insgesamt sind die aufgeführten Verfahren im Bereich Sprachkontext zu verorten (PDSS und Screening zur kindlichen Erzählfähigkeit). Einige jedoch erfassen auch Ausschnitte aus dem Bereich des kognitiven Kontextes. Hier sind HSET, MSVK, IVÜS und die Mäuschengeschichte anzusiedeln. Die Beobachtungsmethoden BFP, BFI und AKI, sowie die CCC und das Pragmatische Profil lassen sich ebenso dem Sprachkontext zuordnen, allerdings bestehen hier Überlappungen zu Aspekten des Bereichs Sozialkontext. Die Inhalte der CBCL hingegen sind überwiegend dem Sozialkontext zuzuordnen.

Im Hinblick auf die ICF überprüfen die Verfahren schwerpunktmäßig Funktionen auf den Ebenen „Aktivität“ und „Partizipation“. Die Körperfunktionen, die zwar grundlegende Voraussetzungen für die Aktivität und Partizipation bilden, werden bei Sprachstörungen in der Regel nicht von Sprachtherapeuten überprüft.

Der Bereich der Aktivität ist für gewöhnlich stärker vertreten, da quantifizierende Testverfahren wie HSET, MSVK und IVÜS diesen Bereich relativ gut abbilden. Im Bereich der Partizipation hingegen lassen sich vor allem die Interaktionsanalysen und Fragebogen bzw. Interviewmethoden ansiedeln. Dieser Bereich lässt sich vornehmlich mit qualitativen Verfahren erheben, da der Gegenstand schwer zu operationalisieren ist und sich nur unzureichend objektivieren lässt. Einen Zwischenbereich stellen dabei die Verfahren zur Erhebung der Erzählfähigkeit dar. Zwar sind diese der Ebene der Aktivitäten zuzuordnen, allerdings beziehen hier einige Methoden den Gesprächspartner ein (DO-BINE), was bereits auf die Ebene der Partizipation hinweist.

Ein quantitatives Verfahren, das die Ebene der Partizipation abbildet, ist die CBCL, die jedoch nicht aus der Sprachtherapie stammt, sondern für die Psychiatrie entwickelt wurde. Hier werden Verhaltensauffälligkeiten, die die Teilhabe an der Gesellschaft erschweren, per Fragebogen ermittelt und quantitativ erfasst.
Nach obigen Ausführungen lässt sich festhalten, dass die zur Verfügung stehenden Verfahren zur Diagnostik pragmatisch-kommunikativer Störungen bislang meist eine unzureichende Validierung und Normierung aufweisen. In die Leitlinie „Diagnostik von (umschriebenen) Sprachentwicklungsstörungen“ wurde lediglich

„Das Pragmatische Profil" aufgenommen. Dies allerdings mit dem Hinweis, dass es sich dabei um ein informelles Verfahren handelt und in diesem Bereich eine Lücke besteht (Langen-Müller de et al. 2012).

Aufgrund der Charakteristik des Störungsbildes PKS sind bei der Befunderhebung die unterschiedlichen Kontexte zu berücksichtigen. Dies sollte durch eine Verfahrenskombination erfolgen (Geurts/Embrechts 2010).

# 4 Therapie

## 4.1 Therapieverfahren

Im Folgenden wird eine Übersicht über Verfahren gegeben, die sich zum Einsatz bei pragmatisch-kommunikativen Störungen eignen. Dabei werden zunächst Ansätze aus dem deutschsprachigen Raum dargestellt, bevor Konzepte aus dem angloamerikanischen Raum erläutert werden.

### Verfahren aus dem deutschen Sprachraum

Ein guter Überblick über Therapieansätze findet sich im Artikel von Dohmen (2009). Dort werden veröffentlichte Ansätze aufgeführt, die im weitesten Sinne bei der Therapie pragmatisch-kommunikativer Störungen zur Anwendung kommen.

Überblick über veröffentliche Therapieansätze im deutschsprachigen Raum in Anlehnung an Dohmen (2009), ergänzt um neuere Veröffentlichungen

- Frühintervention zur Förderung der kommunikativen Basisfähigkeiten
  - **1.** Frühintervention Elternprogramme
  - **1.1** Elternpartizipation (Ritterfeld 2007)
  - **1.2** Frühe interaktive Sprachtherapie mit Elterntraining (Schelten-Cornish 2005)
  - **1.3** Heidelberger Elterntraining zur frühen Sprachförderung (Buschmann 2009)
  - **1.4** Schritte in den Dialog (Möller/Spreen-Rauscher 2009)
  - **2.** Frühintervention Fokus Kind
  - **2.1** Interventionsansatz nach Zollinger (2007)
  - **2.2** Therapie mit sprachentwicklungsverzögerten Kindern (Cooke/Williams 1999)
  - **2.3** Übungsvorschläge zur Förderung der primären Kommunikation (Katz-Bernstein 1995)
- Übertragung Sprachsystematischer Ressourcen in den Alltag
  - **1.** Ansatz der entwicklungsproximalen Sprachtherapie nach Dannenbauer (2002a) und des inszenierten Spracherwerbs nach Füssenich (2002)
  - **2.** Handlungsorientierter Therapieansatz nach Weigl/Reddemann-Tschaikner (2002)

3. Patholinguistischer Ansatz zur Intervention bei Sprachentwicklungsstörungen nach Siegmüller/Kauschke (2006)

- Erweiterung des sozial-kommunikativen Verhaltens
  1. Fit for Life: Module und Arbeitsblätter zum Training sozialer Kompetenz für Jugendliche (Jugert 2005)
  2. Stimmstörungen bei Kindern (Beushausen/Haug 2011)
  3. Training mit sozial unsicheren Kindern (Petermann/Petermann 2010)
- Kommunikationsorganisation
  1. Monitoring des Sprachverstehens (Schönauer-Schneider 2008)
- Verarbeitung von komplexen sprachlich-pragmatischen Anforderungen
  1. Förderung der kindlichen Erzählfähigkeit (Schelten-Cornish 2008)
  2. DO-FINE: Dortmunder Förderkonzept zur Interaktions- und Narrationsentwicklung (Quasthoff et al. 2011)
- Kontext Schule
  1. Sozialtraining in der Schule (Petermann 1999)
  2. Kommunikationstraining: Übungsbausteine für den Unterricht (Klippert 2006)
- Kommunikation im Alltag durch unterstützte Kommunikation
  1. Praxisanleitung für die unterstütze Kommunikation (Nonn/Päßler 2009)
  2. Unterstütze Kommunikation (Wilken 2006)

Betrachtet man diese Auflistung, so zeigt sich, dass keine Therapieansätze existieren, die gezielt zur Behandlung pragmatisch-kommunikativer Störungen entwickelt wurden. Vielmehr finden sich Methoden, die ursprünglich zur Frühintervention bei Late Talkern entwickelt wurden – sowohl für die Elternintervention als auch für Interventionen mit dem Fokus Kind. Auch wenn bei diesen Ansätzen thematische Schnittmengen mit der pragmatischen Ebene vorhanden sind, lassen sich diese eher auf die große Überschneidung der beiden Störungsbilder zurückführen als auf einen gezielten Fokus auf diese Ebene.

Ähnliches gilt für den Bereich „Übertragung sprachsystematischer Ressourcen in den Alltag". Hier wird die Ebene Pragmatik – also die Sprachverwendung im Kontext – gleichgesetzt mit alltagsnaher Kommunikation und Therapiegestaltung. Damit zielen die Verfahren letztlich auf den Transfer sprachlicher Fähigkeiten in die Spontansprache ab. Somit kann nicht davon ausgegangen werden, dass bewusst Elemente der pragmatisch-kommunikativen Kompetenzen in die Konzepte einbezogen wurden. Zum Zeitpunkt der Veröffentlichungen spielte dieses Störungsbild nur eine marginale Rolle im deutschsprachigen Raum.

In den übrigen Bereichen lässt sich feststellen, dass viele der aufgelisteten Verfahren ursprünglich für andere Störungsbilder wie Sprachverständnisstörung, Unterstützte Kommunikation etc. entwickelt wurden. Die Behandlung pragmatisch-kommunikativer Defizite stand meist nicht im Fokus des Interesses. Eine Ausnahme stellen hier die Hinweise von Beushausen/Haug (2011) dar, die in der Therapie von kindlichen Stimmstörungen die kommunikativen Kompetenzen bewusst erheben und fördern. Ihrer Meinung nach führen Defizite in diesem Bereich zur übermäßigen Beanspruchung der stimmlichen Mitteilungsebene.

Darüber hinaus nimmt die Förderung der kindlichen Erzählfähigkeit nach Schelten-Cornish (2008) eine besondere Rolle ein. So handelt es sich nach Schröder (2010) bei der Erzählkompetenz um eine Fähigkeit, die eindeutig der pragmatischen Ebene zuzuordnen ist. Der Bereich Erzählfähigkeit ist um das Verfahren DO-FINE von Quasthoff et al. (2011) zu ergänzen, das nach Erscheinen des Artikels von Dohmen (2009) veröffentlich wurde.

Konzepte, die sich schwerpunktmäßig mit der Sozialkompetenz und der Kommunikation befassen, stammen vor allem von Autoren aus dem Bereich Verhaltenstherapie/Psychotherapie und zielen auf Kinder ab, die pathologische Verhaltensänderungen zeigen. Eine ausschließliche Schwerpunktsetzung auf den Bereich Verhalten greift im Fall der pragmatisch-kommunikativen Störungen zu kurz, da sie den Bedingungshintergrund der sprachlichen Problematik außer Acht lässt.

## Internationale Verfahren im Vergleich

Da im deutschsprachigen Raum keine spezifischen Therapieansätze zur Behandlung pragmatisch-kommunikativer Störungen existieren, werden nun Konzepte aus dem angloamerikanischen Raum betrachtet. Dazu wird zunächst eine Metastudie herangezogen, um evidenzbasierte Konzepte in den Fokus zu nehmen.

Eine systematische Übersichtsarbeit über Interventionen zum Thema „Sprachanwendung in sozialer Interaktion“ bei Schulkindern mit Sprachentwicklungsstörungen wurde von Gerber et al. 2012 veröffentlicht. Dort wurden Studien eingeschlossen, die im Zeitraum von 1975 bis Juni 2008 in einer Zeitschrift mit Peer-Review-Verfahren veröffentlicht wurden und in englischer Sprache abgefasst sind. Der Altersbereich der Probanden musste zudem im Bereich zwischen fünf und elf Jahren liegen; und bei diesen Probanden musste eine Sprachstörung bzw. pragmatische Störung vorliegen. Die vorliegenden Arbeiten wurden u.a. in Bezug auf Studiendesign, Verblindung, Randomisierung, Behandlungsprotokoll und Signifikanz bei den Ergebnissen von je zwei Mitarbeitern des Komitees bewertet.

Eine Übersicht zu den Studien findet sich im Artikel von Gerber et al. 2012.

Trotz der jeweiligen Kritik zeigen sich in den aufgeführten Studien Effekte, die auf eine Verbesserung der pragmatisch-kommunikativen Kompetenzen schließen lassen. Somit scheinen einzelne Aspekte der verwendeten Konzepte für die Behandlung von PKS geeignet. Dennoch ist die Vergleichbarkeit der Studien untereinander eingeschränkt, zumal sie unterschiedliche Schwerpunkte fokussieren. Eine reine Übernahme eines Behandlungskonzeptes erscheint deshalb nicht sinnvoll.

Diese Verfahren können jedoch zur Orientierung bei der Konzeption einer adäquaten Intervention dienen. Dazu werden im Folgenden die Ansätze aus dem deutschsprachigen Raum analysiert und mögliche Therapieinhalte aus den Verfahren aus dem angloamerikanischen Raum abgeleitet.

## 4.2 Bewertung der Ansätze

Nach der knappen Darstellung unterschiedlicher Ansätze werden die bestehenden Verfahren nun im Hinblick auf mögliche Inhalte eines Konzeptes zur Förderung pragmatisch-kommunikativer Kompetenzen untersucht. Dazu erfolgt neben einer kritischen Betrachtung eine Herausarbeitung konkreter Therapieinhalte.

### Bewertung vorhandener Verfahren aus dem deutschsprachigen Raum

Im Bereich pragmatisch-kommunikative Fähigkeiten besteht ein großes Forschungsgefälle zwischen dem deutschen und dem englischen Sprachraum. So hat sich die Sprachtherapie in Deutschland erst in den 2000er/2010er Jahren verstärkt um diesen Bereich bemüht. Im angloamerikanischen Raum stehen bereits mehrere Diagnostik- und auch Therapieverfahren zur Verfügung, und es ist große Forschungsaktivität zu verzeichnen (→ Vorwort).

Dennoch liegen, wie von Dohmen (2009) aufgeführt, auch im deutschsprachigen Raum einige Therapiekonzepte vor, die für die Behandlung von PKS herangezogen werden können. Bei genauerer Betrachtung zeichnet sich jedoch folgendes Bild ab: Die bestehenden Verfahren haben meist andere Störungsbilder im Fokus und beziehen Aspekte der Pragmatik entweder nur am Rande mit ein oder können allenfalls für diesen Bereich adaptiert werden. Hierzu zählen insbesondere die Ansätze aus der Frühintervention, die sich mit einer jüngeren Zielgruppe befassen:

- Elternpartizipation (Ritterfeld 2007),
- frühe interaktive Sprachtherapie mit Elterntraining (Schelten-Cornish 2005),
- Heidelberger Elterntraining zur frühen Sprachförderung (Buschmann 2009),
- Schritte in den Dialog (Möller/Spreen-Rauscher 2009),
- Interventionsansatz nach Zollinger (2007),
- Therapie mit sprachentwicklungsverzögerten Kindern (Cooke/Williams 1999),
- Übungsvorschläge zur Förderung der primären Kommunikation (Katz-Bernstein 1995).

Andere Verfahren, die ursprünglich für die Therapie von Sprachentwicklungsstörungen konzipiert wurden, enthalten einzelne Elemente, die für die Behandlung von PKS sinnvoll erscheinen. Allerdings wird auch hier nicht die gesamte Bandbreite des Störungsbildes erfasst und abgedeckt:

- Ansatz der entwicklungsproximalen Sprachtherapie nach Dannenbauer (2002a) und des inszenierten Spracherwerbs nach Füssenich (2002),
- handlungsorientierter Therapieansatz nach Weigl/Reddemann-Tschaikner (2002),
- patholinguistischer Ansatz zur Intervention bei Sprachentwicklungsstörungen nach Siegmüller/Kauschke (2006).

Des Weiteren existieren Verfahren, die wichtige Elemente pragmatisch-kommunikativer Störungen im Fokus haben, damit aber dennoch nur einen Ausschnitt des Störungsbildes abdecken und zudem ursprünglich für andere Störungsbilder entwickelt wurden:

- Stimmstörungen bei Kindern (Beushausen/Haug 2011),
- Förderung der kindlichen Erzählfähigkeit (Schelten-Cornish 2008),
- Monitoring des Sprachverstehens (Schönauer-Schneider 2008).

Der Bereich der Verfahren, der soziales Verhalten miteinbezieht, entstammt hingegen in den meisten Fällen der Verhaltenstherapie und erscheint aufgrund dessen nicht ausreichend sprachspezifisch:

- Training mit sozial unsicheren Kindern (Petermann/Petermann 2010),
- Sozialtraining in der Schule (Petermann 1999),
- Kommunikationstraining: Übungsbausteine für den Unterricht (Klippert 2006),
- Fit for Life: Module und Arbeitsblätter zum Training sozialer Kompetenz für Jugendliche (Jugert 2005).

Ein adäquates Therapiekonzept, das auf die Besonderheiten des Störungsbildes der PKS zugeschnitten ist, existiert im deutschsprachigen Raum derzeit nicht. Des Weiteren bestehen keine Ansätze, die den Zusammenhang zwischen sprachlichen Defiziten und daraus resultierenden Verhaltensauffälligkeiten angemessen berücksichtigen. Aus diesem Grund wird in dieser Arbeit ein Behandlungskonzept entworfen, das die zentralen Bedürfnisse der betroffenen Zielgruppe erfasst.

## Therapiebausteine im angloamerikanischen Raum

Zur Ableitung möglicher Therapieinhalte werden aus den beschriebenen Studien die verwendeten Therapiebausteine aufgelistet. In den Studien sind die konkreten Therapieinhalte allerdings oft nur in einem knappen Abriss dargestellt.

Adams (2001) gibt als Therapieinhalte in ihrer Studie schwerpunktmäßig phonologische Bewusstheit und Gedächtnisübungen an. Theoriebasiert stützt sie sich dabei auf den angenommenen Zusammenhang zwischen Abrufproblemen, phonologischem Gedächtnis und dem semantischen Lexikon. Als weitere Therapieinhalte werden das Abrufen alliterierender Wörter und Reime sowie die Abfolge von Ideen in Erzählungen und Gesprächen angegeben. Eine nähere Beschreibung der Therapieinhalte erfolgt allerdings nicht (Adams 2001).

In ihrer Studie von 2006 beschreiben Adams und Kollegen als Therapieinhalte vier übergeordnete Bereiche: Soziale Interaktion, Soziale Kognition, Sprachliche Pragmatik sowie Sprachverarbeitung (Adams et al. 2006). Eine konkretere Darstellung findet sich nicht innerhalb dieses Artikels, sondern in einer separaten Veröffentlichung, auf die verwiesen wird. Anhand der ausgewiesenen Literatur ist auf den Artikel von Adams et al. 2005 zu schließen. Hier werden Therapieinhalte angegeben, die jedoch nicht den vier übergeordneten Bereichen aus der angeführten Studie entsprechen. Insgesamt werden in diesem Artikel drei Therapiebereiche angegeben. Der Bereich „Kommunikative Angepasstheit" enthält die Anlage einer Entwicklungsbereitschaft, die Anpassung der kommunikativen Umgebung und die Angleichung von Antworten an den Entwicklungsstand des Kindes sowie das Monitoring von Antworten (Adams et al. 2005). Der zweite Bereich „Soziale Kognition und Flexibilität" umfasst die Förderung von Empathie und das Verstehen von Emotionen, die Befähigung zur Flexibilität sowie das Verständnis von sozialen und verbalen Inferenzen. Der dritte Bereich „Sprachliche Pragmatiktherapie" beinhaltet Übungen zu Turn Taking, Themenmanagement, Gesprächsführung und Erzählfähigkeit (Adams et al. 2005).

Die Studie von Merrison/Merrison (2005) handelt die verwendeten Therapieinhalte äußerst kurz ab. Sie geben an, auf sprachpragmatische Inhalte abzuzielen, indem das Nachfragen bei Unklarheiten, das Mitteilen von wesentlichen Informationen sowie das Überprüfen der Äußerungen gefördert werden. Auch hier fehlen konkretere Ausführungen zu den Inhalten.

In der Studie von Swanson et al. (2005) ist das sogenannte Programm of narrative-based language intervention (NBLI) Interventionsinhalt. Dieses Programm wird als Hybrid aus fähigkeitsbasierten und natürlichen Aktivitäten bezeichnet. Dabei wird nach einem Warm-up, bei dem eine bereits bekannte Geschichte von dem Kind nacherzählt wird, eine Übung zur Nacherzählung von Geschichten durchgeführt. Dazu wird zunächst eine Geschichte vorgelesen, wobei das zentrale Thema betont wird. Nach dem wiederholten Vorlesen wird das Kind zur Nacherzählung aufgefordert. Sprachliche oder inhaltliche Fehler werden dabei vom Therapeuten durch Modellierung verbessert. Dieser Einheit schließt sich eine Übung zur Satzimitation an, auch hier ist korrektives Feedback vorgesehen. Anschließend wird eine Einheit zur Geschichtengenerierung durchgeführt. Dabei wird durch die Vorlage eines Bildes eine Geschichte erzählt. Die Struktur der Erzählung wird hierbei durch die Hervorhebung des Problems durch den Therapeuten unterstützt. Nach dieser ersten Erzählung erfolgen Strichzeichnungen der Geschehnisse in ein sogenanntes „Storybook". Anhand dieser unterstützenden Zeichnung wird die Geschichte vom Kind wiederholt erzählt, wiederum mit korrektivem Feedback durch den Therapeuten. Anschließend notiert dieser die Äußerungen des Kindes unter die Zeichnungen im Storybook. Zum Schluss erhält das Kind zur häuslichen Übung eine Kopie der Geschichte (Swanson et al. 2005).

Neben diesen genannten Therapiebausteinen, die Inhalt der zuvor aufgeführten Studien sind, zeigen sich noch wesentliche Therapieansätze bei Adams (2008) und Cummings (2009), auf die hier kurz eingegangen werden soll.

Adams (2008) beschreibt in ihrem Artikel eine Weiterentwicklung der vorangegangenen Therapieansätze und betitelt das beschriebene Programm als Social Communication Intervention Project (SCIP). Das Programm besteht aus drei wesentlichen Säulen:

1. Soziale Interaktion und soziales Verständnis
2. Sprachliche Pragmatik
3. Sprachverarbeitung

Der Bereich „Soziale Interaktion und soziales Verständnis“ hat dabei die Entwicklung von Achtsamkeit, Verstehen und Einsicht in die Bedeutung sozialer Hinweise zum Inhalt. Dazu werden in einer Eins-zu-eins-Situation gelungene Beispiele präsentiert und in Sabotagespielen das Verständnis dieser Regeln gefördert. Außerdem umfasst diese Säule des Programms Impulse zu Freundschaftsbeziehungen und zum Emotionsverstehen. Als Unterpunkte führt Adams bei dem Punkt „Soziale Interaktion und soziales Verständnis“ das Verstehen von sozialem Kontext und Emotionen, Entwicklung und Verständnis von Flexibilität, Verständnis von sozialen Hinweisen, von unausgesprochener sozialer Information und von Freundschaft auf.

Der Bereich „Pragmatik“ enthalt sechs Unterpunkte: Zuhörerverhalten und klärendes Nachfragen, Verständnis von Informationsanforderung, Konventionen des Sprecherwechsels und des Themenmanagements, Konversationsmechanismen, Anpassung an den Kontext. Die Bearbeitung dieser Inhalte erfolgt auf einer direkten pragmatischen Metaebene, wobei die Inhalte und Konventionen erläutert und deren Anwendung eingeübt werden.

Unter dem Bereich „Sprachverarbeitung“ fasst Adams die sechs Unterpunkte Wortfindung und Semantik, Erzählfähigkeit, Wortschatzerweiterung, Verbesserung des Verständnisses von idiomatischer Sprache, Textverständnis und Monitoring des Sprachverstehens zusammen. Die Verbesserung der formalsprachlichen Fähigkeiten soll zu einem besseren Verständnis sozialer Konventionen führen.

Cummings (2009) legt in ihrem Buch ihre Kritik an den gängigen Inhalten vieler Studien zur Therapie pragmatisch-kommunikativer Störungen dar und stellt daraus resultierend vier wesentliche Kriterien zur Behandlung dieser Störung auf. Dabei fordert sie zunächst, dass Sprache im Zentrum der Betrachtung steht. Weiterhin übt sie Kritik an der Einübung bestimmter Äußerungen und Verhaltensweisen und verweist dabei auf Pragmatik als rationale Kompetenz. So äußert die Autorin, dass in der Tradition von Chomsky (1969) die Pragmatik häufig noch als Performanz gesehen wird. Ihrer Meinung nach ist die Pragmatik jedoch in den Bereich der Kompetenzen einzuordnen, weswegen ein Eintrainieren von bestimmten Inhalten den Kern dieser Kompetenz verfehlt. Als drittes Kriterium fordert sie das Prinzip der Gemeinnützigkeit und des Vorstellungsvermögens, während sie im vierten Kriterium darlegt, dass Pragmatik stets die Intention zur Kommunikation beinhaltet.

Die Ableitung der Therapieinhalte für die Konstruktion des Therapiekonzeptes PraFIT zur Förderung pragmatisch-kommunikativer Fähigkeiten stützt sich auf die vorangegangenen Darstellungen.

## 4.3 Hinweise für die Praxis

### Ableitung wesentlicher Therapieinhalte

Böhme (2008) sowie Möller/Ritterfeld (2010) geben Hinweise für die Behandlung pragmatisch-kommunikativer Störungen. Demzufolge ist vor allem die Gesprächsorganisation als zentraler Inhalt zu betrachten. Hierbei sollen Gesprächseröffnung, -aufrechterhaltung und -beendigung gefördert werden. Des Weiteren führen die Autoren als Inhalt die nonverbale Kommunikation, also das Unterstützen von Äußerungen durch Gestik und Mimik, an. Außerdem soll ein adäquates Zuhörerverhalten erarbeitet werden.

Aus den Hinweisen und den theoretischen Ausführungen der vorangehenden Kapitel sind folgende Inhalte und Anforderungen zur Behandlung von PKS abzuleiten:

Da Kinder mit Störungen der pragmatisch-kommunikativen Fähigkeiten den ihnen dargebotenen Input offenbar nicht in ausreichendem Maße nutzen können, um die zentralen Fähigkeiten und Regeln zu erwerben, scheint eine Spezifizierung des Kontextes im Sinne eines inszenierten Spracherwerbs nach Dannenbauer (2002a) sinnvoll.

Als zentrale Inhalte können aus den englischsprachigen Studien folgende Bereiche abgeleitet werden:

Als wichtiges Element in der Behandlung von PKS sind die Erzählfähigkeit und das Monitoring des Sprachverstehens zu nennen, das von den meisten Autoren als Inhalt angegeben wurde (Adams 2001; Adams et al. 2005; Adams 2008; Merrison/Merrison 2005; Swanson et al. 2005).

Des Weiteren können die Förderung sozialer Interaktion, sprachlicher Angemessenheit und Gesprächsführung sowie ein angemessenes Zuhörerverhalten als elementare Bestandteile gelten (Adams 2001; Adams et al. 2005; Adams et al. 2006; Adams 2008).

## Didaktische Überlegungen

Als Methoden schlagen Möller/Ritterfeld (2010) Rollenspiele vor. Böhme (2008) befürwortet darüber hinaus ein Gruppensetting mit integriertem In-vivo-Training. Konsens besteht darüber, dass die jeweiligen Inhalte in sinnvolle Handlungen einzubetten sind (Böhme 2008; Möller/Ritterfeldt 2010). Als didaktische Methode wird von Swanson et al. (2005) das Modellieren empfohlen. Als weiterer Punkt wird die Förderung der Flexibilität betont (Cummings 2009).

### *Flexibilität und Kreativität*

Da sich die menschliche Sprache durch ihre Kreativität und Flexibilität auszeichnet (Liebermann 2013), ist dem gerade im Bereich der Pragmatik Rechnung zu tragen. Aus diesem Grund ist ein Therapiekonzept anzustreben, das diesen flexiblen Einsatz von Sprache fördert. Dieser Hinweis findet sich ebenso in den englischsprachigen Therapieansätzen. Daraus resultierend ist vom Einüben von Gesprächen in bestimmten Kontexten (z. B. Rollenspiel beim Bäcker – Einüben von Bestellungen in diesem Kontext) Abstand zu nehmen, wie dies bereits von Cummings (2009) kritisiert wird. Es kann davon ausgegangen werden, dass ein reines Einüben von stereotypen Mustern den Transfer auf neue Kontexte nicht unterstützt. Außerdem steht dies dem kreativen und flexiblen Aspekt menschlicher Sprache entgegen und entspricht nicht der Alltagswirklichkeit, die sich durch Unvorhersagbarkeit auszeichnet (Wendlandt 2004a; 2004b).

Die Empfehlung zur In-vivo-Therapie scheint diesem Anspruch schon eher gerecht zu werden. Dennoch bleibt festzustellen, dass auch In-vivo-Einheiten in der Regel vorher vorbereitet und durchgespielt werden und das flexible Reagieren auf die jeweilige Situation somit nur bedingt gegeben ist.

Festzuhalten bleibt, dass der Bereich der Pragmatik – also der adäquate Einsatz von Sprache im jeweiligen Kontext – aufgrund der großen Variabilität des Kontextes und der damit einhergehenden Komplexität ein großes Maß an Unvorhersehbarkeit in sich birgt. Genau dieser Unvorhersehbarkeit muss Rechnung getragen werden. Denn „nur wenn eine gewisse Flexibilität im Handeln vorhanden ist, kann Interaktion stattfinden“ (Figueroa-Dreher 2008, 172).

### *Interaktion*

Ein weiterer zentraler Aspekt von Kommunikation ist das Stattfinden in Interaktion. Denn „[…] Sprache ist in Interaktion präsent; sie bestimmt diese Interaktion, und die Interaktion bestimmt sie“ (Ehlich 2007, 145).

Diese Interaktion findet bei Kindern entsprechend ihrer Entwicklung meist im Spiel statt, das eine Art des „Miteinander Handelns“ darstellt (Ehlich 2007). So besteht ein Zusammenhang zwischen sozial-kognitiven Entwicklungsprozessen, dem Lernen im Spiel und der Entwicklung der Symbolfähigkeit (Wildegger-Lack 1991, Zollinger 2007). Da der Erwerb von kognitiven, motorischen und sozialen Fähigkeiten im Spiel stattfindet (Wildegger-Lack 1991), ist das Rollenspiel in besonderer Weise für den Erwerb pragmatisch-kommunikativer Fähigkeiten geeignet.

Dies bestätigt auch Tomasello (2009). Denn für den Erwerb von

> „[...] Kommunikationskonventionen wird insbesondere die sogenannte Imitation durch Rollentausch benötigt, bei der ein Individuum versteht, wie ein Kommunizierender ein bestimmtes Kommunikationsmittel ihm gegenüber verwendet und dann diese Verwendung bei seiner eigenen Kommunikation mit anderen entsprechend reproduziert" (Tomasello 2009, 62).

Eng verbunden mit dem Rollenspiel ist ein weiterer Aspekt der Behandlung von PKS: die Interaktion mit anderen. „Ohne Mitspieler gibt es kein Spiel. Wir können nicht ‚Fangen' spielen, wenn niemand zu fangen ist" (Spolin 2002, 62). Demnach ist das Gruppensetting nicht nur als geeigneter Rahmen für den Erwerb pragmatisch-kommunikativer Fähigkeiten zu betrachten, sondern auch eine wichtige Bedingung für das authentische Rollenspiel. Nach Baumgartner (2008) ermöglicht die Gruppe nicht nur kommunikatives Lernen und altersadäquates Rollenverhalten, sondern darüber hinaus viele Gelegenheiten für verbale Aktivitäten zwischen den Kindern. Dies ist in der Behandlung von PKS, die oftmals mit Problemen im sozialen Verhalten einhergeht, von besonderer Bedeutung. Denn „für Kinder ist ein sprachlicher Erfolg in Situationen mit Gleichaltrigen am wichtigsten" (Schelten-Cornish 2010, 297).

Aus diesen Ausführungen lassen sich folgende Anforderungen an ein adäquates Therapiekonzept für PKS formulieren:

- Als Inhalte sollen Erzählfähigkeit, Gesprächsorganisation und Zuhörerverhalten sowie das Monitoring des Sprachverstehens im Zentrum der Behandlung von PKS stehen.
- Didaktisch-methodisch ist ein flexibler Rahmen gefordert, der durch Rollenspiel in einer Gruppenintervention die soziale Interaktion fördert.

Betrachtet man diese Inhalte und die didaktisch-methodische Vorgehensweise, so zeigt sich die Möglichkeit, dass Techniken und Methoden des Improvisationstheaters diese Anforderungen erfüllen und sich deshalb in besonderer Weise zur Therapie von PKS eignen. Aus diesem Grund wurde ein Konzept zur Behandlung dieses Störungsbildes entwickelt, das auf Improvisationstheatertechniken basiert. Durch die Erläuterung der Grundlagen dieser Techniken wird deutlich, warum sie sich so gut eignen.

# 5 Improvisationstheater als Therapiemethode

Das Improvisationstheater ist eine interaktive Form des Theaters, in der Kreativität und der spontane Umgang mit Vorgaben die Szenen bestimmen (Dörger 1997).

Diese Theaterform ist mittlerweile nicht nur auf Kleinkunstbühnen zu finden, sondern hält auch vereinzelt Einzug in pädagogische und therapeutische Handlungsfelder (Kruse 1997a; Lemanczyk 2000; Masemann/Messer 2009; Paris/Paris 2012; Plath 2010; Thiesen 2012; Wasserfall 2013; Wendlandt 2003; Wendlandt 2004a; Wendlandt 2004b). Erstmals erwähnt hat das Improvisationstheater im sprachtherapeutischen Kontext Wendlandt (2003) in Zusammenhang mit In-vivo-Arbeit. Da bei der In-vivo-Methode nicht alle Dinge wie geplant ablaufen, sondern sich häufig Unerwartetes ereignet, ist die Kunst der Improvisation von großer Bedeutung. So schreibt Wendlandt (2003, 64): „Wir müssen in der Lage sein, uns immer wieder schnell auf die realen Bedingungen, die sich ständig wandeln, einzustellen." Weiterhin spricht er von Improvisation als Experimentierfeld, „auf dem die Grundprinzipien des Kommunizierens in spielerischer Weise erworben werden können" (Wendlandt 2004a, 7). Die positiven Auswirkungen von Improvisationstheater auf die körperlichen und sprachlichen Ausdrucksfähigkeiten, aber auch auf das soziale Lernen wird von unterschiedlichen Autoren immer wieder betont (Paris/Bunse 1994; Spolin 2002; Thiesen 2012) und mittlerweile auch zur Sprachförderung eingesetzt (Paris/Paris 2012).

Wendlandts Feststellung „Improvisation ist Kommunikation" (2004b, 205) wird dementsprechend in dieser Arbeit aufgegriffen und als Therapiekonzept umgesetzt.

Somit ist das Improvisationstheater in der vorliegenden Arbeit nicht nur als inhaltliche Methode zu begreifen, sondern auch als grundsätzliche didaktische Herangehensweise. Denn

> „Improvisieren ist menschlich. Weil das Leben zum Umgang mit dem Unvorhersehbaren herausfordert, ist das Improvisieren eine Kompetenz, die nicht nur in der Kunst, sondern auch im Alltag eine wichtige Rolle spielt" (Kurt/Näumann 2008, 7).

So soll an dieser Stelle zunächst der Begriff der Improvisation näher betrachtet werden, bevor auf Techniken und Inhalte des Improvisationstheaters eingegangen wird.

## 5.1 Improvisation und Kreativität

Eine Erläuterung des Begriffs Improvisation findet sich bei Kurt (2011, 166):

> „Das Wort ‚Improvisation' entstammt dem Lateinischen ‚improvisus' und lässt sich in drei Sinneinheiten zerlegen: ‚Im' - ‚pro' - ‚Videre'. ‚Videre' heißt ‚sehen', ‚pro' bedeutet hier ‚vor' und impliziert einen Zukunftsbezug, ‚Im' ist eine Negation und lässt sich ins Deutsche als ‚nicht' oder ‚un' übersetzen."

Demnach beschreibt Improvisation den Umgang mit Unvorhersehbarem (Kurt 2012; Wendlandt 2003, 2004a, 2004b). Dörger und Nickel bezeichnen die Improvisation

> „[…] als eine spontane, ungeplante, natürliche Reaktion auf eine Situation, einen äußeren Stimulus, einen inneren Impuls. Sie ist Kunst des Augenblicks, bedeutet die ‚natürliche' Integration eines Individuums in einen Situationskontext" (Dörger/Nickel 2008, 15f.).

Die Improvisation ist als Produkt des Improvisierens zu betrachten, wobei das Improvisieren nicht als einfache Nachahmung oder als Übernahme von Mustern zu verstehen ist.

Es handelt sich vielmehr um einen kreativen Akt (Dörger 1997). Im Hinblick auf kreative Methoden hält Kruse (1997b, 13) fest, dass diese seit Langem genutzt werden, „um Menschen mit Problemen zu helfen".

Obwohl sich mittlerweile auch die Wissenschaft zunehmend mit der Improvisation befasst, haftet dem Improvisieren oftmals noch ein Makel an. Kurt (2012), der sich wissenschaftlich intensiv mit Improvisation und Soziologie befasst, beschreibt diesbezüglich das Phänomen, dass Improvisation als Mangelmanagement, unperfekter Notbehelf oder lediglich als Mittel für einen höheren Zweck betrachtet wird.

> Das Improvisationstheater ist gekennzeichnet durch das Spielen einer Szene aus dem Stegreif – also ohne vorherige Absprachen oder Vorbereitungen.

Dazu stehen den Improvisationstheaterspielern unterschiedliche Techniken zur Verfügung.

> „Der Improvisierende erschafft sein Handeln schließlich nicht spontan aus dem Nichts, sondern er schöpft aus einem Repertoire vorkomponierter Handlungsmuster, die er (bewusst oder auch nichtbewusst) aus dem Stegreif situationsbezogen appliziert, kombiniert, variiert oder kreativ modifiziert" (Kurt 2012, 170).

Diese Techniken weisen dabei große Parallelen zu Kommunikationsprozessen auf, weshalb sich diese Methode in besonderer Weise zur Therapie pragmatisch-kommunikativer Störungen eignet.

## 5.2 Improvisation und Kommunikation

Das Improvisieren hat in Theater und Musik eine lange Tradition. Im Theater breitete sich die Improvisation als Commedia dell'Arte, als frühe Form der Stegreifkomödie, in ganz Europa aus (Wendlandt 2003). In der Musik ist sie insbesondere im Jazz verwurzelt (Näumann 2008). Wendlandt (2003) bezeichnet die musikalische Improvisation als Experimentierfeld, auf dem die Beteiligten miteinander kommunizieren. Das musikalische Material, das sich die Musiker im Laufe der Jahre angeeignet haben, ermöglicht das simultane Entwerfen und Handeln beim Improvisieren (Figueroa-Dreher 2012). Analog dazu ist im Bereich der Kommunikation von sozialen Skripts die Rede, auf die bei sozialen Interaktionen zurückgegriffen wird.

Der Prozess des Improvisierens beim Jazz wird in der Fachliteratur oftmals als Gespräch bezeichnet, bei dem ein Thema angeboten wird, das von den Mitspielern aufgegriffen und beantwortet wird. Nach Hegi (1997, 61) kann diese musikalische Kommunikation „eine Bestätigung, eine Weiterführung, eine (neue) Frage, eine Nachahmung oder ein Kontrast, eine ‚Opposition'" sein. Ähnlich verhält es sich mit der Kommunikation:

> „Wenn wir sprechen, bedienen wir uns aus einem Set von Bausteinen (Vokabular) und Regeln, um diese zu kombinieren (Grammatik), die durch unsere Kultur vorgegeben sind. Aber die Sätze, die wir damit schaffen, wurden vielleicht noch nie zuvor gesagt und werden vielleicht auch nie wieder gesagt werden. Jede Unterhaltung ist eine Form von Jazz" (Nachmanovitch 2008, 27).

Ein solch dialogischer Austausch findet gerade auch beim Improvisationstheater statt. Hier ist eine deutliche Parallele zur Kommunikation zu sehen. Denn Kommunikation findet „in der Interaktion zweier oder mehrerer Kommunikationspartner statt, indem die beteiligten Personen wechselseitig Äußerungen austauschen, die in einem thematischen Bezug zueinander stehen" (Dohmen et al. 2009, 9).

Beim gemeinsamen szenischen Improvisieren rücken analog dazu die Kommunikation und die Interaktion in den Vordergrund (Meyer 2008). Geschichten und Szenen werden durch gemeinsame Zusammenarbeit entwickelt. Dazu werden die Ideen des anderen aufgenommen und weitergesponnen. So „verläuft Kommunikation nicht nur von einem Sender zum anderen Empfänger, sondern der Empfänger reagiert, wird dadurch zum Sender und umgekehrt. Beide nehmen aufeinander Einfluss" (Meyer 2008, 437).

Hier zeigt sich die Parallele zur modernen Kommunikationspsychologie, die Kommunikation als Wechselwirkungsgeschäft definiert ( → Kap. 1). Die Interaktion spielt hier also eine zentrale Rolle (Schulz von Thun 2008; Watzlawick et al. 1990). Des Weiteren zeigt sich bei der szenischen Improvisation eine deutliche Nähe zum sozialen Rollenspiel, da es zu fremder Perspektivenübernahme und zum Wechsel zwischen sozialen Rollen und anderen Identitäten herausfordert (Kurt 2012). Ebert bezeichnet das kindliche Rollenspiel sogar als genetische Vorstufe der Improvisation des Schauspielers: „Zweifelsohne ist jegliches Rollenspiel des Kindes eine Art Improvisation“ (Ebert 1989, 72).

In der Sprachtherapie ist das Rollenspiel als Methode schon lange bekannt und auch zur Therapie pragmatisch-kommunikativer Störungen gezielt empfohlen, da hierdurch eine Übungsmöglichkeit geboten wird, alltagsnahe Anforderungen besser zu bewältigen (Möller/Ritterfeld 2010; Shaftel/Shaftel 1978). Nach Kruse (1997b) gibt diese Methode die Möglichkeit, Verhaltensweisen des Alltags einfach und nachhaltig zu ändern. Auf der anderen Seite stellt das Theater einen ganzheitlichen und kreativen Prozess dar, dessen Wirkung sich die Pädagogik seit Langem zunutze macht (Dörger 1997). Diese beiden Aspekte werden im Improvisationstheater vereint. Die Methode bietet somit eine Plattform, innerhalb derer die Kinder in sozialer Kommunikation und im kooperativen Rollenspiel Erfahrungen sammeln können. Dies ist nach Spolin (2002, 17) ein zentraler Inhalt: „Wir lernen durch Erfahrung und Erleben. Niemand bringt einem anderen etwas bei.“

## 5.3 Zentrale Techniken des Improvisationstheaters

Die Improvisation entsteht aus einem spontanen Prozess – dem Improvisieren. Hierfür bestehen jedoch keinerlei Regeln, weder für die Vorgehensweise, noch für das Ergebnis. Dennoch existieren Techniken, derer sich die Improvisierenden bedienen. Um die einzelne Vorgehensweise und die späteren Therapiebausteine verständlich zu machen, werden zunächst die zentralen Techniken des Improvisierens erläutert. Spolin (2002) bezeichnet diese auch als Kommunikationstechniken. Dazu gehören Wahrnehmung, Reagieren, Status und Körpersprache und schließlich das sogenannte Storytelling.

### Wahrnehmung

Da sowohl musikalisches als auch szenisches Improvisieren als wechselseitige Kommunikation zu verstehen ist, erfordert es „die Fähigkeit gegenwärtig zu sein: die aktuelle Situation und die daraus sich ergebenden Einflüsse wahrzunehmen [...]“ (Wendlandt 2004b, 205). Demnach ist die sinnliche Wahrnehmung eine grundlegende Technik zur Improvisation. Diese wird von Masemann/Messer (2009) als der unmittelbare Zugang zur Welt bezeichnet. Denn nur, wer seine Partner wahrnimmt, kann deren Absichten verstehen, was wiederum die Grundlage für ein gelingendes Zusammenspiel ist (Paris/Paris 2012). Spolin (2002, 177) drückt dies noch deutlicher aus:

> „Beim improvisierten Theater muß der Darsteller auf seine Mitspieler hören. Er muß alles aufnehmen, was der andere sagt, wenn er eine Szene improvisieren will. Er muß alles sehen, was passiert. Nur so können Spieler zusammen spielen."

Die wahrgenommenen Eindrücke bilden die Basis, auf der Assoziationen aufbauen. Diese treten auf, indem wir in der aktuellen Situation auf vergangene Sinneseindrücke zurückgreifen. Sie werden auch als Verknüpfung von Vorstellungen bezeichnet, wobei eine Vorstellung die andere hervorruft (Masemann/Messer 2009). „Auf der Bühne mit allen Sinnen offen zu bleiben, ist nicht leicht und muss trainiert werden" (Lösel 2004, 61). So dient eine große Anzahl an Übungen der Steigerung der sinnlichen Wahrnehmung und der Assoziation. Dabei beinhaltet die Wahrnehmung der Situation bereits Reaktionspotentiale (Kurt 2008).

Die Wahrnehmung als basale Voraussetzung für die szenische Improvisation birgt gleichzeitig zentrale Aspekte der Kommunikation, da unter anderem ein adäquates Zuhörerverhalten gefördert wird.

Wie in → Kap. 1 dargestellt, spielt Wahrnehmung nicht nur in unterschiedlichen Kommunikationsmodellen eine wesentliche Rolle, sondern stellt eine wichtige Kernkompetenz im kindlichen Spracherwerb und bei pragmatisch-kommunikativen Fähigkeiten dar.

### Reagieren

Auf die Wahrnehmung folgt eine Reaktion. Dieses Reagieren kommt durch eine Widerspiegelung der Wirklichkeit und durch Nachahmung zum Ausdruck (Ebert 1989). Dies wird von Dörger/Nickel (2008, 16) wie folgt beschrieben:

> „[…] Improvisieren kommt ohne Nachahmung nicht aus. Es muss die Situation, die verändert werden soll, zunächst zeigen, evozieren, darstellen und in den Blick nehmen, sie dann flexibel, flüssig, veränderbar machen – eine Nachahmung also, die keine einfache Reproduktion ist, sondern an der gearbeitet und die verändert wird und die gerade das ‚Mögliche' zum Thema macht – nicht durch reines Denken, sondern durchlebend und erlebend, körperlich erprobend."

Reagieren wird weiterhin beschrieben als ein Wahrnehmen und Annehmen der Ideen anderer. Vlcek (2003) bezeichnet Annehmen als ein Einlassen und Auf-etwas-Eingehen. Dazu ist eine offene und bejahende Haltung erforderlich.

> „Was auch immer von den Mitspielern angeboten wird: es ist unbedingt darauf einzugehen. Dieses vorauseilende wechselseitige Anerkennen ist eine zentrale Gelingensbedingung des Improvisationstheaters" (Kurt 2012, 176).

Diese offene Haltung wird durch eine positive Einstellung gegenüber Fehlern unterstützt, denn „Fehler sind etwas produktives, weil sie, vernünftig analysiert, Stillstand vermeiden und Weiterentwicklung ermöglichen helfen“ (Paris/Paris 2012, 132).

Das Prinzip der Reaktion findet sich in den vorgestellten Kommunikationstheorien wieder und ist ein wichtiges Grundprinzip im kommunikativen Austausch.

## Status und Körpersprache

Der Begriff Status wurde im Improvisationstheater unter anderem von Johnstone (2002a, 2002b) geprägt, der „Konrad Lorenz′ Beschreibung des Statusverhaltens von Dohlen auf das Training von Menschen“ übertrug (Johnstone 2002a, 354). Diese Begrifflichkeit fand Verwendung, da Johnstone die Termini „Dominieren“ und „Unterwerfen“ vermeiden wollte (Johnstone 2002a). „Gemeint ist (damit) nicht der sozioökonomische Status, von dem die Soziologen sprechen, sondern das Statusverhalten, wie es ein Verhaltensforscher beschreiben würde [...]“ (Lösel 2004, 72).

So wie andere Lebewesen ihre soziale Ordnung in der Gruppe über den Status festlegen, bewerkstelligt dies als sozial lebendes Wesen auch der Mensch. Status ist dabei keineswegs starr, sondern befindet sich in einer immerwährenden Verhandlung (Schmitt/Esser 2009). Damit gibt Status Hinweise, die das zwischenmenschliche Zusammenleben in wesentlicher Weise beeinflussen. Der Ausdruck von Hoch- bzw. Tiefstatus erfolgt vor allem über körpersprachliche Signale, aber auch über Gestik, Mimik, Stimme, Sprache und Wortwahl (Lösel 2004; Schmitt/Esser 2009). Eine Liste entsprechender Merkmale findet sich bei Masemann/Messer (2009) (→ Anhang).

Die Bedeutung dieser körpersprachlichen Kommunikation im Rahmen der Therapie von PKS ist offenkundig:

> „The importance of non-verbal interaction justifies is explicit inclusion in any social skills training and is particularly relevant to speech and language handicapped clients who often have specific difficulties coping with non-verbal cues” (Rustin/Kuhr 1989, 17).

Somit ist das Thema Status in Bezug auf angemessene Sprachverwendung von zentraler Bedeutung. Dies unterstreicht auch Bourdieu (1990), der feststellt, dass durch Sprache stets auch die sozialen Machtverhältnisse zum Ausdruck kommen. Seiner Auffassung nach hat eine Person mit großen sprachlichem Kapital einen hohen Status (Rautenberg 2008), woraus sich schlussfolgern lässt, dass Status nicht nur über körpersprachliche Signale, sondern auch über die sprachliche Kompetenz zum Ausdruck kommt.

Es lässt sich demnach festhalten, dass Status nicht nur eine Technik des Improvisationstheaters ist, sondern omnipräsent unseren Alltag begleitet. Folgendes Zitat macht die Bedeutung von Status in Hinblick auf Kommunikation deutlich:

> „Sowenig man nach dem bekannten Postulat von Paul Watzlawick nicht nicht kommunizieren kann, ist es auch nicht möglich, nicht nicht um den Status zu fechten, denn sobald Menschen aufeinandertreffen, dient im Grunde nahezu jede Kommunikation auch der Bestimmung von Status-Positionen" (Schmitt/Esser 2009, 10).

## Storytelling

Eine weitere zentrale Technik des Improvisationstheaters ist das Storytelling. So sind die Spieler bestrebt, mit jeder dargestellten Szene eine Geschichte zu erzählen. Nach Johnstone (2002b) ist die Fähigkeit zum Geschichtenerzählen bei der szenischen Improvisation von wesentlicher Bedeutung, da anderenfalls lediglich Witze aneinandergereiht werden. Die Entwicklung einer Geschichte geht dabei immer von einer stabilen Plattform aus und entwickelt sich von dieser Beständigkeit hin zum Chaos (Lösel 2004). Dieses Chaos entspricht dem von Hausendorf/Quasthoff (1996) beschriebenen Planbruch und wird beim Improvisationstheater meist als „Kippen" bezeichnet.

In seinem Buch „Improvisation und Theater" legt Johnstone (2002a) seine Analyse von Geschichten dar. Hierbei rückt er den Inhalt in den Hintergrund, während der unmittelbare Zusammenhang der einzelnen Erzählinhalte eine Geschichte kennzeichnet. Dieses In-Verbindung-Setzen von Inhalten entspricht der Kohärenz der Linguistik. Um einer Geschichte diese Struktur zu verleihen, muss der Spieler „sich an vorangegangene Episoden erinnern und sie wieder in die Geschichte einführen" (Johnstone 2002a, 198). Diese Struktur lässt sich im Wesentlichen in drei Phasen einteilen:

- In der ersten Phase – dem Etablieren – werden die wesentlichen Elemente der Szene eingeführt und Stabilität und Alltag dargestellt. Dies entspricht in den unterschiedlichen Erzähltheorien der Einleitung oder auch Kulisse.
- In der zweiten Phase wird diese Stabilität durch das Kippen unterbrochen, was dem Planbruch entspricht.
- Die dritte und letzte Phase beendet die Geschichte, indem keine neuen Aspekte eingebracht werden, die in eine neue Geschichte führen, sondern vielmehr eine Brücke zum Anfang geschlagen wird (Lösel 2004).

Zur Einübung und Ausdifferenzierung dieser Struktur stehen unterschiedliche Formate zur Verfügung, wobei der Einsatz von Emotionen und das Spielen von Charakteren wesentlich zur Ausgestaltung von Geschichten beitragen. Hier steht erneut die Zusammenarbeit der Spieler im Mittelpunkt, denn die „Entwicklung einer Geschichte ist Aufgabe der Gruppe und nicht des Einzelnen“ (Vlcek 2003, 147).

Hier wird die Überschneidung von Improvisationstechniken und Kommunikation sowie kindlicher Spielentwicklung deutlich. Der Zusammenhang von Erzählfähigkeit und Pragmatik wurde bereits erläutert.

In den Ausführungen der Improvisationstechniken wurden Parallelen zur menschlichen Kommunikation verdeutlicht. Dies betrifft nicht nur die Kommunikation im Allgemeinen, sondern insbesondere die pragmatisch-kommunikativen Fähigkeiten.

Zusammenfassend zeigt sich deshalb, dass sich Inhalte und Vorgehensweisen des Improvisationstheaters in besonderer Weise zur Förderung pragmatisch-kommunikativer Fähigkeiten eignen, denn „es trainiert kommunikative Fähigkeiten und kann gezielt als Mittel zur Ausbildung kommunikativer Fähigkeiten eingesetzt werden“ (Wendlandt 2004a, 7).

# 6 Die Therapie pragmatischer Fähigkeiten mit Improvisationstechniken (PraFIT)

## 6.1 Inhalte und Methoden

Die Inhalte und Methoden der Therapie Pragmatischer Fähigkeiten mit Improvsations-Techniken (Therapie PraFIT) werden anhand der aktuellen Erkenntnisse zur sprachtherapeutischen Didaktik dargestellt. Wildegger-Lack (2011) unterscheidet diesbezüglich zwischen Makro-, Meso- und Mikroeinheit. Die Mikroeinheit bezieht sich auf eine Therapiestunde, während die Mesoeinheit den aktuellen Behandlungsfall (meist Einheiten à zehn Therapiestunden) angibt. Die Makroeinheit hingegen bezeichnet die Behandlung insgesamt, die alle Behandlungsintervalle sowie dazwischenliegende Phasen mit Behandlungspausen einbezieht. Da es sich bei der konzipierten Intervention der Studie zur Evaluation von PraFIT um eine festgelegte Anzahl an Behandlungseinheiten handelt, kann keine Aussage über die Makroeinheit gegeben werden. Nach einer Darstellung der Planung der Mesoeinheit wird auch die Feinplanung der Mikroeinheiten erläutert werden.

Die Inhalte und Methoden werden im Folgenden in Anlehnung an das Münchner-Modell (Reber/Schönauer-Schneider 2011) beschrieben, das von Wildegger-Lack/Reber (2014) auf die Sprachtherapie übertragen wird. Als Intention können folgende Therapieziele angegeben werden:

- Das kurzfristige Ziel ist die Verbesserung von Turn Taking, Blickkontakt, Fragehaltung, Wahrnehmung, Zuhörerverhalten sowie der sozialen Interaktion in der Gruppe, außerdem die Erweiterung des bestehenden Wortschatzes.
- Das mittelfristige Ziel der Intervention ist ein kompetenter Einsatz von Sprache im Alltag und eine verbesserte Erzählfähigkeit. Die Kinder sollen im Gespräch als gleichberechtigte Gesprächspartner auftreten können.
- Als langfristiges Ziel steht die Förderung der Teilhabe an der Gesellschaft im Mittelpunkt. In Anlehnung an Beyer (2002, 38) wird folgendes Ziel formuliert: „Die Verhaltensweisen des Kindes sollen sich so ändern, dass dessen Lebensqualität verbessert wird.“ Die Intervention soll den Kindern ermöglichen, durch einen kompetenten Einsatz von Sprache im sozialen Kontext im Alltag besser agieren zu können und damit beispielsweise Freundschaftsbeziehungen zufriedenstellend gestalten zu können.

In Übereinstimmung mit der zuvor dargestellten Literatur wurden als Methode Techniken des Improvisationstheaters gewählt. Durch das improvisierte Rollenspiel stehen hier das Zusammenspiel in der Gruppe, das Annehmen und Weiterentwickeln von Ideen und Angeboten sowie das Umsetzen des Offensichtlichen im Zentrum. Des Weiteren ist eine wichtige Methode der positive Umgang mit Fehlern.

Als Therapieinhalte dienen unterschiedliche Formate des Improvisationstheaters, deren konkrete Anleitung den Spielanweisungen zu entnehmen sind. Die Grobeinteilung wird anschließend innerhalb der Therapiebausteine erläutert. Als Vorgaben innerhalb der Formate dienen individuelle Vorschläge. Das können je nach Übungsformat Tiere, Berufe, Orte oder Handlungen sein (Achhammer 2014b). Sie werden entweder seitens des Therapeuten oder seitens der Gruppe in Hinblick auf Vorlieben und Übungsschwerpunkte des einzelnen Kindes gewählt.

Das zentrale Medium der Vermittlung stellt die Therapeutensprache dar. Hier gelten die üblichen Grundsätze einer einfachen Sprache mit kurzen Sätzen sowie Modellierungstechniken. Darüber hinaus gelten aber auch die Anforderungen an einen Gruppenleiter des Improvisationstheaters. Hier gilt es, eine offene und positive Haltung einzunehmen, die Fragen und Fehler begrüßt (Achhammer 2013; Spolin 2002).

Als Material steht eine Tafel zur Visualisierung von zentralen Inhalten zur Verfügung. Weitere Requisiten werden gemäß den Grundsätzen des Improvisationstheaters in der Regel nicht verwendet. Dies entspricht der natürlichen Entwicklung des komplexen Rollenspiels, bei dem nach Oerter (1999) der Umgang mit materiellen Gegenständen in den Hintergrund tritt, sobald Sprache zunehmend bedeutsamer wird.

Die Interaktion und Beziehungsgestaltung erfolgt im Rahmen einer ambulanten/fortlaufenden Gruppenintervention (Bühling 2013), wobei unterschiedliche Formen der Gruppenarbeit in Anlehnung an Katz-Bernstein (2002) verwendet werden. Die zentrale Lernform stellen das Rollenspiel sowie interaktive Gruppenübungen dar. Als Gruppengröße ist dabei eine Anzahl von fünf bis sieben Kindern anzustreben (Bühling 2013).

Im Bereich „Organisation“ wurde in der Studie (Achhammer 2014c) als Ort der Intervention die Schule mit einem separaten Raum gewählt, der möglichst eine freie Spielfläche enthalten sollte. Anderenfalls wird dieser freie Raum durch das Wegräumen der Bestuhlung oder der Tische hergestellt. Damit fügte sich die Intervention in den üblichen Schulablauf ein, sodass der 45-Minuten-Rhythmus übernommen wurde und eine Einheit dementsprechend mit insgesamt 90 Minuten geplant war. Hierbei war bei der Studie die Unterordnung hinter vorrangige Unterrichtseinheiten und Projekte, aber auch die Orientierung an Schulferien zu beachten. Die organisatorische Ankopplung an die Schule begründete sich durch die bereits bestehende soziale Gruppe, in der sich die Kinder täglich bewegen. Damit zielt die Intervention auf einen Transfer der Therapieinhalte auf die Klassengemeinschaft ab.

### Therapiebausteine

Die Einteilung der Therapiebausteine erfolgt auf drei Ebenen. Diese sind gleichzeitig stets in soziale Interaktion eingebettet ( → Abb. 14).

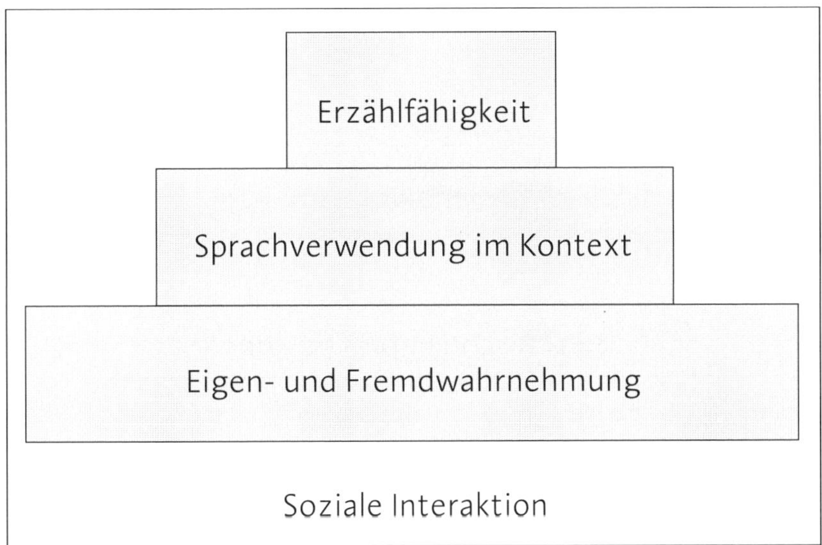


**Abb. 14:** Ebenen des Konzeptes PraFIT

Die erste Stufe und damit basale Grundlage bildet die Ebene „Eigen- und Fremdwahrnehmung“. Diese ist wiederum untergliedert in die Bausteine „Impuls nehmen und geben“, „Zusammenarbeit in der Gruppe“ und „Wahrnehmung“. Die einzelnen Formate und Erläuterungen der Übungen werden in → Kap. 6 beschrieben und erläutert.

Die zweite Ebene „Sprachverwendung im Kontext“ baut auf die erste auf und befasst sich schwerpunktmäßig mit Körpersprache und Emotion. Schließlich steht auf der dritten Ebene die Erzählfähigkeit („Storytelling“) im Fokus ( → Abb. 15).

Eingebettet ist die Intervention stets in die szenische Improvisation und damit in soziale Interaktion. Gleichzeitig erfolgt auf allen Ebenen eine Erweiterung des bestehenden Wortschatzes und eine Förderung der sprachlichen Fähigkeiten, die durch die Therapeutensprache nicht einem einzelnen Baustein allein zuzuordnen ist.

Betrachtet man nun die Zusammensetzung der Therapiebausteine des Interventionskonzeptes, so wird deutlich, dass sich die in → Kap. 1 beschriebenen Kontextarten widerspiegeln ( → Abb. 15). So ist der Inhalt der Bausteine „Impuls nehmen und geben“, „Wahrnehmung“ und „Emotion“ dem kognitiven Kontext zuzuordnen, während die Zusammenarbeit in der Gruppe den Sozialkontext beinhaltet.

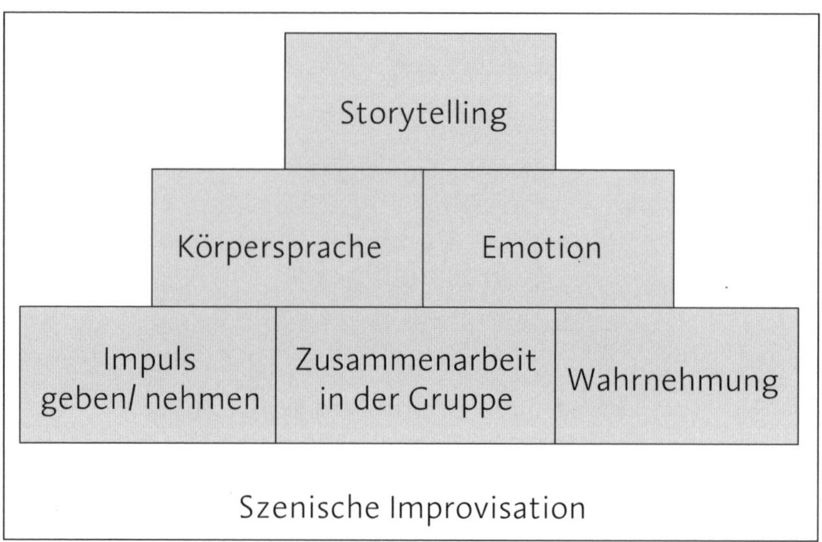


**Abb. 15:** Therapiebausteine des Konzeptes PraFIT

Körpersprache und Storytelling enthalten wiederum wesentliche Aspekte des sprachlichen Kontextes. Hieran wird deutlich, dass das entwickelte Verfahren alle Bereiche der pragmatisch-kommunikativen Störungen umfasst, wobei durch die Einbettung in eine natürliche Gruppe nicht auf der Ebene der Aktivitäten sondern gleichzeitig auch auf Ebene der Partizipation angesetzt wird (→ Kap. 1).

## Ablauf der Intervention

Ein mögliches Vorgehen ist das, das bei der Evaluationsstudie gewählt wurde (Achhammer 2014c). Die folgenden Erläuterungen beziehen sich auf den Ablauf der bei der Intervention der Studie praktiziert wurde.

Der Aufbau der Mesoeinheit der Intervention verläuft hierarchisch von den basalen Inhalten der Ebene Eigen- und Fremdwahrnehmung in einer allmählichen Steigerung hin zur Entwicklung der Erzählfähigkeit. So werden schrittweise immer mehr Inhalte der Ebenen 2 und 3 hinzugenommen, während Inhalte der Ebene 1 langsam in den Hintergrund treten. Mit Fortschreiten der Intervention nimmt der zeitliche Umfang der Übungen dieser Ebene ab.

Der Ablauf jeder Mikroeinheit hat eine feste Struktur, die stets gleichbleibend eingehalten wird. So beginnt jede Einheit mit einer Begrüßung der Gruppe im Stuhlkreis und einer anschließenden kurzen Erzählrunde. Darauf folgt eine Übersicht über die Inhalte der bevorstehenden Einheit. Daran schließt sich ein „Warm-up" an, das sowohl gleichbleibende, ritualisierte Elemente enthält, als auch auf die Inhalte der Einheit abgestimmte Elemente. Dem folgt eine erste Übungseinheit.

Hier werden zentrale Techniken eingeführt und zunächst in der Großgruppe mit allen Kindern erläutert und erprobt. Sobald diese Inhalte umgesetzt werden, erfolgt ein Üben in der Kleingruppe oder mit wechselnden Zweierkonstellationen bereits vor „Publikum", das sich aus den übrigen Gruppenmitgliedern zusammensetzt. Anschließend werden frühere Inhalte erneut aufgegriffen und mit den neu erworbenen Fähigkeiten verbunden. Zum Abschluss der Stunde erfolgt eine kurze Feedbackrunde. Hier werden jedem Schüler kurz die positiven Entwicklungen der Stunde widergespiegelt und ein Ausblick auf die Inhalte der folgenden Einheit gegeben. Dem folgt ein Abschlussritual, das die Einheit beendet.

Um die Vergleichbarkeit der einzelnen Gruppen zu wahren, wurden für die Studie (Achhammer 2014c) die zentralen Inhalte der jeweiligen Einheit im Vorfeld für alle Therapeuten festgeschrieben. Allerdings war es dem Therapeuten vorbehalten, bei besonderen Bedürfnissen der jeweiligen Gruppe mit der Schwerpunktsetzung der Inhalte in den einzelnen Stunden in Maßen davon abzuweichen.

## Didaktisch-methodisches Vorgehen

Als Methode wird bei der Therapie von pragmatisch-kommunikativen Störungen das Rollenspiel eingesetzt, da es das Erproben kommunikativer Situationen ermöglicht (Gutzwiller-Helfenfinger 2008). Da diese Spielform entwicklungspsychologisch an die altersgemäße Spielentwicklung von Schulkindern anknüpft, ist sie als besonders geeignete Spielform zu betrachten (Mogel 2008).

Der Aspekt der Rollenübernahme, bei dem es zu einem faktischen Hineinschlüpfen in die Rolle einer anderen Person kommt, ermöglicht durch das Ausprobieren neuer Verhaltensweisen die soziale Perspektivenübernahme (Gutzwiller-Helfenfinger 2008). Diese wird von Gutzwiller-Helfenfinger (2008, 231) beschrieben als

> „[…] eine integrale und notwendige Komponente erfolgreicher und adäquater sozialer Kommunikation und Interaktion. Sie bezeichnet die Fähigkeit, sich in die Gedanken und Gefühle anderer hineinzuversetzen und einen gegebenen Sachverhalt von verschiedenen Gesichtspunkten her zu betrachten."

Demnach ist das menschliche Spiel eine Tätigkeit, in der zwischenmenschliche Beziehungen nachgestaltet werden (Ėl' konin 2010). Mogel (2008, 3) bezeichnet Spielen sogar als „Kommunikation mit Gedanken/Dingen/Personen."

Folglich gibt es eine große Übereinstimmung zwischen den Bedürfnissen von Kindern mit pragmatisch-kommunikativen Störungen und der Spielform des Rollenspiels. Diese Kinder erhalten einen Rahmen, der das Hineinversetzen in die Perspektive des Spiel- bzw. Gesprächspartners fördert und darüber hinaus die Möglichkeit zu neuen Beziehungserfahrungen eröffnet.

Auf diese Weise werden soziale und kommunikative Kompetenzen gleichermaßen gefördert. Für die Therapie pragmatisch-kommunikativer Störungen erscheint die Einbeziehung von Rollenspielen deshalb essenziell. Die Konzeption als Gruppenintervention ist eine empfehlenswerte Rahmenbedingung, da die „[...] zunehmend unabhängige, erfolgreiche Teilnahme an altersgerechten sprachlichen Interaktionen gleichzeitig eines der schwierigsten wie auch wichtigsten Ziele einer Sprachtherapie" ist (Schelten-Cornish 2010, 294).

## Förderung der Pragmatik – Therapie in der Gruppe

Wie bereits dargelegt wurde, empfiehlt sich für den Einsatz von Rollenspielen bei der Therapie pragmatisch-kommunikativer Störungen eine Konzeption als Gruppenintervention. So gibt Eber (1979) an, pädagogische Improvisation werde grundsätzlich vor Publikum gespielt. Dieses Publikum setzt sich dabei aus den Teilnehmern einer gemeinsamen Gruppe zusammen (Ebert 1979). Diese Auffassung wird auch von Spolin (2002) unterstrichen. Der Zusammenhang zwischen Interaktion und Kommunikation betont Dohmen et al. (2009). Denn Kommunikation findet

> „in der Interaktion zweier oder mehrerer Kommunikationspartner statt, indem die beteiligten Personen wechselseitig Äußerungen austauschen, die in einem thematischen Bezug zueinander stehen" (Dohmen et al. 2009, 9).

Dies stellt die Bedeutung des Gesprächspartners heraus, weshalb Kommunikation nicht getrennt von sozialen Prozessen zu betrachten ist. Kinder mit Störungen auf pragmatisch-kommunikativer Ebene zeigen gerade hier Defizite, woraus negative Interaktionserfahrungen resultieren. Dies erschwert den Umgang mit gleichaltrigen Peers. Die daraus folgende Isolation zieht wiederum einen Mangel an Gelegenheiten für die Einübung eines effektiven Umgangs mit Peers nach sich (Timler 2005b).

Dies unterstreicht die Bedeutung der Einbeziehung Gleichaltriger in Form einer Gruppenintervention. Dies beschreibt Baumgartner treffend (2008, 134):

> „Kinder mit Sprachstörungen, die Ausgrenzung oder Ablehnung erfahren, die Einsamkeit und soziale Angst kennen gelernt haben, benötigen in besonderem Maße umfangreiche Freundschaftsbeziehungen und alternative partizipative Erfahrungen in der Gruppe Gleichaltriger."

Die Gestaltung der Intervention als Gruppensetting verfolgt das Ziel, betroffenen Kindern eine Gelegenheit zur Erfahrung mit Peers zu ermöglichen und diese im therapeutischen Prozess zu nutzen, um daraus eine positive Begegnung zu machen

(Achhammer 2013; Bühling 2013). Dazu ist es von Bedeutung, den Kindern durch das gemeinsame Spielen eine alternative Beziehungserfahrung zu ermöglichen. Dies ist wichtig, da sich die pragmatisch-kommunikative Störung u. a. durch misslingende Peerinteraktionen ausdrückt. Ein weiterer Grund ist der zunehmende Einfluss der Peergroup auf das Verhalten von Schulkindern (Dannenbauer 2002b; Katz-Bernstein 2002). Neben der Erfahrung alternativer Rollenmodelle, lässt das Lernen in der Gruppe aber auch eine Orientierung an alternativen Sprachmodellen zu (Bühling 2013). Dadurch ermöglicht dieser Rahmen den Erwerb altersgemäßen Rollenverhaltens. Nach Baumgartner (2008) stellt das Gruppensetting damit eine ideale Voraussetzung zum Erwerb pragmatischer und kommunikativer Fähigkeiten dar.

Bekannt ist das Gruppensetting schon länger und wird „[...] entwicklungspsychologisch als ‚sozialer Übungsraum' zwischen der dyadischen Kommunikation zur sozialen Interaktion verstanden" (Subellok/Katz-Bernstein 2012, 344). Dennoch wird nur vereinzelt Gebrauch von dieser Interventionsform gemacht, was vermutlich auf die Besonderheiten gegenüber der Einzelintervention zurückzuführen ist. Zwar ermöglicht die Gruppensituation Erfahrungen bezüglich der Gestaltung von Interaktion, sie stellt damit den Therapeuten jedoch vor die Aufgabe, Gruppenprozesse einzuplanen und zu berücksichtigen, um diese für die Intervention konstruktiv nutzbar zu machen (Achhammer 2013). Dabei bietet dieses Setting verschiedene Möglichkeiten, auf unterschiedlichen Ebenen zu arbeiten. In Zusammenhang mit Stottertherapie hat sich Katz-Bernstein (2002) ausführlich mit Gruppeninterventionen befasst und unterscheidet dabei:

- themenzentrierte Arbeit,
- personenzentrierte Arbeit,
- gruppenspezifische Arbeit und
- Kleingruppenarbeit.

Diese Ebenen werden in Bezug auf das vorliegende Therapiekonzept verdeutlicht (Achhammer 2013).

Themenzentrierte Arbeit dient zur Besprechung und Erarbeitung bestimmter Themen und Inhalte (Katz-Bernstein 2002). Dies findet Anwendung bei der Verdeutlichung von Techniken oder Strukturen, wie beispielsweise der Aufbau einer Geschichte oder zur Einführung neuer Spiele. Dabei werden die relevanten Punkte vom Therapeuten erklärt oder kurz vorgespielt, um die wichtigsten Inhalte zu veranschaulichen. Der Therapeut wirkt dabei nicht nur als Rollenvorbild, sondern spricht durch das Darstellen mehrere verschiedene Wahrnehmungsbereiche der Kinder gleichzeitig an, was die Verarbeitung und Speicherung der Inhalte unterstützt (Achhammer 2013).

Es gilt jedoch zu beachten, dass das Vorspielen sparsam eingesetzt werden sollte, um die Kinder nicht zu beeinflussen und sie nicht dadurch in ihrer individuellen Problemlösung zu beschränken (Spolin 2002).

Bei der personenzentrierten Arbeit wird in Gegenwart der Gruppe Einzelarbeit vollzogen (Katz-Bernstein 2002). Dabei erfolgt eine Anknüpfung an die individuellen Förderbereiche eines Kindes.

Dies kann beispielsweise erforderlich sein, wenn ein Kind sich weigert, andere Spielpartner aus der Gruppe zu akzeptieren, oder Vorschläge anderer offen ablehnt. Ein solches „Thema" wird aufgegriffen und mit dem Kind daran „gearbeitet". In diesem Beispiel wäre es zu ermuntern, sich auf die neue Situation einzulassen und eine neue Situation auszuprobieren, wobei stets das Feedback der Gruppe einbezogen und thematisiert wird.

Personenzentrierte Arbeit kommt jedoch nicht nur in Konfliktsituationen zum Einsatz, sondern ist immer gegenwärtig, wenn die Kinder allein oder in Zweiergruppen vor der restlichen Gruppe vorspielen.

Auf die Gruppe als Gesamtes zielt die gruppenzentrierte Arbeit ab (Katz-Bernstein 2002). Dies ist bei Formaten wie den „Klatschkreisen" oder der „Diashow" der Fall. Durch die Aktivierung der gesamten Gruppe wird die Verantwortung für das Gelingen der Übung gleichmäßig auf alle Beteiligten verteilt. Dies bestärkt gerade unsichere Kinder und fördert damit den Gruppenzusammenhalt.

Der Einsatz von Kleingruppenarbeit erfolgt meist zur Erprobung und zum Einüben von Techniken (Achhammer 2013). Hier erhalten jeweils zwei bis maximal drei Kinder eine klar umrissene Aufgabe, die sie miteinander umsetzen sollen. Der Therapeut behält dabei alle Kleingruppen im Blick und gibt abwechselnd jeder Gruppe Feedback (Katz-Bernstein 2002).

## 6.2 Allgemeine Hinweise

Die Therapie PraFIT spricht Kinder mit pragmatisch-kommunikativen Störungen auf verschiedenen Ebenen an, die miteinander in Interaktion stehen. So wird aufgrund der Gruppensituation bei allen Inhalten stets die soziale Interaktion miteinbezogen. Dies ist oftmals nicht bewusst. Die Gruppensituation stellt zudem Anforderungen an Therapeuten, die über die Arbeit in Einzeltherapie hinausgehen.

> Neben den Inhalten der Einheiten wirken stets auch Gruppenprozesse, die die therapeutische Arbeit beeinflussen können. Hier sind die Wahrnehmung und das Einfühlungsvermögen des Therapeuten gefragt, um diese Prozesse für den Therapieerfolg nutzbar zu machen.

Bei dem Konzept handelt es sich nicht um eine genau einzuhaltende Reihenfolge, sondern um eine grobe Richtlinie. Die Besonderheit und das Herzstück stellt die Improvisation dar – in inhaltlicher Form und als Grundprinzip der Vorgehensweise. Demnach ist es unerlässlich, die Bedürfnisse und die Entwicklung der einzelnen Teilnehmer stets wachsam im Auge zu behalten, um die jeweiligen Schwerpunkte danach individuell auszurichten. Das erfordert von der Therapeutin nicht nur eine genaue Wahrnehmung der Entwicklungsschritte, sondern vor allem großes therapeutisches Können und damit eine genaue Kenntnis des Störungsbildes und der Spielformen.

In diesem Sinne bedeutet „improvisiert“ keineswegs „unvorbereitet“, sondern vielmehr „nicht bis ins letzte Detail festgelegt“.

Voraussetzung für die Durchführung ist ein Raum mit freier Fläche, möglichst ohne ablenkende Einrichtungsgegenstände. Optimal wäre es, wenn ein Bereich des Raumes zur Bühne erklärt werden kann. Dieser ist am besten durch klare Begrenzungen definiert, sodass sichtbar ist, an welcher Stelle die Bühne betreten wird.

Für den durchführenden Therapeuten empfiehlt es sich, selbst praktische Erfahrungen mit dem Improvisationstheater zu sammeln, um so einen Blick dafür zu entwickeln, worauf es bei den jeweiligen Spielen ankommt. Dies gewährleistet, dass der Therapeut angemessen eingreifen, aussagekräftiges Feedback geben und somit die Entwicklung der Kinder effektiv unterstützen kann.

## Zum Umgang mit Fehlern

Die Erlaubnis, Fehler machen zu dürfen, widerspricht unseren alltäglichen Erfahrungen. Wir alle sind davon geprägt, Erwartungen unserer Mitmenschen erfüllen und Anforderungen der Gesellschaft entsprechen zu wollen. Wir wollen alles richtig machen und Fehler vermeiden, damit unsere Leistungen und Fähigkeiten zur Geltung kommen. Diese Haltung steht allerdings einem kreativen und sensiblen Gruppenprozess ganz klar im Wege. Und auch neue Lernerfahrungen werden dadurch deutlich erschwert. Denn neue Fähigkeiten zu erwerben bedeutet zwangsläufig auch, Fehler zu machen.

Beim Improvisationstheater werden Fehler willkommen geheißen. In diesem Sinne erhalten Spieler beim Misslingen einer Aufgabe in einer einführenden Übung (Spiel I.3 „Klatschkreis nacheinander“) Applaus vom Rest der Gruppe. Auf diese Weise werden Hemmungen abgebaut, sodass eine lockere Atmosphäre entsteht, die das Experimentieren mit neuen Erfahrungen erlaubt.

Gerade Kinder mit pragmatisch-kommunikativen Störungen die aufgrund ihrer inadäquaten Redebeiträge häufig negative Rückmeldungen bekommen, benötigen eine geschützte Atmosphäre, in der Fehler erlaubt sind.

Zudem ist diese Stimmung für kreatives Arbeiten von immenser Bedeutung, denn so bleibt der Spaß auch in herausfordernden Situationen erhalten. Es geht für die Kinder nicht – wie in so vielen anderen Lernsituationen – primär darum, so zu handeln, wie es vermeintlich erwartet wird, sondern darum, ihre Potenziale zu entwickeln. Eine solche positive Lernumgebung fördert die Lernerfahrungen auf besondere Weise.

Gerade für Erwachsene ist dieser positive Umgang mit Fehlern ungewohnt. Es herrscht die Vorstellung, dass man sich dann nicht mehr darum bemüht, Ziele zu erreichen. Tatsächlich ist dies bei Kindern gelegentlich der Fall. Jeder Fehler bedeutet schließlich auch Aufmerksamkeit, und für manche Kinder ist es so verlockend, Aufmerksamkeit zu erhalten, dass es keine Rolle mehr spielt, wofür. Doch statt Fehler zu unterbinden, ist es viel wichtiger, sich die Frage zu stellen, ob diesen Kindern nicht eine bessere Möglichkeit gegeben werden kann, Aufmerksamkeit zu erhalten.

Oftmals lassen sich Kinder motivieren, indem das Gelingen einer Sequenz betont wird. Früher oder später haben sie dann mehr Interesse daran, zum Gelingen beizutragen, als eine Szene zum Scheitern zu bringen.

Trotz solcher Fälle sollte der Therapeut das Fehlermachen erlauben. Gleichzeitig ist hier aber das therapeutische Vorbild von besonderer Bedeutung, denn die Kinder lernen von dem vorgelebten Umgang mit Fehlern.

> Der Therapeut sollte darauf achten, selbst positiv mit eigenen Fehlern umzugehen, sie nicht zu vermeiden, sondern locker zu bleiben wenn ihm selbst welche unterlaufen. Diese Haltung fällt Erwachsenen für gewöhnlich sehr schwer. Hier empfiehlt es sich, eigene Erfahrung zu sammeln.

### Therapiebausteine der Studie

Die theoretische Konzeption der Ebenen und der Therapiebausteine von Therapie PraFIT wurde bereits erläutert. Die Therapiebausteine decken drei therapeutische Ebenen ab, die den unterschiedlichen Fähigkeiten entsprechen, die für eine gelingende Kommunikation erforderlich sind. Dies schließt sprachliche, pragmatische und soziale Fertigkeiten ein. Die einzelnen Ebenen sind in etwa den verschiedenen Kontextarten zuzuordnen – dem sozialen Kontext, dem Sachkontext und dem sprachlichen Kontext.

Dabei empfiehlt es sich, mit der untersten Ebene „Fremd- und Eigenwahrnehmung“ zu beginnen. Hier finden sich grundlegende Übungen zur Zusammenarbeit in der Gruppe und Übungen zur Verbesserung der Wahrnehmung, sowie zum Aufnehmen und Weitergeben von Impulsen. Ein Impuls kann beispielsweise eine Bewegung, eine Geste, ein Klatschen etc. sein.

Daran schließt sich die zweite Ebene „Sprachverwendung im Kontext“ an. Hier finden Übungen zu den Bereichen Körpersprache und Emotionen ihre Anwendung. Alle Fähigkeiten, die auf diesen Ebenen erarbeitet wurden, kommen in Ebene III beim Geschichtenerzählen zum Tragen. Hier werden Strategien zum Storytelling gezielt und kleinschrittig vermittelt.

Es empfiehlt sich eine Vorgehensweise aufbauend von Ebene I zu Ebene III. Die individuelle Zusammenstellung der Bausteine und das jeweilige Vorgehen sind jedoch an der Bedürfnislage der Kinder auszurichten und damit stets flexibel zu gestalten.

Die vorliegende Therapieanleitung ist damit nicht als eine weitere Übungssammlung für Improvisationsspiele gedacht, sondern konkret auf die Zielgruppe der Kinder mit pragmatisch-kommunikativen Defiziten zugeschnitten. Nach jeder Erläuterung eines Spiels findet sich deshalb ein Abschnitt, der die Besonderheiten dieser Zielgruppe beleuchtet.

Da der Urheber der verwendeten Spiele oft nicht mehr festzustellen ist und diese einem steten Wandel unterworfen sind, sind sie üblicherweise nicht mit Copyright oder Quellenangaben versehen (Dörger/Nickel 2008). So wird auch in vorliegender Therapieanleitung verfahren. Zur Vertiefung werden jedoch Literaturhinweise gegeben, die einer weiteren Auseinandersetzung mit den Inhalten des Improvisationstheaters dienen. In den angegebenen Büchern sind viele der aufgeführten Spiele wiederzufinden.

## Hinweis zu den Therapiespielen

Der Aufbau der einzelnen Therapiestunden folgt einem gleichbleibenden Schema: Zu Stundenbeginn erfolgen zunächst eine Begrüßung der Kinder und eine kurze Erzählrunde. Dabei geht die Therapeutin auf mögliche Probleme beim Erzählen mit Techniken der Modellierung ein. Anschließend gibt sie einen Überblick über die Inhalte der kommenden Einheit.

Darauf folgt eine erste Sequenz, die als Warm-up dient. Hier werden überwiegend Übungen der Ebene I „Eigen- und Fremdwahrnehmung" durchgeführt. Danach schließt sich eine Phase an, in der die zentralen Inhalte der jeweiligen Therapieeinheit vermittelt und geübt werden. Hierzu werden je nach Zielsetzung schwerpunktmäßig Formate aus einer der drei Ebenen herangezogen. Dabei werden die Übungen in der Regel erst in der Großgruppe eingeführt, bevor sie dann in Kleingruppen oder Zweierkonstellationen geübt und vertieft werden. Bei diesen Übungen ist es wichtig, die Kinder zu ermuntern, kooperativ zusammenzuarbeiten.

Des Weiteren ist es förderlich, eine offene Fragehaltung im Sinne des Monitoring des Sprachverstehens einzuführen. So soll jedes Kind Missverständnisse offen zum Ausdruck bringen und Fragen stellen. Diese Haltung sollte der Therapeut stets positiv verstärken.

Nach einem ersten Einüben der Stundeninhalte werden vorangegangene Übungen nochmals aufgegriffen und die erlernten Fähigkeiten in bereits bekannten Spielen angewendet. Somit findet immer wieder ein Transfer in unterschiedliche Kontexte statt. Außerdem ermöglicht dies ein kleinschrittiges Vorgehen, bei dem die Anforderung allmählich gesteigert wird.

Zeigt sich im Verlauf einer Übung, dass zentrale Inhalte aus vorangegangenen Sequenzen noch nicht beherrscht werden, empfiehlt es sich, einen Schritt zurückzugehen und diese zu wiederholen.

Im Folgenden werden die einzelnen Spielformate so beschrieben, wie sie innerhalb der Studie umgesetzt wurden. Es wird die jeweils einfachste Variante des Spiels erläutert, außerdem werden mögliche Steigerungsformen aufgeführt. Besondere Erfahrungen im Zusammenhang mit dem Störungsbild der pragmatisch-kommunikativen Störungen werden dabei als Hinweis/Besonderheit reflektiert.

In der Regel arbeitet das Improvisationstheater ohne Requisiten. Sofern Material für die Durchführung eines Übungsformats erforderlich ist, wird darauf explizit hingewiesen.

Um den Anfang und das Ende einer Übung zu markieren empfiehlt es sich vor allem bei den Formaten der dritten Ebene, die Rituale des Improvisationstheaters zu übernehmen.

Zum Start der Szene gibt der Therapeut folgendes Kommando: „Und wir zählen ein mit …!" Daraufhin ruft die Gruppe gemeinsam: „Fünf, vier, drei, zwei, eins. Los!", und die Szene beginnt.

Das Beenden der Szenen erfolgt über einen gemimten Vorhang. Dieser kann sowohl von den Spielern selbst als auch vom Spielleiter ausgeführt werden und markiert das Ende der Szene, woraufhin die Spieler von der Gruppe Applaus erhalten und sich in der Bühnenmitte dafür verbeugen. Wenn es Zeit ist, die Szene zu beenden, ruft der Spieler bzw. die Therapeutin „Vorhang!". Dann wird der Vorhang gemimt, indem jeder an der Szene beteiligte Spieler einen Arm von oben langsam nach unten und Richtung Bühnenmitte hin führt. Dabei beschreibt er mit seinem Arm einen Halbkreis.

## 6.3 Spiele zur Therapieebene I

Diese Ebene stellt die Basis einer Intervention dar und fördert basale Fähigkeiten wie Wahrnehmung, Blickkontakt, Aufnehmen und Weitergeben von Impulsen und die Zusammenarbeit in der Gruppe. Durch diese Fähigkeiten werden die Interaktion gefördert und die Grundlagen für gelingende Kommunikation gelegt. Im Improvisationstheater stehen diese Einheiten meist am Anfang eines Trainings als Warm-up. Sie eignen sich gut als Einstimmung und Vorbereitung für anschließende Einheiten.

Die Anforderung und die Komplexität der Spiele sind bewusst einfach gehalten, um die Motivation gerade zu Beginn der Einheit zu gewährleisten und den Kindern Erfolgserlebnisse zu ermöglichen. Trotzdem empfiehlt es sich, den Kindern gegebenenfalls transparent zu machen, auf welche Qualität es in der jeweiligen Aufgabe ankommt und dass diese eine wichtige Fähigkeit darstellt. Anderenfalls fühlen sich die Kinder schnell unterfordert, was die Motivation der Gruppe reduzieren kann. Um das Ziel der Intervention für die Kinder zu verdeutlichen, hilft es häufig, ihnen zu erzählen, dass diese Spiele auch von Schauspielern gemacht werden, um gut zusammenarbeiten zu können.

Außerdem ist es von großer Bedeutung, auch hier wertschätzend mit Fehlern umzugehen. Deshalb gibt es eine einführende Übung (I.3 „Klatschkreis nacheinander"), in der Applaus gespendet wird, wenn einem Teilnehmer der Einsatz zum Klatschen misslingt.

Alle erläuterten Übungen lassen sich beliebig miteinander kombinieren und nach Bedarf leichter oder schwieriger gestalten. Hier ist das Einfühlungsvermögen des durchführenden Therapeuten gefragt, um die Bedürfnisse der Gruppe und die Erfordernisse der Situation richtig einzuschätzen.

## Spiel I.1: Ausschütteln

**Material:** –
**Ziele:** Wahrnehmung des Körpers; Ritual zu Beginn der Stunde

### *Anleitung*

Die Gruppe steht mit etwas Abstand zueinander im Kreis. Nacheinander werden alle vier Gliedmaßen ausgeschüttelt: Begonnen wird mit dem rechten Bein. Daran schließt sich das linke Bein, der rechte Arm und zuletzt der linke Arm an. In der ersten Runde werden alle vier Körperteile je siebenmal ausgeschüttelt, wozu die Gruppe laut von eins bis sieben mitzählt. Nach dieser Runde wird wieder mit dem rechten Bein begonnen, nun wird jedoch nur jeweils sechsmal ausgeschüttelt. So wird Runde um Runde verfahren, wobei in jedem Durchgang einmal weniger ausgeschüttelt wird. Dies wird fortgesetzt, bis man bei einmal Ausschütteln angekommen ist.

Durch die körperliche Aktivierung wird ein klarer Anfangspunkt für die Stunde gesetzt. Dabei ist das gleichzeitige Ausschütteln und laute Zählen nicht nur motivierend, sondern stärkt auch das Gruppengefühl.

Sofern die Kinder lockere Hausschuhe oder Sandalen tragen, empfiehlt es sich, diese vorher ausziehen zu lassen; das Ausschütteln der Füße birgt großen Aufforderungscharakter zum Wegschleudern der Schuhe, was andere Kinder leicht verletzen könnte.

### *Förderschwerpunkt bei Kindern mit PKS*

Da Kinder mit PKS häufig Probleme haben, Sozialkontakte herzustellen und aufrechtzuerhalten, ist dieses Spiel zur Gruppenzusammenführung ein wichtiger Aspekt zu Stundenbeginn. Es erfreut sich gerade durch den geringen Anspruch und den fehlenden Leistungsdruck großer Beliebtheit.

## Spiel I.2: Theatergeräusche

**Material:** –
**Ziele:** Hinführung zur Thematik Theaterspielen; Imaginieren und Imitieren einer Theateraufführung

### *Anleitung*

Die Gruppe steht im Kreis, während der Spielleiter den Ablauf einer Theateraufführung beschreibt. Die Kinder spielen dabei das Publikum, das an bestimmten Stellen applaudiert, lacht, sich unterhält etc. Als Beispiel wird im Folgenden ein mögliches Setting beschrieben.

Spielleiter: *„Wir sind im Kasperltheater. Gleich beginnt die Vorstellung. Aber der Vorhang ist noch unten (mit Händen anzeigen, Hände sind noch unten). Das Publikum ist schon da und unterhält sich noch."*

Die Kinder unterhalten sich, während der Spielleiter fortfährt.

Wenn sich der Vorhang hebt (mit Armen pantomimisch anzeigen), setzt der Applaus ein.

Der Spielleiter hebt langsam die Arme, und die Kinder beginnen zu klatschen.

Spielleiter: *„Nun ist der Kasperl auf der Bühne, und er ruft: ‚Seid ihr alle da?'"*

Die Kinder rufen: *„Jaaa!"*

Spielleiter: *„Da passiert dem Kasperl plötzlich was Lustiges. Alle müssen lachen."*

Die Kinder lachen.

Spielleiter: *„Plötzlich kommt das Krokodil und will den Kasperl auffressen. Aber er sieht das Krokodil nicht. Die Kinder rufen, dass er aufpassen soll."*

Die Kinder rufen.

Spielleiter: *„Der Kasperl ist dem Krokodil entwischt. Alle sind froh, und als das Theater zu Ende ist, klatschen alle."*

Die Kinder geben Applaus.

Nach diesem Muster kann eine beliebige Theatergeschichte erzählt werden. Es sollten dabei verschiedene Elemente des Theaterbesuchs wie Unterhaltungen, Klatschen, Lachen, Seufzen u. a. einbezogen werden.

Da ein Theaterbesuch für die meisten Kinder nichts Alltägliches ist, sind die einzelnen Elemente vorher abzusprechen. Dies kann gleichzeitig zur Wortschatzförderung verwendet werden.

### *Förderschwerpunkt bei Kindern mit PKS*

Das Spiel dient als Heranführung an die Inhalte der Intervention, die gleichzeitig besprochen werden können. Hier kann außerdem eine kurze Erläuterung erfolgen, was Improvisationstheater ist und warum die folgenden Übungen gemacht werden.

## Spiel I.3: Klatschkreis nacheinander

**Material:** –
**Ziele:** Herstellen und Aufrechterhalten von Blickkontakt; Zusammenarbeit in der Gruppe; Wahrnehmung, Aufnahme und Weitergabe von Impulsen

### *Anleitung*

Bei dieser Warm-up Übung geht es um die Aufnahme und Weitergabe von Impulsen sowie um Aufmerksamkeit und Bereitschaft zur Zusammenarbeit. Die Anforderung an die Schüler ist gering.

Alle Teilnehmer stehen im Kreis. Der Klatschimpuls wird der Reihe nach im Kreis weitergegeben. Der Spieler, der beginnt, sendet ein Klatschen zu seinem Nachbarn. Dazu nimmt er zum Empfänger zunächst Blickkontakt auf und sendet dann den Klatschimpuls weiter. Der Nachbar wiederum nimmt den Impuls auf, indem er das Klatschen wiederholt und wendet sich seinerseits an den nächsten Nachbarn. Auch hier wird zunächst Blickkontakt aufgenommen, bevor der Klatschimpuls weitergesendet wird. Er wird vom Nächsten wiederum erst aufgenommen, bevor er weitergesendet wird. So wandert das Klatschen im Kreis.

Sobald der Ablauf etabliert ist, kann die Therapeutin die Anforderung erhöhen, indem sie einen gleichmäßigen Klatschrhythmus einfordert, d. h., dass der Zeitabstand zwischen den Klatschimpulsen gleich bleibt wie beim gleichmäßigen Ticken einer Uhr. Dabei geht es nicht um die Schnelligkeit, sondern um den gemeinsamen Rhythmus, den die Gruppe zu bewältigen in der Lage ist.

### *Steigerungsmöglichkeit*

Das Klatschen wird nun nicht mehr der Reihe nach weitergegeben, sondern in beliebiger Reihenfolge durch den Raum gesendet. Hier kommen nun die Aufmerksamkeit und der Blickkontakt besonders zum Tragen, denn es können nur Personen angeklatscht werden, die bereit sind und dies mit Blicken signalisieren. Wer nicht aufpasst, bekommt es womöglich nicht mit, wenn er „angefunkt“ wird. So kann der Rhythmus schnell verloren gehen. Die Aufmerksamkeit muss dabei von beiden Seiten vorhanden sein, sowohl auf Seiten des Senders als auch auf Seiten des Empfängers. Beide müssen zusammenarbeiten, damit der Impuls weitergegeben werden kann und das Spiel weiterläuft.

Wichtig ist, dass derjenige, der seinen Einsatz verpasst, nicht zurechtgewiesen wird, sondern in die Mitte gehen darf und von seinen Mitspielern einen Applaus bekommt. Anschließend wird „gemischt“, d. h. alle Spieler nehmen im Kreis neue Plätze ein und eine neue Runde beginnt. Dies unterstützt den positiven Umgang mit Fehlern und verringert die Angst vor dem Scheitern.

Der Therapeut sollte aufmerksam für die Körperhaltung der Teilnehmer sein. Sind alle locker und entspannt bei der Sache? Oder zeigen sich Anspannungen? Dies kann ein Hinweis darauf sein, dass die Teilnehmer noch nicht bereits sind, Fehler zuzulassen. In diesem Fall sollte nochmals darauf hingewiesen werden, dass

Fehler erlaubt und willkommen sind. Führt dies zu keiner Besserung, so müssen eventuell die Anforderungen gesenkt und beispielsweise das Tempo verlangsamt werden.

Der Therapeut darf gegebenenfalls auch selbst mal einen Fehler machen und dabei locker bleiben. Das entspannt die Teilnehmer, sollte aber nicht offensichtlich absichtlich passieren.

### *Förderschwerpunkt bei Kindern mit PKS*

Blickkontakt herzustellen und zu halten fällt nicht nur sprachentwicklungsgestörten Kindern schwer, sondern zeigt sich auch als Symptom von Kindern mit pragmatisch-kommunikativen Störungen. Doch ist die Bedeutung von Blickkontakt üblicherweise schwer zu vermitteln, ohne dass es künstlich wirkt.

Dieses Spiel verdeutlicht die Wichtigkeit dieser basalen Kommunikationskompetenz sehr eindrucksvoll: Wer nicht aufpasst oder keinen Blickkontakt aufnimmt, verpasst bestenfalls seinen Einsatz oder wird im schlimmsten Fall nicht mehr einbezogen, weil die Gruppe an einem reibungslosen Ablauf interessiert ist. Im ersten Fall kommt die Rückmeldung von der Gruppe. Wer einen Fehler macht, bekommt Applaus. Dieser positive Umgang mit einem Scheitern ist dabei sehr zentral. Einerseits wird zwar die Aufmerksamkeit auf den Fehler gelenkt, andererseits wird aber eine positive Atmosphäre geschaffen, in der ausprobiert werden darf und ein Scheitern möglich ist, ohne als Person abgelehnt zu werden. Dies ist gerade im Hinblick auf die Selbstwertproblematik dieser Kinder bedeutsam.

Wird ein Kind nicht mehr „angeklatscht", weil es keinen Blickkontakt herstellen kann oder gruppendynamische Prozesse dazu führen, so ist ein sensibles Eingreifen der Therapeutin notwendig. In diesem Fall ist es an ihr, dem Kind eine Rückmeldung zu geben, warum es nicht mehr adressiert wird. Dabei ist es wichtig, dem Kind eine Hilfestellung zu geben, wie es die Situation ändern kann – beispielsweise mit mehr Blickkontakt.

Hat sich in der Gruppe eine Dynamik entwickelt, dass einige Kinder nur noch unter sich klatschen, so muss die Therapeutin ihnen Rückmeldung geben und ihnen mitteilen, dass das nur für die Teilgruppe lustig, für den Rest der Gruppe, der nicht einbezogen ist, dagegen langweilig ist. Wichtig ist aber die Zusammenarbeit der ganzen Gruppe.

## Spiel I.4: Klatschkreis gleichzeitig

**Material:** –
**Ziele:** Herstellen und Aufrechterhalten von Blickkontakt; Zusammenarbeit in der Gruppe; Wahrnehmung, Aufnahme und Weitergabe von Impulsen

### *Anleitung*

Eine einfache Variation des Klatschspiels: Die Grundlagen entsprechen denen des „Klatschkreises nacheinander". Alle stehen im Kreis. Ziel ist es wiederum, ein Klatschen zunächst der Reihe nach weiterzugeben. Der Unterschied ist hier, dass der Impuls nicht erst aufgenommen wird, bevor er weitergegeben wird, sondern Sender und Empfänger klatschen gleichzeitig. Somit wird der Zeitrahmen für die Reaktion deutlich geringer, weshalb die Spieler hier noch mehr auf Aufmerksamkeit und Blickkontakt angewiesen sind. Jeder Spieler muss bei der Sache sein und das Klatschen verfolgen, damit er mitbekommt, wann das Klatschen zu ihm gesendet wird, und bereit ist, es aufzunehmen. Wann das gemeinsame Klatschen erfolgt, wird über Blicke und über Körpersprache verdeutlicht.

### *Steigerungsmöglichkeit*

Sobald das Klatschen der Reihe nach gelingt, kann auch hier die Anforderung gesteigert werden, indem der Impuls nun in beliebiger Reihenfolge durch den Raum gegeben wird. Dies kann so weit gehen, dass die Plätze im Kreis verlassen werden und die Kinder bei der Übung frei im Raum laufen, während sie gleichzeitig das Klatschen weitergeben.

Um die Anforderungen zu erhöhen, kann auch das Tempo beim Klatschen schrittweise gesteigert werden. Wie schnell kann das gleichzeitige Klatschen noch umgesetzt werden?

Auch hier ist die Körpersprache der Kinder ein Indiz für die erfolgreiche Durchführung der Einheit. Übermäßige Anspannung kann ein Hinweis auf das Bemühen sein, nicht zu scheitern. Des Weiteren gibt diese Übung Aufschluss über das Rhythmusgefühl der Kinder. So ist ein fester Rhythmus normalerweise eine gute Hilfestellung für den gleichmäßigen Einsatz des Klatschens.

### *Förderschwerpunkt bei Kindern mit PKS*

Die Signale für das Klatschen zu erfassen, ist eine hohe Anforderung für Kinder mit Sprachstörungen, da dabei mehrere Hinweise gleichzeitig verarbeitet werden müssen. Zum einen muss die Aufmerksamkeit beim jeweiligen Klatschen sein, auch während man nicht an der Reihe ist. Zum anderen soll der Teilnehmer Blickkontakt aufnehmen, um den Impuls zu erfassen und gleichzeitig die körpersprachlichen Signale zu verarbeiten, sodass zur gleichen Zeit geklatscht werden kann. Bei dieser Zielgruppe kommen häufig Aufmerksamkeitsprobleme hinzu, die das Verweilen bei der Aufgabe erschweren.

## Spiel I.5: Sip Säp Sop

**Material:** evtl. Tafel und Kreide zum Aufschreiben der Silben; alternativ Zettel und Stift, um den Kindern als Erinnerungshilfe das Schriftbild der Silben zu geben

**Ziele:** Herstellen und Aufrechterhalten von Blickkontakt; Zusammenarbeit in der Gruppe; Wahrnehmung, Aufnahme und Weitergabe von Impulsen; Wahrnehmen und Einhalten einer Reihenfolge

### *Anleitung*

Das Prinzip von „Sip Säp Sop" ist dem des Klatschkreises sehr ähnlich. Nur werden hier statt eines Klatschimpulses die drei Silben „Sip", „Säp" und „Sop" in der stets gleichen Reihenfolge weitergegeben: Der erste Spieler sagt „Sip", der nächste „Sop" usw. Als visuelle Unterstützung wird die jeweilige Silbe mit einer Handgeste weitergegeben. Auch hier erfolgt die Weitergabe zunächst der Reihe nach im Kreis, wobei wieder die Aufnahme des Blickkontaktes wichtig ist.

### *Steigerungsmöglichkeiten*

Sobald das Weitergeben im Kreis gut gelingt, kann die Anforderung gesteigert werden. Hierzu wird die Reihenfolge weggelassen, sodass die Silbe an einen beliebigen Mitspieler im Kreis gesendet werden kann. Dann ist dieser dran und sendet die folgende Silbe an einen beliebigen Mitspieler usw.

Mit diesem Spiel wird die nonverbale Ebene verlassen und erstmals „Sprache" in Form von Nonsenssilben einbezogen. Dabei gilt es, die Reihenfolge der Silben wahrzunehmen und einzuhalten. Je nach Therapieinhalt können auch beliebige Realwörter in einer festen Reihenfolge verwendet werden. Dabei ist lediglich darauf zu achten, eine kleine Anzahl zu verwenden, da eine große Menge schnell überfordern kann.

### *Förderschwerpunkt bei Kindern mit PKS*

Gleichzeitig Blickkontakt herzustellen/zu halten, eine Geste zu machen und eine Silbe zu sprechen, stellt für manches Kind eine große Herausforderung dar, vor allem, wenn zusätzlich die Reihenfolge der Silben präsent gehalten werden muss, um die jeweils nachfolgende zu verwenden. Hier empfiehlt es sich, zunächst die Reihenfolge einzuüben. Ein Schriftbild an der Tafel kann als Unterstützung dienen. Außerdem sollte die Abfolge im Kreis geübt werden, bevor der Impuls ohne festgelegte Reihenfolge weitergegeben wird. Die Kinder sollten ausreichend Zeit haben, die Abfolge zu verinnerlichen.

## Spiel I.6: Ballwerfen

**Material:** größerer Schaumstoffball, der gut gefangen werden kann
**Ziele:** Herstellen und Aufrechterhalten von Blickkontakt; Zusammenarbeit in der Gruppe; Wahrnehmung, Aufnahme und Weitergabe von Impulsen

### Anleitung

Alle Teilnehmer stehen im Kreis. Der Ball wird zunächst der Reihe nach im Kreis von einem zum anderen geworfen. Wichtig ist dabei, dass die Kinder vorher Blickkontakt aufnehmen; erst, wenn der „angesprochene" Partner durch ein Nicken seine Bereitschaft signalisiert, wird der Ball tatsächlich geworfen. Dies dient dazu, sich der Aufmerksamkeit und der Bereitschaft des Mitspielers zu vergewissern. Dadurch wird die Wahrscheinlichkeit, dass der Ball auch tatsächlich gefangen wird, erhöht und unkontrolliertes Herumwerfen des Balles vermieden.

### Steigerungsmöglichkeiten

Sobald diese Übung in der Reihe funktioniert, kann die Reihenfolge verlassen werden und der Ballbesitzer seinen nächsten Adressaten selbst wählen.

Wichtig ist es, einen Ball zu wählen, der sich gut fangen lässt, um den Inhalt der Übung nicht durch das Fangen zu überlagern. Der Schwerpunkt soll auf der Sicherung der Bereitschaft durch das Nicken liegen, nicht auf den Fangkünsten der Kinder.

Deshalb ist es entscheidend, den Kindern zu vermitteln, dass es darum geht, dass die Gruppe gut zusammenarbeitet. Ziel ist, es dem Mitspieler möglichst einfach zu machen, den Ball zu fangen. Was hier beim Ballfangen seinen Beginn hat, wird später in der Gruppeninteraktion auf einer anderen Ebene zum Ausdruck kommen. Es werden stets diejenigen für eine Zusammenarbeit gewählt, die dem Partner ein Zusammenspiel einfach und angenehm machen.

### Förderschwerpunkt bei Kindern mit PKS

Kinder, die unter Umständen jahrelang Sprachtherapie erhalten haben, sind oftmals schwer zu motivieren, erneut an ihrer Sprache zu arbeiten. Hier ist ein Einstieg ohne Worte eine gute Möglichkeit. Ohne direkt an der Problematik zu arbeiten, werden auf spielerische Weise wichtige Vorläuferfähigkeiten geübt.

Des Weiteren ist zu beachten, dass Kinder mit pragmatisch-kommunikativen Störungen häufig auch Beeinträchtigungen in Grob- und Feinmotorik aufweisen und deshalb Schwierigkeiten bei der Auge-Hand-Koordination und damit beim Fangen haben können. Solche Misserfolgserlebnisse können schnell demotivierend wirken. Hier gilt es, die Zusammenarbeit der Gruppe zu betonen. Es geht schließlich nicht darum, wer wie gut fangen kann, sondern wie gut die Gruppe zusammenarbeitet. Deshalb sollte stets bedacht werden, dass das Fangen nur ein Mittel zum Zweck darstellt. Mit Fehlern wie nicht gefangenen Bällen sollte positiv, evtl. mit Applaus umgegangen werden.

## Spiel I.7: Ballfangen mit Namen

**Material:** größerer Schaumstoffball, der gut gefangen werden kann
**Ziele:** Herstellen und Aufrechterhalten von Blickkontakt; Zusammenarbeit in der Gruppe; Wahrnehmung, Aufnahme und Weitergabe von Impulsen

### *Anleitung*

Alle Teilnehmer stehen im Kreis. Der Ball wird zunächst der Reihe nach im Kreis von einem zum anderen geworfen. Auch hier gilt es, vorher Blickkontakt aufzunehmen und den Ball erst dann weiterzuwerfen, wenn der „angesprochene" Partner durch ein Nicken seine Bereitschaft signalisiert. Zusätzlich wird hier zeitgleich mit dem Weiterwerfen der Name gerufen, von dem der Werfer selbst den Ball erhalten hat.

Angenommen, Hannah ist im Besitz des Balles und hat ihn von Maxi erhalten. Als Nächstes möchte Hannah den Ball zu Alina werfen. Nachdem Alina ihre Bereitschaft durch ein Nicken signalisiert hat, wirft Hannah den Ball zu Alina und ruft gleichzeitig „Maxi" ( → Abb. 16).

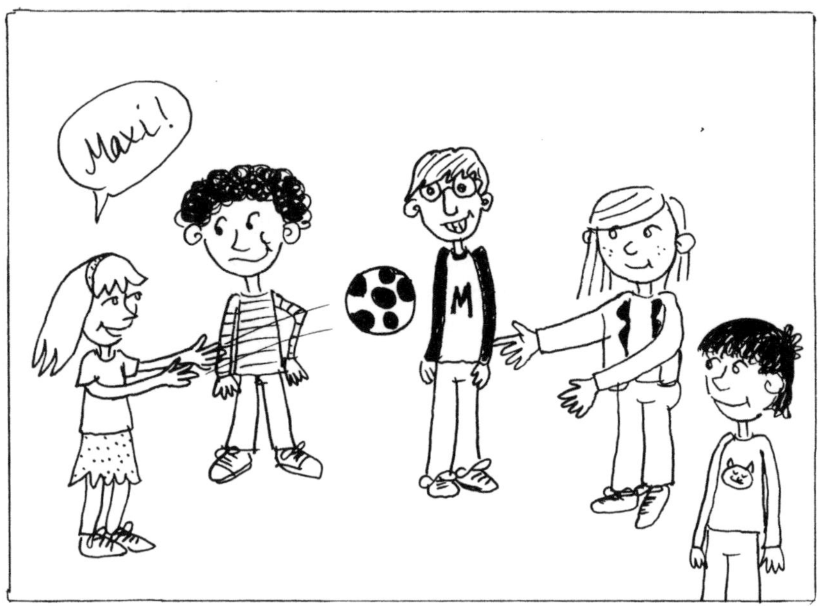


**Abb. 16:** Ballfangen mit Namen

### *Steigerungsmöglichkeiten*

Sobald diese Übung in der Reihe funktioniert, kann die Reihenfolge verlassen werden und der Ballbesitzer seinen nächsten Adressaten selbst wählen.

Diese Vorgehensweise ist paradox, da die Erwartung normalerweise ist, dass der Name desjenigen genannt wird, dem der Ball zugeworfen wird. Dies sorgt anfänglich für viel Verwirrung und Erheiterung. Dieses Spiel eignet sich nicht nur, um sich die Namen der einzelnen Gruppenmitglieder einzuprägen, sondern erhöht durch die größere Anforderung von gleichzeitig Werfen und Fangen zusammen mit der paradoxen Namensäußerung die Fehleranfälligkeit. Dies bietet wiederum die Möglichkeit, den Umgang mit Fehlern zu üben.

### *Förderschwerpunkt bei Kindern mit PKS*

Kinder mit pragmatisch-kommunikativen Störungen haben oftmals Wortschatzprobleme und Defizite im Wortabruf. Hier ist die Anforderung durch das Nennen des vorausgegangenen Spielernamens erhöht. Dies birgt ein höheres Fehlerrisiko, doch auch hier geht es nicht darum, das Spiel perfekt und fehlerfrei zu spielen, sondern Spaß am Spiel und Mut zum Risiko zu haben. Des Weiteren steht hier erneut das Zusammenspiel als Gruppe und der Umgang mit Fehlern im Vordergrund.

## Spiel I.8: Du-Spiel

**Material:** –
**Ziele:** Verstärkung des Blickkontaktes; Förderung des Gruppengefühls und der Aufmerksamkeit

### *Anleitung*

Die Gruppe steht im Kreis. Ein Spieler beginnt. Er deutet mit der ganzen Hand auf einen anderen Spielern und sagt dabei ein freundliches: „Du!“. Daraufhin geht er los, um den Platz dieses Spielers einzunehmen. Das angesprochene Kind gibt daher das „Du“ wiederum mit einer einladenden Geste an ein anderes Kind weiter und macht sich ebenso auf den Weg, sich an dessen Platz zu stellen. So läuft das Spiel weiter, während immer ein Kind den Platz wechselt. Ziel ist es hierbei, das Weitergeben des „Du“ möglichst im Fluss zu halten.

Bei diesem Übungsformat wird einerseits der gegebene Impuls köpersprachlich durch den Platzwechsel verdeutlicht; andererseits signalisiert das freundliche „Du“ ein Kontaktangebot an den gewählten Spielpartner. Dabei ist vonseiten der Kinder wiederum Aufmerksamkeit und Blickkontakt erforderlich, damit der gesendete Impuls aufgenommen werden kann.

### *Förderschwerpunkt bei Kindern mit PKS*

Für Kinder mit pragmatisch-kommunikativen Störungen ist es ein wesentlicher Bestandteil der Therapie, die Bedeutung des Blickkontaktes zu verdeutlichen und bewusst zu machen. Darüber hinaus werden in diesem Format aber auch einfache Kontaktangebote gesendet. Deshalb ist es wichtig, das „Du“ mit positiver Energie zu senden. Dies fördert den Zusammenhalt der Gruppe und die Aufmerksamkeit auf gesendete Impulse.

## Spiel I.9: Assoziationen

**Material:** –
**Ziele:** Wortfindung und assoziativer Wortabruf

### *Anleitung*

Die Teilnehmer stehen oder sitzen im Kreis. Der erste beginnt und sendet ein beliebiges Wort an seinen Nachbarn, wobei er das Wort mit einer einladenden Handbewegung „weiterreicht". Die Aufgabe des Empfängers ist nun, das Wort zu nennen, das ihm zu dem genannten Wort als Erstes einfällt. Dieses reicht er wiederum mit einer einladenden Handbewegung an seinen Nachbarn weiter, worauf dieser seine Assoziation zum zuletzt genannten Wort nennt usw.

Der Spielleiter beginnt mit dem Wort „Stein" und reicht es an seinen Nachbarn weiter. Dieser assoziiert daraufhin „hart" und reicht dieses Wort an seinen Nachbarn weiter. Zu dem Wort „hart" fällt diesem „weich" ein usw. (→ Abb. 17).

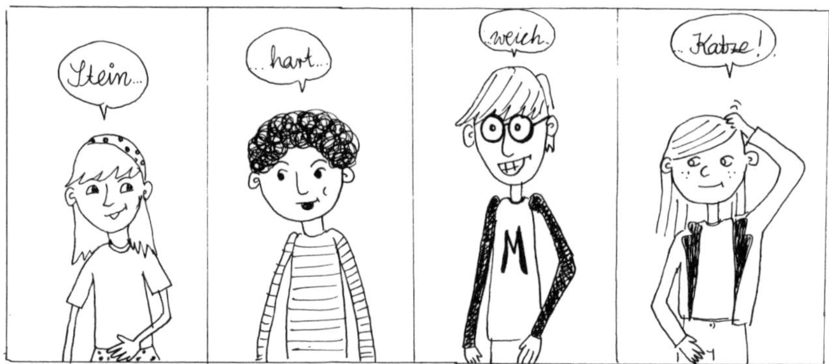


**Abb. 17:** Assoziationen

### *Steigerungsmöglichkeiten*

Assoziationen kann man sowohl der Reihe nach spielen als auch mit zufälliger Reihenfolge, indem der Sender seinen nächsten Empfänger auswählt. Hierbei ist die Aufmerksamkeit der Teilnehmer gefordert. Der Vorteil ist, dass so das spontane Assoziieren gefördert wird, da bei der zufälligen Reihenfolge schlechter im Voraus geplant werden kann.

Als weitere Steigerungsmöglichkeit können zwei Spieler zusammen assoziieren. Dazu stehen sich die Spieler gegenüber und schwingen gleichzeitig die Arme. Wenn die Arme nach vorn auf den Spielpartner zeigen, äußern beide ein Wort. Beim nächsten Schwingen wird mit dem vom Partner genannten Wort assoziiert.

Das Spiel „Assoziationen" kann auf vielfältige Art und Weise gespielt werden. Es kann sowohl in der Großgruppe als auch in Klein- oder Zweiergruppen gespielt werden. Außerdem lässt es sich sowohl mit Statusarbeit als auch mit Emotionen verbinden.

### *Förderschwerpunkt bei Kindern mit PKS*

Häufig sind bei Kindern mit pragmatisch-kommunikativen Störungen der Wortschatz und auch die Wortfindung bzw. der Wortabruf beeinträchtigt. Beides wird mit dem Spiel Assoziationen trainiert. Gleichzeitig stellt Assoziieren die wichtigste Basisfähigkeit zum gemeinsamen Erzählen von Geschichten dar. Denn hier geht es um naheliegende Ideen – also Assoziationen.

Des Weiteren kann bei diesem Spiel gefahrlos ausprobiert werden: Schließlich gibt es nicht die eine richtige Assoziation auf ein Wort. Vielmehr sind Assoziationen oft von persönlichen Erinnerungen oder Erfahrungen geprägt. So wird vermittelt, dass es viele Lösungswege gibt und andere unterschiedliche Verbindungen mit einem Wort haben, die die eigene Vorstellung bereichern können.

## Spiel I.10: Blind führen

**Material:** –
**Ziele:** soziale Interaktion durch gegenseitiges Vertrauen; Eigen- und Fremdwahrnehmung; körpersprachliche Impulse

### *Anleitung*

Die Übung wird in Zweiergruppen durchgeführt. Ein Kind des Spielpaares schließt die Augen. Das andere Kind führt seinen Partner nur anhand eines feinen Fingerkontaktes blind durch den Raum. Dabei hat das Kind das führt, die Aufgabe die restliche Gruppe im Blick zu behalten, damit Zusammenstöße vermieden werden. Darüber hinaus muss die Steuerung des Partners mit großer Achtsamkeit und Voraussicht erfolgen. Das Kind, das sich mit geschlossenen Augen dem Partner überlässt, muss einerseits Vertrauen fassen und sich auf die Führung des anderen Kindes einlassen. Gleichzeitig jedoch ist große Feinfühligkeit in Bezug auf kleine Impulse durch den Fingerkontakt erforderlich. Bei dieser Übung sollte auf verbale Anweisungen verzichtet werden, sodass sich die Kinder nur auf die körpersprachlichen Signale konzentrieren und diese umsetzen (→ Abb. 18).

Die sehr ungewohnte Situation ist vonseiten des Therapeuten sensibel einzuführen. Sobald den Kindern die Verantwortung und das entgegengebrachte Vertrauen der übrigen Mitspieler und der Leitung bewusst sind, zeigen sie meist sehr große Umsichtigkeit. Aufgrund der Verletzungsgefahr sind eine sorgsame Einführung und Abwägung des Therapeuten besonders wichtig.

### *Förderschwerpunkt bei Kindern mit PKS*

Kinder mit PKS haben Probleme, körpersprachliche Signale wahrzunehmen. Diese Übung lenkt durch das „Ausschalten“ des visuellen Kanals den Fokus auf diese Impulse. Gleichzeitig fördert es bei den Kindern, die ihren Partner führen, die Wahrnehmung und das prosoziale Verhalten auf nonverbaler Ebene.

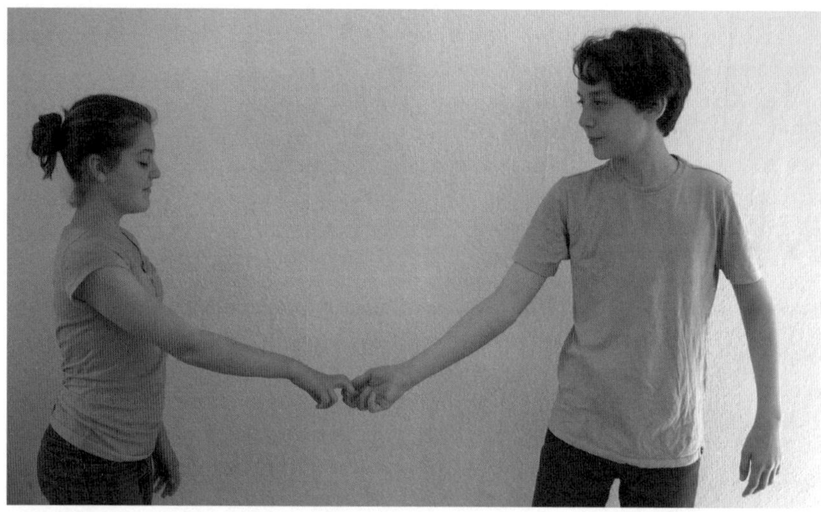

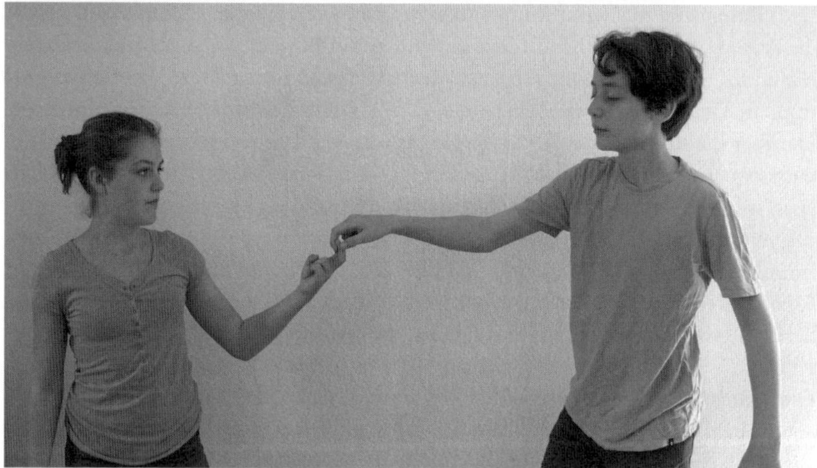

**Abb. 18:** Blind führen

## Spiel I.11: Raumlauf

**Material:** –
**Ziele:** Wahrnehmung des eigenen Körpers; Einüben körpersprachlicher Darstellung

### *Anleitung*

Die Kinder sind ohne feste Vorgabe im Raum verteilt. Sie erhalten von der Therapeutin die Aufforderung, schweigend durch den Raum zu gehen und ihre Aufmerksamkeit auf ihr Gehen zu richten. Anschließend erhalten die Kinder Impulse, wie sie gehen sollen. Dies kann mit einer Modalität (langsam, schnell, schlurfend etc.) geschehen oder auch mit einer Emotion (ängstlich, fröhlich, traurig etc.) erfolgen. Die Kinder sollen diese „Anweisungen" mit ihrer Körpersprache umsetzen, ohne dabei Sprache zu verwenden.

### *Steigerungsmöglichkeiten*

Die Anweisung des Therapeuten kann als Steigerungsform auch ein Hinweis auf die Umgebung oder einen Umstand sein, der den Gang beeinflusst (heißer Sand, ein Geheimnis haben etc.).

Das Spiel hat großen Aufforderungscharakter, mit anderen Spielern in Kontakt zu gehen. Aus diesem Grund sollte explizit darauf hingewiesen werden, dass die Aufgabe umgesetzt werden soll, ohne andere Kinder anzusprechen oder anzufassen. Jeder soll die Übung zunächst für sich allein durchführen. Eine Kontaktaufnahme kann dann in einem nächsten Schritt hinzugenommen werden.

### *Förderschwerpunkt bei Kindern mit PKS*

Das erläuterte Spiel ist eine weitere Möglichkeit, um Kinder mit PKS kleinschrittig für die Wahrnehmung der eigenen Körpersprache und die Körpersprache anderer zu sensibilisieren.

## Spiel I.12: Stopp und weiter

**Material:** –
**Ziele:** Impulse annehmen und umsetzen; Körpersprache; Wahrnehmung

### *Anleitung*

Dieses Spiel eignet sich gut im Anschluss an „Raumgang". Die Kinder gehen durch den Raum, ohne zu sprechen und ohne Kontakt zu anderen Kindern aufzunehmen. Der Spielleiter ruft in unterschiedlichen Zeitabständen „Stopp!". Sobald dieses Signal ertönt, müssen alle auf der Stelle „einfrieren" und in der aktuellen Körperhaltung innehalten. Dabei sollte sich möglichst kein Körperteil mehr bewegen – auch nicht die Augen. In dieser Position verweilen die Kinder so lange, bis der

Spielleiter das Kommando „Weiter!“ gibt. Auf dieses Signal hin setzen sich alle erneut in Bewegung und gehen durch den Raum (→ Abb. 19).

Erfahrungsgemäß regt dieses Spiel die Kinder dazu an, beim „Stopp“ umzufallen. Dies ist jedoch nicht das Ziel des Spieles, was vorab verdeutlicht werden sollte.

Ist das Kommando „Freeze“ eingeführt, kann es auch in anderen Situationen genutzt werden, um beispielsweise die Aufmerksamkeit der Gruppe zu erlangen. Dies eignet sich für Fälle, in denen die gesamte Gruppe in Aktion ist und man schnell für Ruhe sorgen will, um den Kindern beispielsweise eine weitere Aufgabe zu erteilen etc.

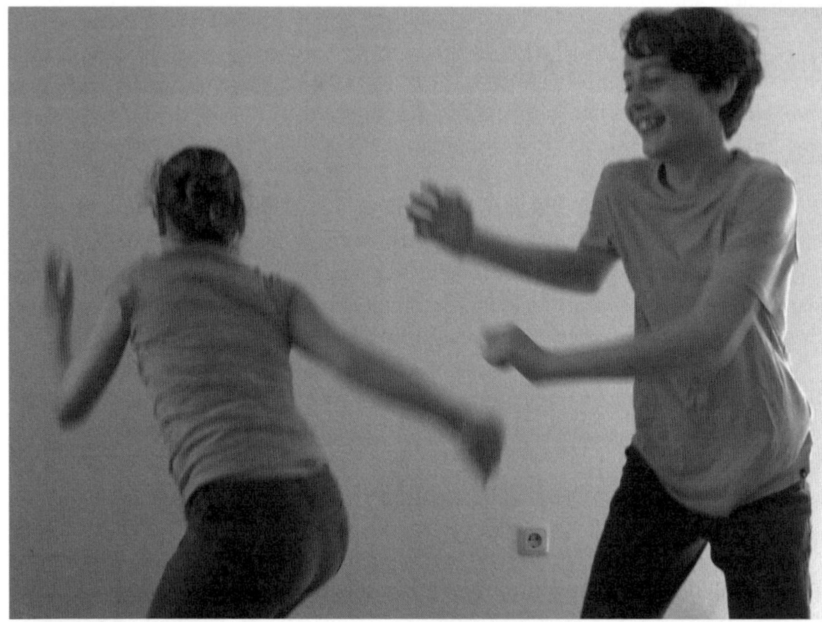

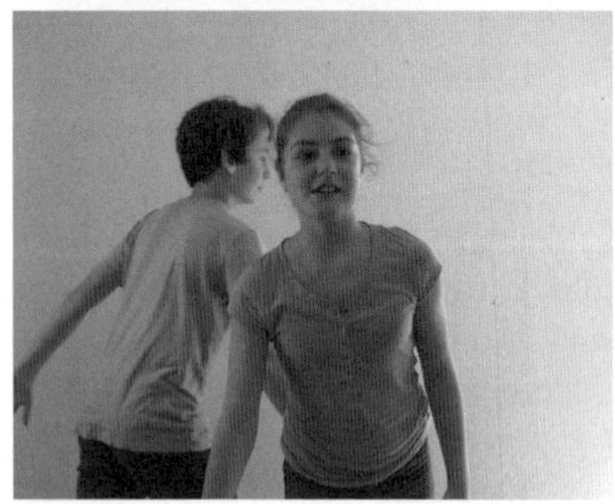

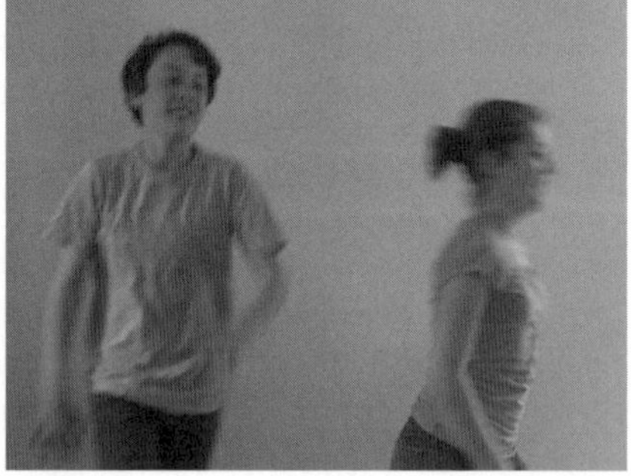

**Abb. 19:** Stopp und weiter

### *Förderschwerpunkt bei Kindern mit PKS*

Bei „Stopp und weiter" geht es darum, auf ein Stichwort hin einzufrieren. Dieses Einfrieren ist eine Fähigkeit, die in unterschiedlichen Spielen zur Anwendung kommt. Dabei ist das Stehenbleiben eine körpersprachliche Reaktion auf einen Impuls. Dieses Reagieren auf Impulse ist ein wichtiges Element in der Kommunikation und kann so mehrdimensional verdeutlicht werden. Darüber hinaus dient das Spiel zur Förderung der Wahrnehmung. So wird beim Einfrieren die Aufmerksamkeit auf die eigene Körperhaltung gelenkt.

## Spiel I.13: Spiegeln

**Material:** –
**Ziele:** Eigen- und Fremdwahrnehmung; gemeinsame Aufmerksamkeit fokussieren; soziale Interaktion; Einfühlungsvermögen

### *Anleitung*

Die Kinder werden in Zweiergruppen eingeteilt und stehen sich gegenüber. Eines von beiden hat die Rolle des Spiegels und ahmt alle Bewegungen des Partners so synchron wie möglich nach, wie ein echter Spiegel. Das andere Kind hat die Rolle des Menschen, der sich vor dem Spiegel bewegt und sein Spiegelbild betrachtet. Das Besondere hierbei ist, dass die Verantwortung für das Gelingen synchroner Bewegungen nicht allein beim Spiegel liegt. Vielmehr hat der Mensch, der die Bewegung vorgibt, die Aufgabe, seinen Partner genau zu beobachten, um zu sehen, ob es diesem gelingt, das Vorgemachte exakt umzusetzen. Ist dies nicht der Fall, so muss die Komplexität der eigenen Bewegung reduziert werden, damit es dem Spielpartner möglich ist, synchron nachzuahmen (→ Abb. 20).

Um die Kinder zu motivieren, das Spiegeln möglichst synchron auszuführen, kann dies als Wettkampf eingeführt werden. Dazu wählt jede Zweiergruppe geheim aus, wer die Rolle des Spiegels hat. Auf Kommando beginnt das Spiel, und die Therapeutin hat die Aufgabe zu erraten, welches Kind jeweils der Mensch und welches der Spiegel ist. Die Gruppe, bei der die Aufteilung unerkannt bleibt, hat gewonnen.

### *Steigerungsmöglichkeiten*

Als Steigerung kann diese Übung in der gesamten Gruppe durchgeführt werden. Dazu beginnt ein erster Spieler und sucht sich ein Kind aus der Gruppe aus, das er im Folgenden beobachtet. Um seine Wahl für alle sichtbar zu machen, zeigt er auf die Person. Nun sucht sich dieses Kind wiederum ein anderes Kind aus und zeigt auf dieses. Zum Schluss sollte auf diese Weise jeder in der Gruppe einen Partner haben, von dem er beobachtet wird, und einen Partner, den er selbst beobachtet. Dabei ist darauf zu achten, dass die Partnerwahl aufgeht und alle miteinander verbunden sind. Nach dieser Auswahl beginnt das eigentliche Spiel. Zunächst stehen alle neutral da.

Auf „Los!" beginnt das Spiel, indem jeder seine gewählte Zielperson möglichst genau nachahmt. Dabei sollte kein Impuls verloren gehen.

### *Förderschwerpunkt bei Kindern mit PKS*

Ziel des Spiels ist das gegenseitige Reagieren aufeinander. Deshalb ist die Beobachtung des Spiegels vonseiten des Menschen das Kernstück bei dieser Übung. Es geht nicht allein um das perfekte Nachahmen einer vorgegebenen Bewegung, sondern vielmehr um die gemeinsame Interaktion und die ständige Anpassung im Prozess. Dieses wechselseitige Eingehen auf den Partner ist gerade im Hinblick auf soziale Interaktion eine wichtige Fähigkeit, die Kindern mit PKS oftmals Schwierigkeiten bereitet.

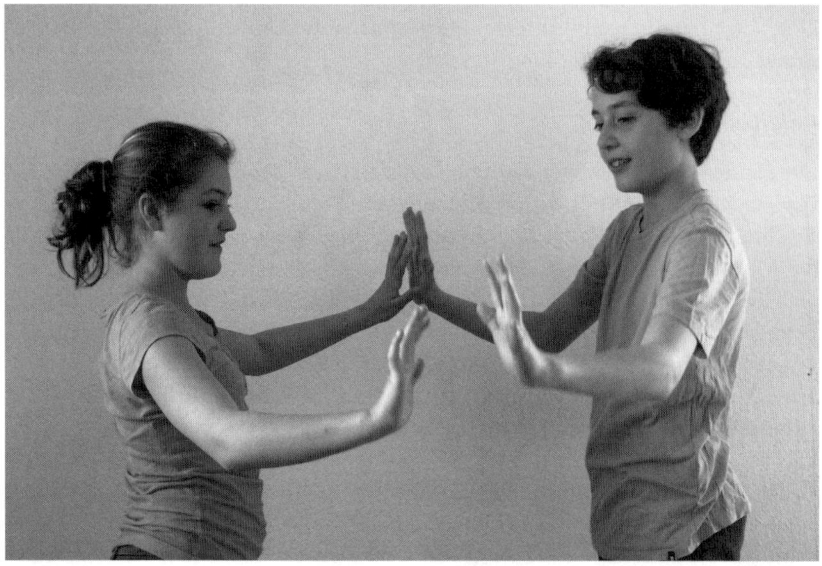

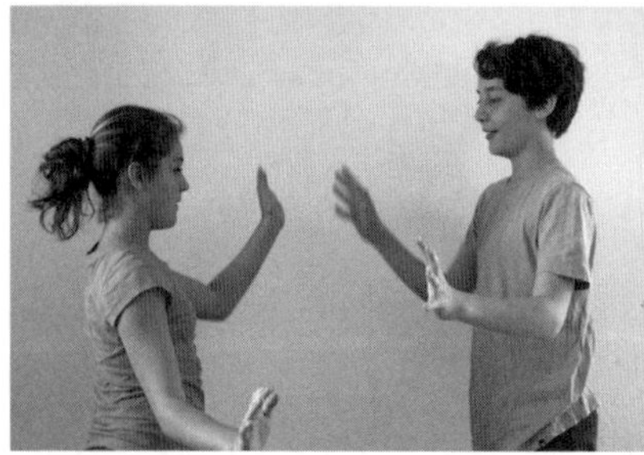

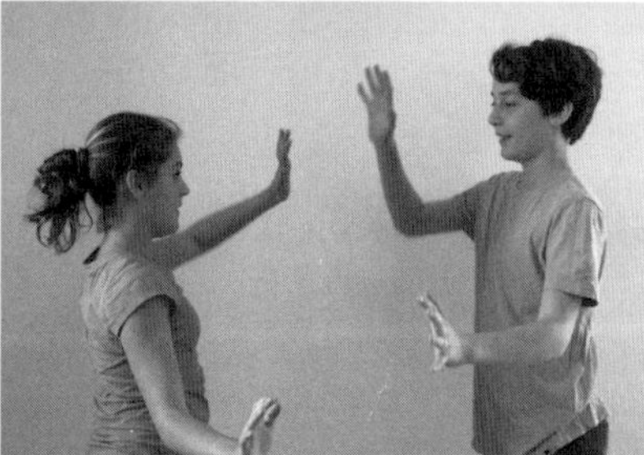

**Abb. 20:** Spiegeln

## Spiel I.14: Pantomime raten

**Material:** evtl. Wortkarten mit unterschiedlichen Tätigkeiten oder Gegenständen
**Ziele:** Trainieren von referentiellen Gesten; Vorstellung von Handlungen; Einfühlen in die Vorstellung der Ratenden

### *Anleitung*

Der Spieler erhält eine Karte mit einer Tätigkeit oder einem Gegenstand, den er der restlichen Gruppe pantomimisch darstellen soll.

Die Aufgabe ist, dies nur mit Gesten und Körpersprache und ohne erklärende Worte umzusetzen. Die Gruppe soll den Begriff erraten. Sobald der richtige Begriff gefallen ist, beendet der Spieler die Runde, indem er den Begriff nochmals nennt, z. B.: „Ja! Telefon!“ Nun ist der nächste Spieler an der Reihe.

### *Steigerungsmöglichkeiten*

Als Steigerung können die Kinder in zwei Gruppen eingeteilt werden, die gegeneinander spielen. Die Gruppe, die die meisten Begriffe errät, gewinnt.

Bei diesem Spiel geht es darum, mithilfe von Gesten und pantomimischer Darstellung bei den anderen Teilnehmern eine Vorstellung aufzubauen. Hilfreich sind hierzu naheliegende Tätigkeiten, die auf den Referenten verweisen. Dazu müssen die Kinder jedoch auch einschätzen, welche Vorstellung zu dem jeweiligen Begriff bei den anderen vorhanden ist und wie möglichst naheliegend darauf verwiesen werden kann.

### *Förderschwerpunkt bei Kindern mit PKS*

Ein wichtiger Aspekt dieses Spiels ist, sich in die anderen Teilnehmer hineinzuversetzen und sich zu überlegen, was den Begriff, der dargestellt werden soll, charakterisiert. So müssen die Kinder eine Vorstellung zu einer Handlung aufbauen, die für den Begriff typisch ist. Denn nur wenn die Gruppe die gleiche Vorstellung mit dem Begriff assoziiert, wird er schnell erraten. Somit geht es hier um Symbolverständnis, das Aufbauen von Skripten und das Hineinversetzen in andere. Diese Fähigkeiten sind wichtige Bestandteile pragmatisch-kommunikativer Fähigkeiten.

## Spiel I.15: Ich nehme den Baum mit

**Material:** –
**Ziele:** Erweiterung des bestehenden Wortschatzes; Körpersprache und Gestik, Förderung des Akkusativs

### *Anleitung*

Die Gruppe steht im Kreis. Der erste Spieler tritt in den Kreis, stellt einen beliebigen Gegenstand dar und verbalisiert dies dabei. So stellt sich z. B. ein Kind in den

Kreis und stellt einen Baum dar. Dazu spricht es: „Ich bin ein Baum!“ Daraufhin stellt sich ein zweites Kind dazu und mimt einen Apfel, der am Baum hängt: „Ich bin ein Apfel!“ Nun kommt ein drittes Kind hinzu und spielt einen Wurm der, im Apfel steckt: „Ich bin ein Wurm!“ Nun sind drei Spieler im Kreis, und derjenige, der als Erstes im Kreis war, verlässt ihn. Dabei nimmt er einen der beiden anderen Spieler mit, den er frei wählen kann, z. B.: „Ich nehme den Apfel mit!“. Damit verlassen sowohl der Schüler, der den Baum dargestellt hat, als auch der, der den Apfel dargestellt hat, den Kreis, und ein Kind verbleibt im Kreis und in seiner Rolle. Eine neue Runde beginnt. Dazu wiederholt das verbliebene Kind seine Rolle: „Ich bin der Wurm!“. Nun kommen wieder zwei Spieler dazu, wobei diesmal zum Wurm assoziiert wird, der der neue Ausgangspunkt ist (→ Abb. 21).

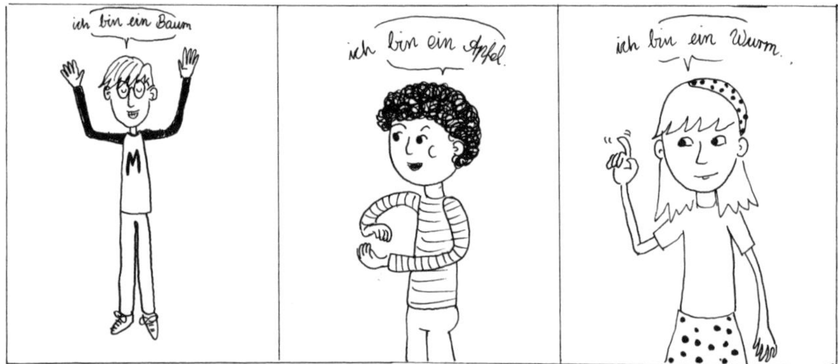


**Abb. 21:** Ich nehme den Baum mit

### *Steigerungsmöglichkeiten*

Um die sprachliche Anforderung zu steigern können die Kinder aufgefordert werden, ihre Rolle durch einen Nebensatz zu verdeutlichen: „Ich bin der Apfel, der am Baum hängt!“ Dies gilt dann entsprechend für die Wahl beim „Mitnehmen“: „Ich nehme den Apfel mit, der am Baum hängt!“

Bei diesem Spiel gibt es keine festen Vorgaben, da das Assoziieren im Vordergrund steht. Sind die Kinder mit dieser Aufgabe überfordert, hilft der Therapeut durch Fragetechnik weiter. „Stell dir mal einen Baum vor! Was passt denn da dazu?“ Dabei können auch Vorschläge der Gruppe aufgegriffen werden. Wichtig ist, darauf zu achten, dass die Gruppenmitglieder etwa in gleichem Maße teilnehmen. So sind Kinder mit vielen Einfällen ggf. zu bremsen, während zurückhaltende Kinder aufgefordert werden sollten.

### *Förderschwerpunkt bei Kindern mit PKS*

Wie die theoretischen Ausführungen zeigen, haben Kinder mit PKS nicht nur Defizite bei der sozialen Interaktion, sondern gleichzeitig auch Wortschatzprobleme und Wortabrufdefizite. Dieses Spielformat mit einer körperlichen Darstellung kann hier unterstützend wirken. Gleichzeitig fördert es die Körpersprache sowie Morphologie und Syntax.

## Spiel I.16: Was machst du gerade?

**Material:** evtl. Karten mit Vorschlägen zu Tätigkeiten
**Ziele:** pantomimische Darstellung von Tätigkeiten; handlungsbegleitendes Sprechen; abwechselndes Agieren (Aktion – Reaktion)

### *Anleitung*

Die Kinder spielen paarweise. Die erste Tätigkeit wird vorab in der Gruppe besprochen. Es ist aber auch möglich, dass dies jedes Spielerpaar selbst übernimmt. Nach Ende der Tätigkeit wird gewechselt und der nächste Spieler stellt eine neue Tätigkeit dar.

Das erste Kind fragt das zweite: „Was machst du gerade?" Daraufhin beginnt dieses, die vereinbarte Tätigkeit in allen Facetten darzustellen. Gleichzeitig verbalisiert es seine Handlung. Wurde beispielsweise „Zähneputzen" vereinbart, nimmt es z. B. zunächst pantomimisch, eine Zahnbürste in die Hand gibt Zahnpasta auf die Bürste und dreht anschließend den Wasserhahn auf, um die Zahnbürste nass zu machen. Danach beginnt es fiktiv seine Zähne zu putzen.

Versprachlicht könnte sich dies folgendermaßen gestalten: „Zuerst nehme ich meine Zahnbürste. Dann gebe ich Zahnpasta drauf. So, ein bisschen Wasser auf die Zahnbürste. Jetzt putze ich mir die Zähne. Erst unten, dann oben … "

Sobald der Spielpartner das Gefühl hat, dass die Tätigkeit umfassend dargestellt wurde, beendet er die Szene mit einem gemimten Vorhang ( → Abb. 22).

ich tu' Zahnpasta auf die Zahnbürste …
… dann mach ich die Zahnbürste nass …
… und dann putze ich mir die Zähne.

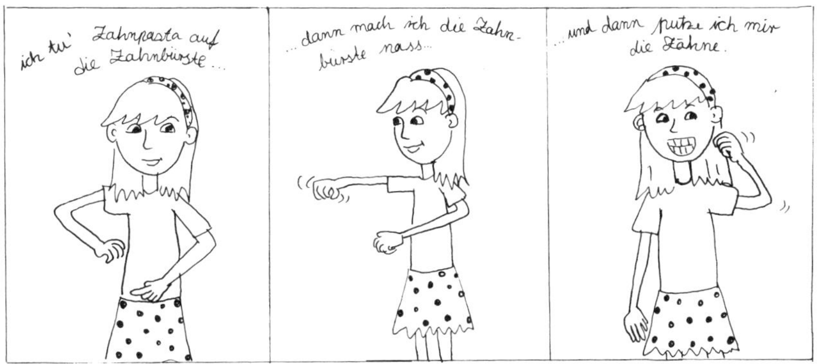

**Abb. 22:** Was machst du gerade?

### *Steigerungsmöglichkeiten*

Die Anforderungen können bei diesem Spiel gesteigert werden, indem die Darstellung dadurch beendet wird, dass der erste Spieler erneut fragt: „Was machst du gerade?“ Hierauf antwortet der Angesprochene paradox, also mit einer Tätigkeit, die nichts mit dem gerade Dargestellten zu tun hat. Wurde beispielsweise gerade Zähneputzen dargestellt, so wäre eine paradoxe Antwort z. B.: „Ich schreibe einen Aufsatz!“ Daraufhin setzt der erste Spieler die neue Idee im Sinne der Übung um.

Bei diesem Format geht es um das pantomimische Darstellen und Verbalisieren von Tätigkeiten. Dies ist u.U. eine wichtige Vorübung oder Ergänzung zu dem Format „Na, du … (Beruf plus Satz)“.

### *Förderschwerpunkt bei Kindern mit PKS*

Um den Kindern eine klare Struktur zu geben, empfiehlt es sich, kleinschrittig zu beginnen und entgegen den üblichen Praktiken beim Improvisationstheater zunächst keine paradoxen Antworten einzuführen. Diese können u.U. zu einem späteren Zeitpunkt dazu genommen werden.

## Spiel I.17: Ein Ding benennen

**Material:** ein bis zwei beliebige Gegenstände
**Ziele:** Wortabruf; Symbolisierungsfähigkeit; Assoziationsvermögen; Darstellen und Verstehen von Körpersprache und Gestik

### *Anleitung*

Die Kinder werden in zwei Gruppen eingeteilt. Zunächst beginnt eine Gruppe mit dem Darstellen, während die andere die Aufgabe hat zu raten. Als Vorlage dient ein beliebiger Gegenstand, z. B. ein Schwamm. Die Aufgabe besteht darin, diesen Gegenstand durch eine pantomimische Handlung und Äußern eines typischen Gesprächsbeitrages darzustellen. Der reale Gegenstand dient dabei nur als Hilfsmittel und darf dabei alles sein, nur nicht das, was er tatsächlich ist. So kann beispielsweise der Schwamm zum Telefon, zum Laib Brot, zur Fernsehbedienung etc. werden – nur ein Schwamm darf damit nicht dargestellt werden.

Ein Spieler der Gruppe denkt sich einen Gegenstand aus und beginnt zu spielen. Die pantomimische Handlung sollte nicht beschrieben werden, sondern es sollte vielmehr ein Gesprächsbeitrag aus Sicht einer Rolle geäußert werden. Wird mit dem Schwamm ein Brot dargestellt, so kann z. B. geäußert werden: „Oh, ich hab so Hunger! Ich schneide mir eine Scheibe ab!“ Es sollte jedoch keine Beschreibung erfolgen: „Das ist aus Mehl, ich kaufe es beim Bäcker!“ ( → Abb. 23)

### *Steigerungsmöglichkeiten*

Um den Anreiz der Gruppe zu erhöhen, kann das Spiel als Wettkampf gespielt werden. Es gewinnt die Gruppe, die mehr Begriffe so darstellen konnte, dass sie richtig erraten wurden. Hier empfiehlt es sich, den korrekten Begriff zu wiederholen, nachdem er genannt wurde: „Ja! Das ist ein Brot!" Somit ist auch im Eifer des Gefechts klar erkenntlich, welcher Begriff richtig war.

Begriffe pantomimisch darzustellen und zu erraten ist kein neues Format in der Sprachtherapie. Die Besonderheit liegt hier jedoch darin, dass keine Beschreibung gegeben, sondern aus Sicht einer Rolle gesprochen wird. Dies fordert zur Perspektivenübernahme heraus. Außerdem veranlasst es dazu, sich eine Situation und eine Person vorzustellen, die für den gewählten Begriff typisch sind.

### *Förderschwerpunkt bei Kindern mit PKS*

Kinder mit PKS haben Defizite in der sozialen Interaktion. Um diese zu trainieren, spielt die Perspektivenübernahme eine wesentliche Rolle.

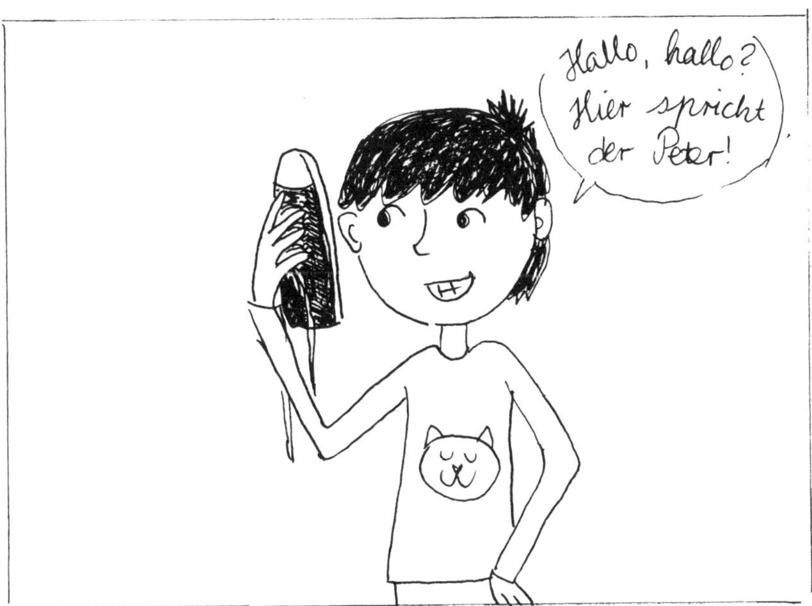


**Abb. 23:** Ein Ding benennen

## 6.4 Spiele zur Therapieebene II

Die zweite Therapieebene beschäftigt sich schwerpunktmäßig mit der Sprachverwendung im Kontext. Dazu werden zentrale Inhalte der ersten Ebene wie Wahrnehmung, Aufnehmen und Weitergeben von Impulsen aufgegriffen und in Zusammenarbeit mit der Gruppe mit den Aspekten Körpersprache und Emotion verbunden. Die Wahrnehmung von körpersprachlichen Signalen und von Emotionen geht deren Darstellung voraus.

Diese Ebene beinhaltet wesentliche Aspekte der Therapie von PKS. Außerdem stellt sie ein wichtiges Bindeglied dar zwischen der ersten Ebene und der dritten Ebene, die sich mit dem Erzählverhalten beschäftigt. So fungieren viele Spiele als Vorübungen für die Formate der dritten Ebene. Durch das kleinschrittige Vorgehen wird der Anspruch der Übungen langsam gesteigert und das szenische Rollenspiel allmählich eingeführt.

Wichtig ist es hierbei, die in Ebene 1 erlernten Inhalte in die nachfolgenden Übungen miteinzubeziehen. Dies hebt nicht nur die Qualität der Übungen, sondern dient auch als Transfer von erworbenen Fähigkeiten in neue Kontexte. So gelten die Grundregeln, dass z. B. Impulse des Partners aufgenommen werden und darauf reagiert wird, nicht nur in allen Spielen, sondern auch in sprachlichen Kontexten, und stellen so die Basis gelingender Kommunikation dar.

## Spiel II.1: Katze und Mäuse

**Material:** –
**Ziele:** Einnehmen und Verlassen von Rollen; Erfahren, was das Interesse des Publikums weckt; soziale Interaktion

### *Anleitung*

Das Grundprinzip von „Katze und Mäuse" entspricht einem normalen Fangspiel. Ein Spieler stellt die Katze dar, der Rest der Gruppe sind die Mäuse. Die Katze versucht, die Mäuse zu fangen. Wird eine Maus gefangen, so verwandelt sie sich in die Katze. Gleichzeitig verwandelt sich der Spieler, der gerade die Katze gespielt hat, zurück zur Maus.

Im Unterschied zu einem üblichen Fangspiel besteht die Hauptaufgabe jedoch nicht in dem Wettkampf: Es geht für die Katze weder darum, möglichst schnell eine Maus zu fangen, noch für die Mäuse darum, möglichst schnell wegzulaufen, um nicht gefangen zu werden. Der Fokus des Spiels liegt auf der Verwandlung. So ist es interessant anzusehen, wie sich eine verängstigte Maus plötzlich in eine wütende Katze verwandelt.

### *Steigerungsmöglichkeiten*

Sobald das Spiel etabliert ist und der Fokus tatsächlich auf der Verwandlung liegt, kann ein Spiel im Spiel inszeniert werden. So kann ausprobiert werden, wie die Mäuse zusammenarbeiten können, um die Katze auszutricksen. Die Katze kann sich scheinbar hinters Licht führen lassen, um dann die mutigste Maus zu fangen etc.

Kinder sind sehr darauf fixiert, dass sich ein Fangspiel um Gewinnen und Verlieren dreht. Deshalb versuchen sie um jeden Preis, einem Gefangenwerden zu entgehen. Dies zielt am Sinn dieses Spiels jedoch vorbei. Da die Kinder das Weglaufen meist reflexartig verinnerlicht haben, empfiehlt es sich, das Spiel zunächst in Zeitlupe spielen zu lassen. Dies hilft, die alte Gewohnheit zu durchbrechen und etwas Neues auszuprobieren. Außerdem sollte den Kindern gezielt die Aufgabe gegeben werden, sich bewusst fangen zu lassen, ohne dies zu zeigen. Viel spannender ist es, eine Maus zu sehen, die in großer Angst wegläuft und schlotternd vor Angst gefangen wird, um sich dann langsam in eine furchterregende Katze zu verwandeln.

### *Förderschwerpunkt bei Kindern mit PKS*

Durch die Schwerpunktsetzung auf die Verwandlung und das Spielen in Zeitlupe wird verdeutlicht, dass hier die Zusammenarbeit der ganzen Gruppe wichtig ist. Herkömmliche Fangspiele laufen oftmals darauf hinaus, dass ein schwacher Fänger lange Zeit und deshalb schließlich lustlos den überlegenen Mitspielern hinterherläuft, oder ein wenig mutiger Spieler hält maximalen Abstand zum Fänger, um damit die Gefahr des Gefangenwerdens zu minimieren. Beides wird schnell langweilig. Die Variante „Katze und Mäuse“ hingegen bezieht alle Teilnehmer gleichermaßen ein und vermittelt, dass es nicht um Gewinnen und Verlieren geht, sondern darum, als Gruppe Spaß zu haben. Dies ist im Hinblick auf soziale Kompetenzen und prosoziales Verhalten eine wichtige Erfahrung für die Kinder. Gleichzeitig ist es eine Hinführung zur Darstellung von Emotionen und Rollen.

## Spiel II.2: Geschenke machen

**Material:** –
**Ziele:** Darstellung und Interpretation/Versprachlichung von gemimten Gegenständen; positives Annehmen von Ideen des Spielpartners

### *Anleitung*

Das Spiel kann in Zweierkonstellationen, aber auch reihum in der Großgruppe gespielt werden.

Ein Kind sitzt oder steht auf der „Bühne“, während ein zweites dazukommt und ein gemimtes Geschenk überreicht. Da der Gegenstand nicht real ist, muss seine Größe pantomimisch dargestellt werden, was wiederum den Empfänger inspirieren kann. Dieser nimmt das Geschenk freudig an und erzählt, um was es sich dabei handelt. So könnte der Beschenkte bei einem sehr kleinen Geschenk beispielsweise sagen: „Oh ein Fingerhut! Vielen Dank. Den kann ich gut gebrauchen, ich nähe ja so gerne!“ (→ Abb. 24).

### *Steigerungsmöglichkeiten*

Als Steigerung der Anforderung kann es zur Aufgabe gemacht werden, dass nach einer ersten Definition des Geschenkes, der Schenkende den Grund für das Geschenk nennt und so die Idee des Spielpartners weiterentwickelt.

Im Fall des obigen Beispiels könnte er sagen: „Ja, ich weiß, du arbeitest gerade an einem neuen Kleid, und weil du dich sooft stichst, dachte ich, du kannst den Fingerhut gut gebrauchen!“

Die Besonderheit an diesem Spiel ist, dass nicht die überreichten Geschenke im Mittelpunkt stehen und vor allem keine realen Gegenstände überreicht werden. Somit bleibt es der Fantasie des Empfängers überlassen, sein Geschenk zu definieren. Dies sollte dabei natürlich zur dargestellten Größe/Schwere passen.

Wichtig ist vor allem, dass die Geschenke positiv angenommen werden und sich der Beschenkte darüber freut.

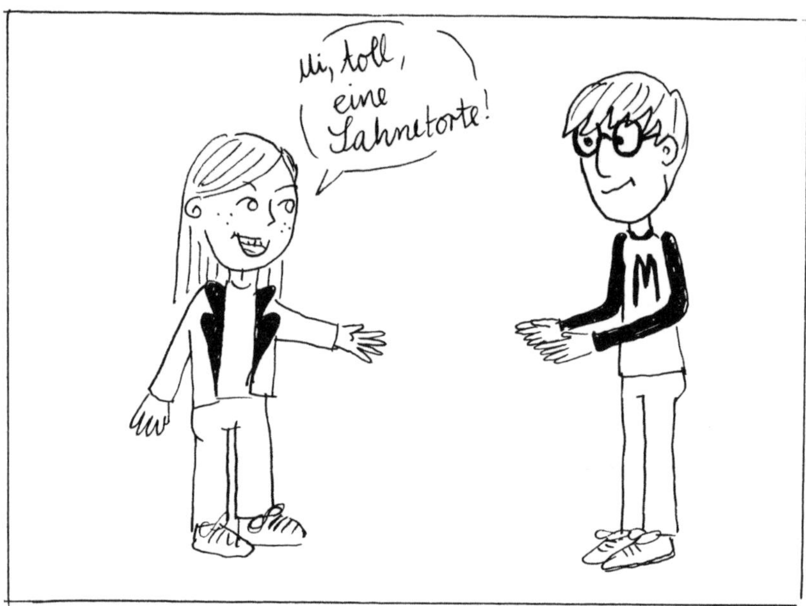


**Abb. 24:** Geschenke machen

### *Förderschwerpunkt bei Kindern mit PKS*

Dieses Spiel dient dazu, einerseits die Fantasie anzuregen und die pantomimische Darstellung eines Geschenkes so zu verbalisieren, dass das Publikum den überreichten Gegenstand vor Augen hat. Damit fördert es das Versprachlichen. Andererseits geht es darum, das gemimte Objekt und somit das Angebot des Spielpartners positiv anzunehmen, was die soziale Interaktion unterstützt.

## Spiel II.3: Statuen bauen

**Material:** –
**Ziele:** Darstellung und Interpretation/Versprachlichung von Körperhaltungen; positives Annehmen von Ideen des Spielpartners; Definition einer Rolle anhand der Fragen „Wer?“, „Wo?“, „Was?“

### Anleitung

Die Durchführung des Spiels erfolgt in Zweierteams. Dabei stellt ein Kind eine beliebige Haltung dar und friert in dieser ein. Das zweite Kind hat nun die Aufgabe, diese Haltung zu interpretieren und daraus eine Rolle zu definieren. Dies geschieht anhand der Fragen „Wer?“, „Wo?“, „Was?“, die die Therapeutin zur Unterstützung laut stellen kann. Sobald die Erläuterungen des zweiten Kindes diese Fragen beantwortet haben, werden die Rollen getauscht.

### Steigerungsmöglichkeiten

Zusätzlich können neben den basalen Fragen „Wer?“, „Wo?“, „Was?“ auch noch eine Situation als Rahmenhandlung und weitere Charaktereigenschaften der Person beschrieben werden.
Durch dieses Spiel wird das Versprachlichen von pantomimischen Darstellungen aufgegriffen, gleichzeitig dient es als basale Einführung, um Personen in Szenen zu etablieren. Dies entspricht beim Geschichtenerzählen der Einleitung.

### Förderschwerpunkt bei Kindern mit PKS

Kinder mit PKS haben nicht nur Defizite beim Geschichtenerzählen, sondern darüber hinaus Probleme, den Wissensstand des Gesprächspartners einzuschätzen und die gegebenen Informationen daran auszurichten (Präsupposition). Dieses Spiel stellt die Bedeutung einer Einleitung heraus. Den Kindern wird erklärt, dass alle Theaterstücke und auch Filme und Geschichten mit einer Einleitung beginnen. Genauso muss dies bei improvisierten Szenen erfolgen. Da keine vorherigen Absprachen getroffen werden, müssen bei improvisierten Szenen die gespielten Rollen zunächst etabliert werden. Das vorgestellte Format führt in dieses Etablieren ein.

## Spiel II.4: Na, du ... (Tiere)

**Material:** evtl. Karten mit Vorschlägen zu Tieren
**Ziele:** Vorstellungsvermögen für typische Bewegung/Gesten oder Geräusche eines bestimmten Tieres; Hineinversetzen in eine Rolle; Beenden der Rolle

### Anleitung

Ein Spieler wird von seinem Spielpartner zusammen mit dem Namen eines bestimmten Tieres angesprochen: „Na, du ...!“ Daraufhin schlüpft das angesprochene Kind in diese Rolle, stellt das Tier mit einer typischen Bewegung/Geste dar und ergänzt dies eventuell durch einen entsprechenden Tierlaut. Danach spricht es in der Rolle: „Ich bin ein ...!“ und friert dann in seiner Bewegung ein. Nun ist die Darstellung beendet, und das Kind schlüpft wieder aus seiner Rolle (→ Abb. 25).

### *Steigerungsmöglichkeiten*

Nach der Vorgabe von gut bekannten Tieren, die sich zur Darstellung aufgrund besonderer Merkmale anbieten (z. B. Elefant), kann dazu übergegangen werden, weniger bekannte Tiere anzubieten. Dies dient einerseits der Wortschatzerweiterung, andererseits fordert es die Gruppe heraus, sich zu überlegen, welche markanten Merkmale dieses Tier hat und wie diese dargestellt werden können. Bei Einführung des Spieles empfiehlt es sich, die Tiere vorzugeben. Anderenfalls steht die Wahl des Tieres und nicht dessen Darstellung im Mittelpunkt.

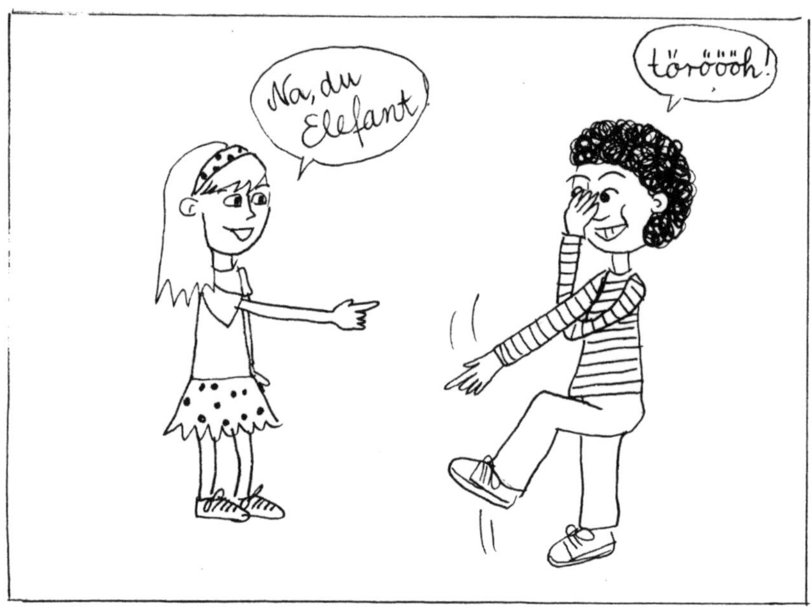


**Abb. 25:** Na, du … (Tiere)

Ist das Format sicher eingeführt, kann in einem nächsten Schritt das Auswählen der Tiere an die Kinder zurückgegeben werden. Dabei sollten sie aufgefordert werden, ein Tier zu wählen, das der Spielpartner vermutlich gerne spielt. Hier muss klar zurückgemeldet werden, dass es nicht darum geht, den lustigsten Vorschlag zu machen, denn häufig werden dann Vorschläge gemacht, die die Spielpartner vielleicht als herabsetzend empfinden, wie beispielsweise „Schwein“.

### *Förderschwerpunkt bei Kindern mit PKS*

Das Format „Na, du ...!" empfiehlt sich in seinen Varianten zur Einführung von handlungsbegleitendem Sprechen und insbesondere zur Hinführung zum szenischen Spiel. Hier werden wichtige Grundlagen geübt, wie das abwechselnde Agieren: Vorschlag – Umsetzung (Aktion) – Reaktion. Dieses Prinzip wird im weiteren Verlauf ausdifferenziert und stellt eine wichtige Grundlage des Zusammenspiels dar.

Im Falle der Steigerung des Spiels, bei der die Kinder die Tiere, die ihre Spielpartner darstellen, selbst wählen, wird gleichzeitig eine empathische Haltung gefördert. Hier bekommen die Kinder schnell die Rückmeldung, dass sie gern als Spielpartner gewählt werden, wenn sie ein angenehmes Zusammenspielen ermöglichen – in diesem Fall also Vorschläge machen, die den Spielinteressen des Partners entgegenkommen.

## Spiel II.5: Na, du ... (Beruf)

**Material:** evtl. Karten mit Vorschlägen zu Berufen
**Ziele:** Vorstellungsvermögen für typische Bewegung/Gesten eines bestimmten Berufes; Hineinversetzen in eine Rolle; Beenden der Rolle

### *Anleitung*

Dieses Format funktioniert in den Grundzügen genauso wie das vorangegangene „Na, du ..." mit Tieren. Auch dieses Spiel wird in Zweiergruppen gespielt. Bei dieser Variante werden statt Tieren Berufe vorgeschlagen. Das erste Kind spricht das andere an mit: „Na, du ...!" und setzt einen Beruf ein. Das andere Kind nimmt den Vorschlag auf und beginnt, diesen Beruf pantomimisch darzustellen, indem es eine typische Handlung darstellt (→ Abb. 26). Während der Darstellung spricht das Kind seinen Beruf aus: „Ich bin ein ...!". Anschließend friert es in seiner Bewegung ein, um dann die Rolle zu verlassen. Danach werden die Rollen getauscht.

### *Steigerungsmöglichkeiten*

Auch bei diesem Format ist es empfehlenswert, dass zunächst der Therapeut die Berufe vorgibt. Anderenfalls liegt der Fokus schnell auf dem Aussuchen eines Berufes und weniger auf dessen Darstellung. Sobald das Spiel beherrscht wird, können die Kinder sich dann selbst Berufe zuteilen. Hier ist wiederum darauf zu achten, dass damit keine Wertung des Mitspielers verbunden wird.

Viele Übungsformate beginnen mit einem Beruf, da hierdurch meist eine „Beziehung" zwischen den Akteuren vorgegeben ist, wie beispielsweise Arzt und Patient. Aus diesem Grund handelt es sich bei diesem Format um eine wichtige Grundlage. Hierbei ist vor allem das pantomimische Darstellen von wesentlicher Bedeutung. Deshalb sollte darauf geachtet werden, dass konsequent mit der Darstellung begonnen wird, bevor gesprochen wird.

### *Förderschwerpunkt bei Kindern mit PKS*

Diese Übung unterstützt einerseits die Erweiterung des bestehenden Wortschatzes, was durch die multimodale Darstellung unterstützt wird. Des Weiteren sind Gesten eine zentrale Komponente im Spracherwerb und ein wesentlicher Bestandteil nonverbaler Kommunikation, die mit diesem Format auf natürliche Weise gefördert werden. Außerdem wird auch hier das Zusammenspiel sowie das empathische Einfühlen unterstützt.

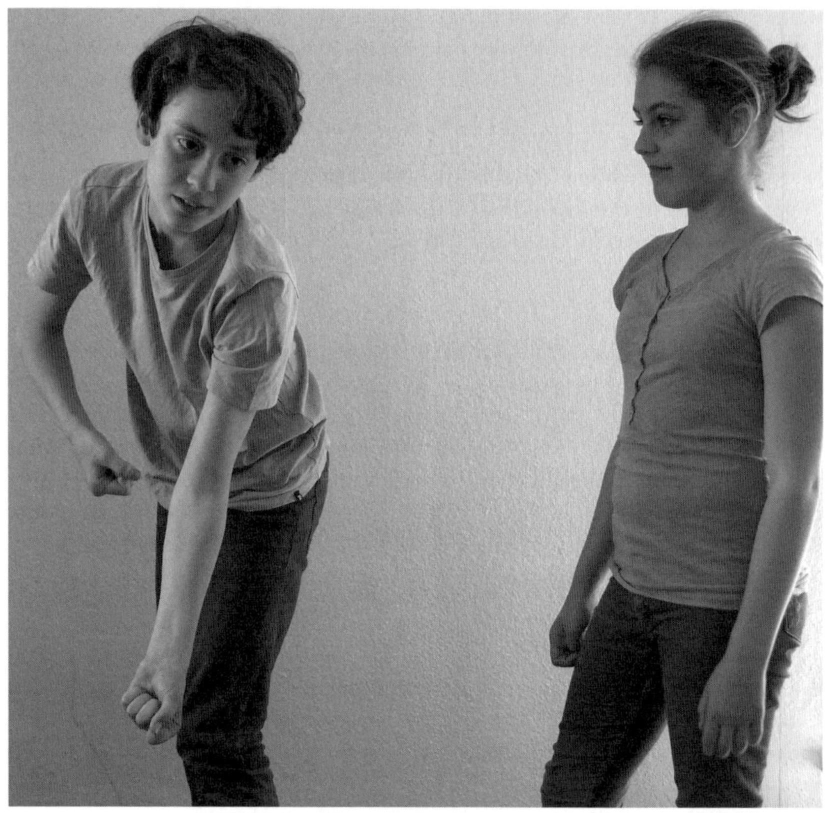

**Abb. 26:** Na, du … (Beruf): Ich bin ein Gärtner

## Spiel II.6: Na, du … (Beruf + Satz)

**Material:** evtl. Karten mit Vorschlägen zu Berufen
**Ziele:** pantomimische Darstellung einer typischen Tätigkeit zu einem Beruf mit gleichzeitiger Versprachlichung der Handlung

### Anleitung

In weiten Zügen entspricht dieses Format dem vorangegangen, wobei in diesem Fall die Versprachlichung der dargestellten Handlung hinzukommt.

Es beginnt damit, dass ein Kind seinen Spielpartner mit „Na, du …!“ anspricht und dabei einen Beruf vorschlägt. Das angesprochene Kind beginnt wiederum mit der Darstellung einer typischen Handlung, die den Beruf verdeutlicht. Dabei versprachlicht es nun seine Tätigkeit.

Schlägt das erste Kind beispielsweise einen Bäcker als Beruf vor, so beginnt das zweite Kind etwa mit dem Kneten von Teig. Dabei spricht es: „Ja, hier knete ich den Teig!“ und ergänzt dies vielleicht noch mit: „Heute gibt es frisches Brot!“. Damit ist die „Szene“ beendet und der Darsteller friert wiederum in seiner Tätigkeit ein und verlässt die Rolle ( → Abb. 27).

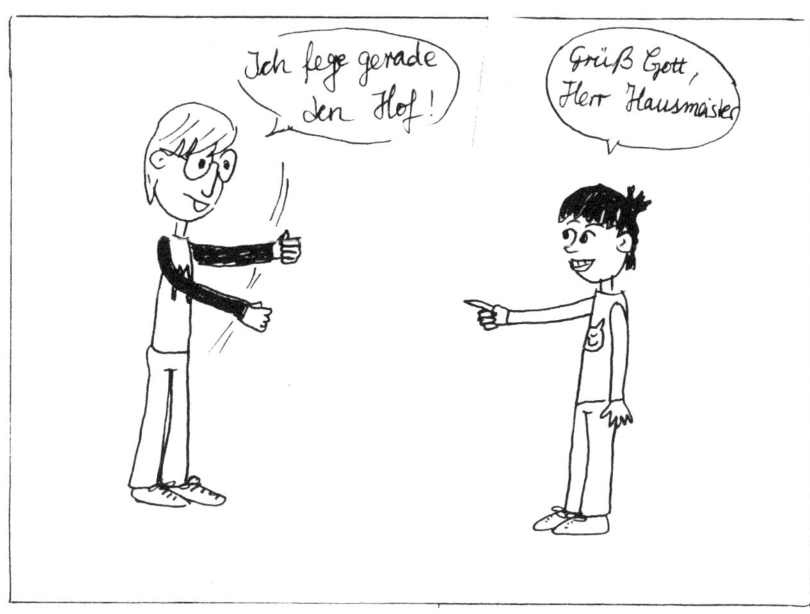


**Abb. 27:** Na, du … (Beruf plus Satz)

### Steigerungsmöglichkeiten

Es empfiehlt sich, zunächst einfach darzustellende Berufe zu wählen. Eine Auflistung hierzu findet sich im Artikel von Achhammer (2014b). Als Steigerungsmöglichkeiten können auch Berufe zum Einsatz kommen, die den Kindern weniger geläufig oder die sehr abstrakt sind. In diesem Falle sollten die Berufe vorher in der Gruppe besprochen werden und gemeinsam überlegt werden, welche typische Tätigkeit den jeweiligen Beruf kennzeichnet.

Schwerpunktmäßig kommt bei diesem Format das Verbalisieren einer dargestellten Tätigkeit zum Einsatz. Sollte das pantomimische Darstellen Schwierigkeiten bereiten, empfiehlt es sich, die Übung „Was machst du gerade?“ einzuschieben.

Trotz des kleinschrittigen Vorgehens sind die Spieler oft in Versuchung, die Szene mit einer Gesprächsfloskel zu beginnen. Aus diesem Grund ist das konsequente Einhalten der Schritte: Darstellen – Verbalisieren ein wichtiger Baustein, den es sicher einzuüben gilt.

### *Förderschwerpunkt bei Kindern mit PKS*

Kinder mit PKS fallen durch eingeschränkte Körpersprache sowie durch Sprunghaftigkeit in den Gesprächsbeiträgen auf. Durch die Pantomime und die gleichzeitige Versprachlichung der Darstellung sind sie dazu gezwungen, sich auf das Thema der „Unterhaltung“ zu konzentrieren. Ziel soll es dabei nicht sein, Gespräche über Referenzen außerhalb zu unterbinden. Vielmehr steht das Wahrnehmen des Unterschiedes im Mittelpunkt. Dabei spielt das Publikum eine zentrale Rolle, denn dieses hat so lange Interesse, wie es dem Geschehen leicht folgen kann. Da es keine Requisiten gibt, ist der Zuschauer darauf angewiesen sich durch die Darstellung der Spieler eine Vorstellung über Raum und Gegenstände zu erschaffen. Wird lediglich „getratscht“, verliert das Publikum rasch das Interesse.

## Spiel II.7: Guten Tag ... (Beruf + Satz + Antwort)

**Material:** evtl. Karten mit Vorschlägen zu Berufen
**Ziele:** pantomimische Darstellung einer typischen Tätigkeit zu einem Beruf mit gleichzeitiger Versprachlichung der Handlung; Erlernen des Prinzips „Aktion – Reaktion“ auf einer sprachlichen Ebene (Turn Taking); Aufnahme und Weiterentwicklung eines Ideenangebots

### *Anleitung*

Der Einstieg in das Format erfolgt analog zu dem vorher erläuterten Spiel. Diesmal beginnt die Szene jedoch mit einer Grußformel wie beispielsweise „Guten Tag“. Diese kann natürlich beliebig durch andere ersetzt werden. Zusätzlich zu dieser Grußformel wird ein Beruf vorgeschlagen: „Guten Tag, Frau ...!“ Darauf erfolgt wiederum zunächst die pantomimische Darstellung des Berufes, bevor die Tätigkeit verbalisiert wird. Mit dem zuvor erläuterten Beispiel des Bäckers könnte sich dies folgendermaßen gestalten: „Guten Tag, Frau Bäckerin!“ Die angesprochene Schülerin beginnt nun mit pantomimischem Teigkneten und spricht dazu: „Guten Tag! Ich knete gerade Teig! Heute gibt es frisches Brot!“ Dies nimmt das erste Kind nun auf und führt diese Idee weiter: „Oh wie schön sie den Teig kneten. Da möchte ich gerne ein Brot mitnehmen!“ Damit ist die kleine Szene beendet und beide verlassen ihre Rolle, indem sie einen gemimten Vorhang andeuten, der das Ende der Szene markiert.

### *Steigerungsmöglichkeiten*

Zur Steigerung der Anforderung kann aus dieser kurzen Interaktion eine kleine Szene entstehen, in der mehrere Sprecherwechsel erfolgen und auf das jeweilige Ideenangebot des Partners Bezug genommen wird. Zur Förderung dieses Zusammenspiels von Ideen empfiehlt sich das Format: „Ja, genau … und dann …!"

Der Schwerpunkt liegt – wie bei den vorangegangen Spielen – auf der Darstellung einer Tätigkeit und deren Versprachlichung. Die Übung vereinfacht dies, da sie den Kindern sehr konkrete Anhaltspunkte für das Vorgehen gibt. Aus diesem Grund ist auch hier auf das konsequente Beginnen mit der Pantomime zu achten. Gerade die Grußformel hat großen Aufforderungscharakter, mit einem Gespräch zu beginnen, das oft nicht über die Darstellung eines einfachen Verkaufsgesprächs hinausgeht, in dem das Bezahlen einer Ware im Mittelpunkt steht. Diese Stereotypie vermittelt zwar vermeintliche Sicherheit, ist jedoch gezielt nicht gewünscht. Vielmehr steht das unmittelbare Einbeziehen der Idee des Spielpartners im Vordergrund.

### *Förderschwerpunkt bei Kindern mit PKS*

Kinder mit PKS zeigen sich von einer relativ freien Szene wie dieser schnell überfordert und reagieren darauf häufig mit Schweigen oder mit ritualisierten Formeln. So kommt es wie beschrieben schnell zu Einkaufspielen. Es soll jedoch neben einem flexiblen Umgang mit Sprache und Interaktion der Bezug auf den Gesprächspartner gefördert werden. Hier spielen die Pantomime und das kleinschrittige Beziehen auf die Äußerung des Gesprächspartners eine wesentliche Rolle.

## Spiel II.8: Emotionen einführen

**Material:** evtl. Piktogramme für die Grundemotionen; alternativ können diese auch an die Tafel gezeichnet werden
**Ziele:** Wahrnehmung und Darstellung von Emotionen

### *Anleitung*

Im Stuhlkreis wird mit den Kindern besprochen, durch welche mimischen Merkmale Gefühle ausgedrückt werden. Dabei wird auf den unterschiedlichen Ausdruck von Mund, Augen und Augenbrauen hingewiesen. Dies wird mit entsprechenden Piktogrammen verdeutlicht.

Nach dieser Besprechung stellt die Therapeutin zunächst die vier Grundemotionen (Freude, Trauer, Angst und Wut) mimisch dar, während die Kinder das entsprechende Gefühl erraten sollen ( → Abb. 28). Gelingt dies gut, können auch weitere Emotionen dargestellt werden.

Im nächsten Schritt bekommen nun die Kinder die Aufgabe, ein Gefühl nur anhand ihres Gesichtes dazustellen. Die restliche Gruppe soll dieses erraten.

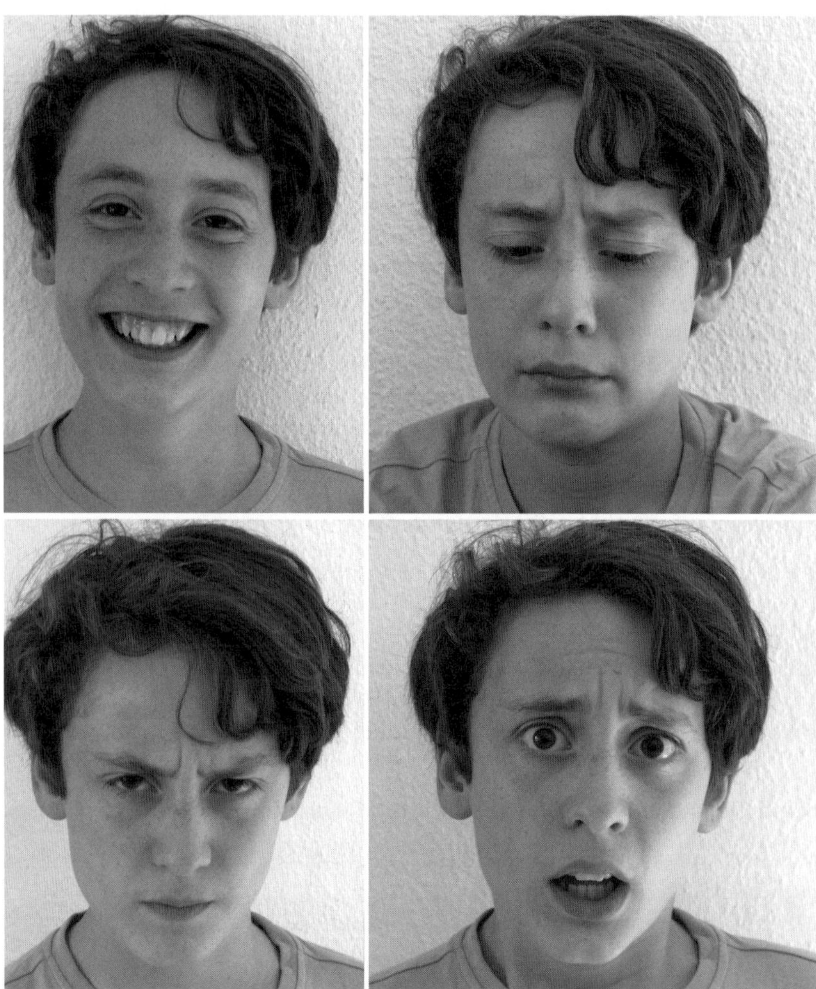

**Abb. 28:** Emotionen

### *Steigerungsmöglichkeiten*

Als weitere Anforderung können schrittweise schwierigere Emotionen vorgemacht und erraten werden. Der nächste Schritt ist dann die Darstellung mit der entsprechenden Körperhaltung. Darauf folgt die Hinzunahme von emotionalen Geräuschen.

Außerdem kann an dieser Stelle mit den Kindern besprochen werden, in welcher Situation die jeweilige Emotion typischerweise vorkommt. Was könnte passiert sein? Wie könnte man darauf reagieren?

Das Darstellen von Emotionen fällt vielen Kinder schwer. Aus diesem Grund empfehlen sich das kleinschrittige Vorgehen und das Besprechen einzelner Merkmale mithilfe visueller Unterstützung.

### *Förderschwerpunkt bei Kindern mit PKS*

Kinder mit PKS haben große Probleme beim Lesen und Darstellen von Emotionen. Dieses Übungsformat ist ein wichtiger Schritt, um mit Emotionen umgehen zu lernen. Das kleinschrittige Vorgehen sowohl bei der Wahrnehmung als auch bei der Darstellung ist deshalb von großer Bedeutung. Bei Schwierigkeiten in der Umsetzung empfiehlt es sich, zunächst bei den Grundemotionen zu bleiben.

## Spiel II.9: Die Erbsen kullern über die Straße

**Material:** evtl. Schriftbild des Satzes: „Die Erbsen kullern über die Straße und dann sind sie platt! Oh, wie schade, oh, wie jammer, jammer schade!"; Karten mit unterschiedlichen Emotionen
**Ziele:** körpersprachliches und stimmliches Darstellen von Emotionen

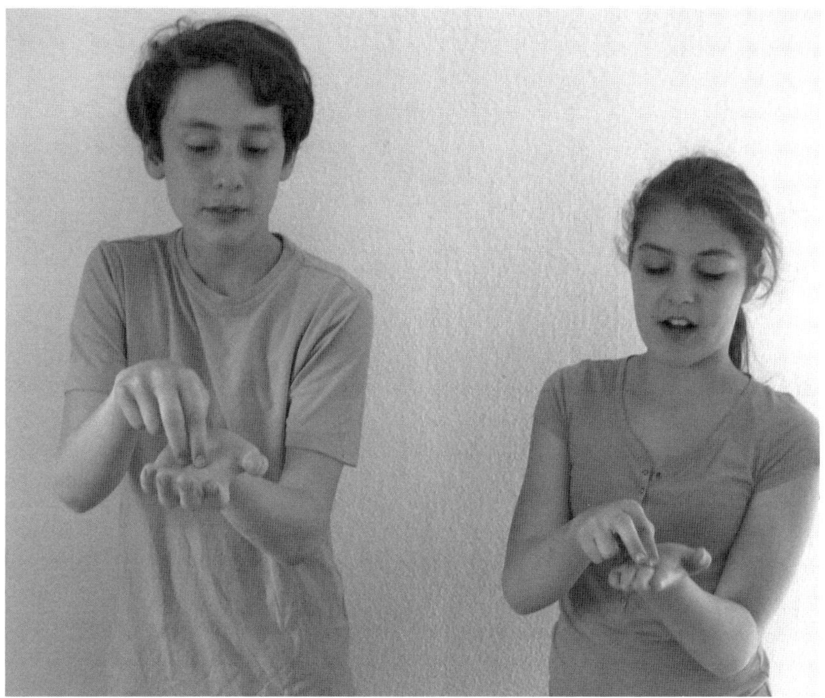

**Abb. 29:** Die Erbsen kullern über die Straße …

### *Anleitung*

Die Gruppe steht im Kreis und übt zunächst den oben genannten Satz (ohne Emotion), sodass jedes Kind ihn auswendig kann. Dazu werden folgende Gesten eingeübt:

„Die Erbsen kullern über die Straße …"

Die linke Hand ist ausgestreckt, die Handfläche zeigt nach oben. Mit Zeigefinger und Ringfinger der rechten Hand wird ein „Laufen" über diese Fläche dargestellt (→ Abb. 29).

„… und dann sind Sie platt!"

Die rechte Hand schlägt auf die Handfläche der linken Hand (→ Abb. 30).

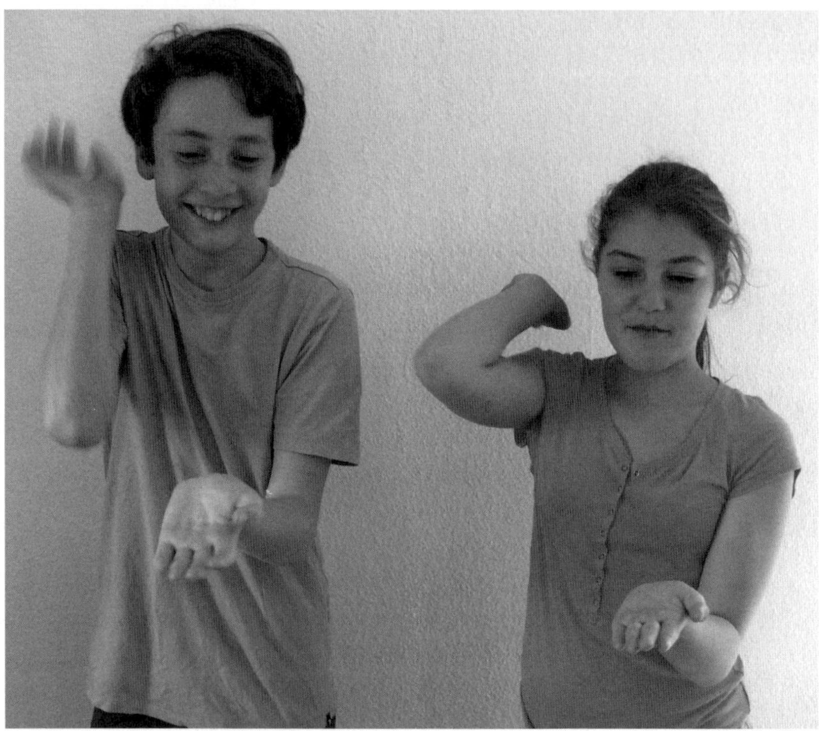

**Abb. 30:** … und dann sind sie platt!

„Oh, wie schade, oh, wie jammer, jammer schade!“ Die Schultern werden hochgezogen, und mit angewinkelten Armen und nach oben gerichteten Handflächen wird Bedauern ausgedrückt (→ Abb. 31).

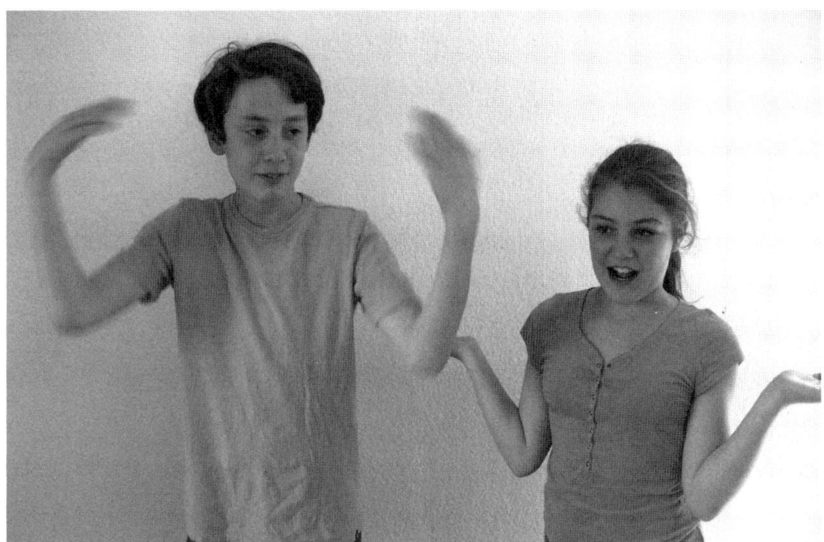

**Abb. 31:** Oh, wie schade

Sobald dies gelingt, wird ein bestimmtes Gefühl ausgesucht. Dieses stellt die ganze Gruppe anhand des Satzes dar, während gleichzeitig die Gesten ausgeführt werden. Dabei soll die Emotion nicht nur mithilfe der Mimik umgesetzt, sondern vielmehr auch durch die Körperhaltung und die Stimme verdeutlicht werden. Dabei können emotionale Geräusche als Unterstützung hinzugezogen werden.

### *Steigerungsmöglichkeiten*

Von den Grundemotionen kann schrittweise zu komplexeren Gefühlen gegangen werden.

Der Ausdruck von Emotionen geschieht über unterschiedliche Kanäle. Dabei muss der Inhalt des Gesagten nicht das Gefühl des Sprechers widerspiegeln. Dies wird in diesem Übungsformat durch den immer gleich bleibenden Satz verdeutlicht.

### *Förderschwerpunkt bei Kindern mit PKS*

Wie bereits erläutert, bereiten Kindern mit PKS die Wahrnehmung und Darstellung von Emotionen große Schwierigkeiten. Dieses Spiel zeigt auf, dass Gefühle über unterschiedliche Kommunikationskanäle ausgedrückt werden. Außerdem fördert es das Bewusstsein dafür, dass Emotionen nicht mit dem Inhalt der Mitteilungen übereinstimmen müssen.

## Spiel II.10: Status einführen

**Material:** –
**Ziele:** Heranführen an körpersprachliche Statussignale

### *Anleitung*

Die Gruppe steht sich in zwei Reihen gegenüber. Auf Anweisung des Spielleiters geht eine Gruppe auf die andere zu und jedes Kind begrüßt seinen Spielpartner nonverbal und ohne diesen zu berühren. Anschließend verfährt die andere Gruppe nach gleichem Prinzip. So gehen die Gruppen abwechselnd aufeinander zu, um sich zu grüßen. Dabei setzen die Kinder schrittweise Vorgaben des Therapeuten ums. Diese Vorgaben orientieren sich an verschiedenen Signalen von Hoch- bzw. Tiefstatus ( → Anhang; → Abb. 32; → Abb. 33).

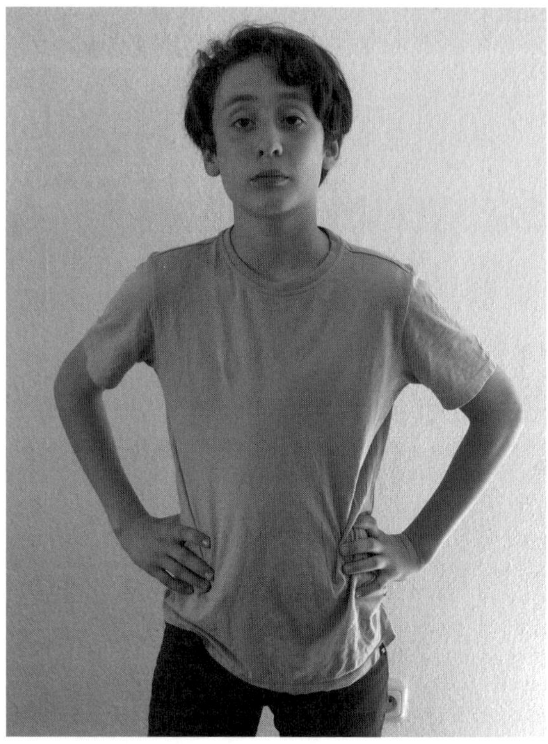

**Abb. 32:** Hochstatus

Obwohl uns Status im Alltag stets umgibt, ist das Bewusstmachen dieser Signale ein intensiver Prozess. Aus diesem Grund erfordert dieses Format ein sensibles Vorgehen. Dabei sind die Begriffe Hoch- und Tiefstatus oftmals zu komplex für die Kinder und sollten u.U. anhand von König und Diener verdeutlicht werden.

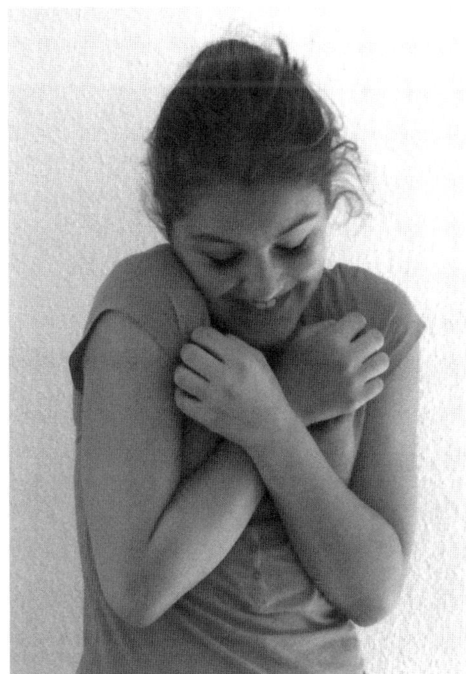

**Abb. 33:** Tiefstatus

### *Förderschwerpunkt bei Kindern mit PKS*

Defizite in den pragmatisch-kommunikativen Fähigkeiten gehen oftmals mit Problemen bei der Körpersprache und unangemessener Sprachverwendung einher. Dabei bereitet es den Kindern besondere Schwierigkeiten, den Status anderer Personen zu erkennen. Dies kann mithilfe dieser Übung gefördert werden.

## Spiel II.11: Status vortragen

**Material:** Anleitung für die Darstellung von Statussignalen (→ Anhang)
**Ziele:** Umsetzung von Statussignalen

### *Anleitung*

Die Kinder spielen in Zweiergruppen zusammen. Dabei erhält jeder einen Teil der Anleitung zum Hoch- bzw. Tiefstatus. Nun beginnt ein Spieler. Er liest die Liste seinem Partner Zeile für Zeile vor. Dabei stellt er das gerade vorgelesene Signal körpersprachlich dar. Sobald alle Punkte vorgetragen und umgesetzt wurden, ist der andere Spieler an der Reihe. Anschließend werden die Listen getauscht.

Aufgrund möglicher Probleme beim Lesesinnverständnis, empfiehlt es sich, die Inhalte vorab zu besprechen.

### *Förderschwerpunkt bei Kindern mit PKS*

Dieses Format fördert gezielt und multimodal den körpersprachlichen Ausdruck und gleichzeitig die Wahrnehmung von Statussignalen.

## Spiel II.12: Status zählen

**Material:** –
**Ziele:** Darstellung von Statussignalen im sinnfreien Kontext

### *Anleitung*

Die Kinder spielen paarweise. Das eine Kind bekommt Hochstatus zugewiesen, das andere Tiefstatus. Ihr Dialog besteht darin, gemeinsam bis 20 zu zählen. Wer welche Zahlen und wie viele auf einmal nennt, ist nicht abgesprochen, es muss aber mindestens eine und dürfen höchstens drei auf einmal genannt werden). Außerdem sollen die beiden in diesem fiktiven Dialog ihren jeweiligen Status darstellen.

Die Darstellung von Statusmerkmalen ist zu Beginn eine große Herausforderung, weshalb es sich empfiehlt, dies zunächst in solch einem Pseudodialog umzusetzen.

## Spiel II.13: Status im Dialog

**Material:** Minidialoge ( → Anhang, weitere Dialoge: Achhammer 2014d))
**Ziele:** Umsetzung der Statussignale in einem kurzen sprachlichen Kontext; Wahrnehmung eines natürlichen Statusgefälles

### *Anleitung*

Zwei Kinder bekommen jeweils entweder Hoch- oder Tiefstatus zugewiesen. Dann erhalten sie einen der drei Minidialoge. Dieser wird nun szenisch mit dem zugeteilten Status dargestellt.

### *Steigerungsmöglichkeiten*

Als Steigerung kann der Status innerhalb der Szene gekippt werden, sodass der Spieler mit Hochstatus in den Tiefstatus kippt und umgekehrt ( → Abb. 34).

Das Spiel eignet sich besonders zur Bewusstmachung von natürlichem Status. So ist den Kindern schnell klar, dass der Lehrer üblicherweise Hochstatus inne hat und der Schüler einen entsprechend tieferen Status. Wird der Status getauscht, so ist das Vergnügen groß.

Hieran lassen sich gut alltägliche Beziehungen erläutern. So haben Respektspersonen wie Lehrer, Schulleiter oder fremde Erwachsene gegenüber Kindern einen höheren Status. Dies wird u. a. dadurch signalisiert, dass diese Personen gesiezt werden.

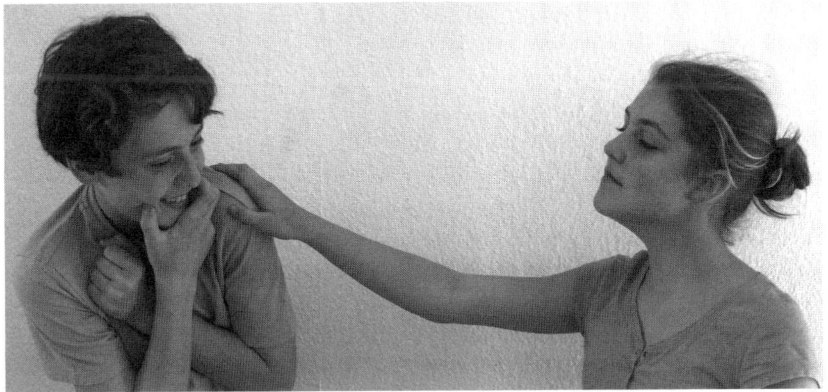

**Abb. 34:** Status im Dialog

***Förderschwerpunkt bei Kindern mit PKS***

Die mangelnde Wahrnehmung von Statusunterschieden führt bei Kindern mit PKS häufig zu unangemessener Wortschatzverwendung und inadäquatem Verhalten. Dieses Spiel eignet sich gut zur Verdeutlichung der Funktion von Status.

## 6.5 Spiele zur Therapieebene III

Die dritte Ebene ist von der Komplexität her am anspruchsvollsten und baut auf die Vorarbeit der vorangegangenen Ebenen auf. Das Erzählverhalten steht im Mittelpunkt der Übungsformate. Dazu werden Übungen zur Geschichtenstruktur durchgeführt, die den Aufbau einer Erzählung verdeutlichen sollen. Darüber hinaus steht immer wieder das gemeinsame Erzählen und Umsetzen im Fokus der Übungen. Damit zielen diese Formate auf eine Förderung der Gesprächsführung ab. Das gezielte Aufnehmen und Weiterentwickeln von Ideen vermittelt die Entwicklung eines gemeinsamen Themas. Dabei kommen die Aspekte Wahrnehmen und Versprachlichen von Darstellungen, die Gegenstand der Ebenen I und II waren, gezielt zum Einsatz.

Die Übungen dieser Ebene entsprechen im Wesentlichen solchen Formaten, die bei Improshows zum Einsatz kommen. Dadurch bekommt die Intervention bei der Umsetzung dieser Spiele Aufführungscharakter. So lassen sich die meisten Formate von zwei oder mehreren Kindern umsetzen, die ihre Gestaltung vor der restlichen Gruppe vorspielen. Diese fungiert als Publikum und erhält damit zwei wichtige Aufgaben: Einerseits üben die Kinder in der Rolle als Publikum gezielt ein angemessenes Zuhörerverhalten ein. Sobald sie selbst auf der Bühne stehen, fordern sie die Aufmerksamkeit der Zuschauer ein und merken dabei gleichzeitig, wie störend Unaufmerksamkeit ist. Andererseits gibt das Publikum wichtige Rückmeldung an die Spieler. Diese erhalten so Informationen, was die Zuschauer gerne sehen und lustig finden, aber auch, was sie stört oder langweilt.

Diese Aspekte sind wichtige Rückmeldungen im Hinblick auf gelingende Kommunikation. Das Publikum stört sich an Konflikten auf der Bühne, bei denen die Spieler nicht zusammenarbeiten oder wahllos Ideen aneinandergereiht werden, die keine Geschichte entwickeln. Dahingegen honorieren die Zuschauer das Zusammenarbeiten der Teilnehmer, aus dem eine Erzählung entsteht. Dies gilt in gleichem Maß für die alltägliche Kommunikation. Aus diesem Grund sollte die Therapeutin diese Inhalte aufgreifen und mit den Schülern thematisieren. Dies gilt ebenso für das Einnehmen eines angemessenen Zuhörerverhaltens.

In beiden Fällen kann stets auch das Feedback der Gruppe eingeholt werden. Hierbei sollte jedoch darauf geachtet werden, dass sich die Rückmeldung auf die Umsetzung einer Übung bezieht und nicht auf eine persönliche Ebene abzielt.

## Spiel III.1: Ja, genau … Und dann …

**Material:** –

**Ziele:** gemeinsame Entwicklung einer Geschichte in der Gruppe; Ideen aufgreifen und weiterentwickeln

### *Anleitung*

Die Gruppe steht im Kreis. Die Therapeutin beginnt nun, eine Geschichte zu erzählen, indem sie ein Thema anhand eines Startsatzes einführt: „Gestern bin ich/habe ich …!“ Das nächste Kind im Kreis greift diese Idee auf. Dies geschieht mit der Wendung: „Ja, genau! Gestern bin ich/habe ich …“ Dabei wird der vorangegangene Satz wörtlich wiederholt, bevor in einem zweiten Schritt eine möglichst naheliegende Idee mit der Wendung „Und dann …!“ hinzugefügt wird. Der nächste Spieler in der Reihe verfährt gleichermaßen, wiederholt im ersten Schritt jedoch nur die Äußerung seines Vorgängers und nicht die komplette Geschichte.

Dieses schrittweise Aufgreifen und Weiterentwickeln von Ideen geht reihum, bis die Geschichte einen natürlichen Schlusspunkt erreicht oder für beendet erklärt wird.

### *Steigerungsmöglichkeiten*

In einem weiteren Schritt wird die Gruppe angehalten, die erzählte Handlung gleichzeitig pantomimisch darzustellen. Davon lassen sich die Erzählenden jeweils inspirieren, indem sie einen Teilaspekt des Dargestellten zur Weiterführung der Geschichte versprachlichen. Dadurch werden sie veranlasst, inhaltlich nahe an der etablierten Erzählung zu bleiben.

Zur gezielten Förderung der Verbflexion können die Geschichten in unterschiedlichen Tempora erzählt werden.

Wie sich in der Umsetzung immer wieder zeigt, haben die Kinder häufig eine feste Vorstellung davon, was sie erzählen möchten. Diese Ideen decken sich meist wenig mit dem Thema der gemeinsamen Geschichte. Sich trotzdem auf diese einzulassen und inhaltlich an ihr mitzuarbeiten, fällt ihnen schwer. Damit jedoch eine inhaltlich stringente Erzählung zustande kommt, ist das konsequente Einhalten der Wiederholung der letztgenannten Idee von besonderer Bedeutung. So machen Kinder die Erfahrung, dass der Verzicht auf die eigene Idee und das Eingehen auf die Idee der anderen sehr lohnend sein kann und zum Entstehen einer gemeinsamen Geschichte beiträgt.

### *Förderschwerpunkt bei Kindern mit PKS*

Dieses Übungsformat unterstützt zwei Bereiche, die Kindern mit PKS meist schwerfallen. So wird durch das kleinschrittige Vorgehen und das betonte Wiederholen der vorangegangenen Idee die sprachliche Realisierung einer kohärenten Geschichte gefördert. Darüber hinaus steht das gemeinsame Weiterentwickeln eines Themas im Mittelpunkt. Dies wirkt einer Sprunghaftigkeit in den Themen entgegen.

## Spiel III.2: Wort für Wort

**Material:** –
**Ziele:** gemeinsame Entwicklung einer Geschichte; Aufnehmen und Weiterentwickeln von Ideen; Förderung von Syntax und Morphologie

### *Anleitung*

Die Gruppe steht im Kreis und erzählt reihum gemeinsam eine Geschichte. Jeder Spieler darf jedoch nur jeweils ein Wort zur Erzählung beitragen. Damit zusammenhängende Sätze produziert werden, ist es wichtig, die vorher genannten Inhalte weiterzuentwickeln, womit gleichzeitig die auditive Merkspanne gefördert wird.

Die Therapeutin beginnt und führt einen Protagonisten ein, indem sie einen Namen nennt.

Therapeutin: *„Peter …“*
Kind 1: *„… ging …“*
Kind 2: *„… gestern …“*
Kind 3: *„… in …“*
Kind 4: *„… die …“*
Kind 5: *„… Schule, Punkt“*
Kind 6: *„Er …“*
Therapeutin: *„… holte …“*
Kind 1: *„… seine …“ usw.*

Hier zeigt sich, dass die Möglichkeiten passender Wörter mit dem Fortschreiten der Sätze zunehmend eingeschränkt werden. So hat Kind 5 nicht die Möglichkeit „Freibad“ einzusetzen, da dies nicht mehr zu dem von Kind 4 eingeführten „die“ passt.

Diese Übung ist für Kinder eine große Herausforderung, weil sie den Verlauf der Geschichte im Kopf behalten müssen und sich außerdem alle Beträge zum aktuellen Satz merken müssen, um ein passendes Wort zu liefern. Gleichzeitig ist es eine komplexe Herausforderung, die Erzählung nicht nur inhaltlich weiterzuentwickeln, sondern neben dem Inhalt auch noch Syntax und Morphologie zu berücksichtigen. Aus diesem Grund sollten die ersten Geschichten gezielt kurz gehalten werden, um den Kindern Erfolgserlebnisse zu vermitteln.

### *Förderschwerpunkt bei Kindern mit PKS*

Neben den oben aufgeführten Anforderungen haben Kinder mit PKS Probleme, an einem gemeinsamen Thema zu arbeiten. So planen sie voraus und haben oft den Impuls, ein Wort, das sie sich überlegt haben, zu äußern, unabhängig davon, ob dies in den Satz oder zur Geschichte passt. Dies ist von der Therapeutin zu spiegeln und mit den Kindern zu besprechen. Gemeinsam kann überlegt werden, welche Wörter an dieser Stelle passend wären. Sprachlichen Problemen ist mit korrektivem Feedback zu begegnen.

## Spiel III.3: Geschichte in drei Phasen

**Material:** –
**Ziele:** Erkennen und Umsetzen der Geschichtenstruktur: Einleitung – Hauptteil – Schluss

### *Anleitung*

Dieses Übungsformat kann in unterschiedlichen Settings gespielt werden (Einzelarbeit, Zweiergruppe, Kleingruppe, Großgruppe). Im Folgenden wird die Umsetzung mit drei Kindern beschrieben.

Drei Spieler stehen auf der Bühne und haben die Aufgabe, eine Geschichte zu erzählen. Dabei bekommt jeder die Zuständigkeit für eine Phase.

Das erste Kind beginnt und erzählt mit wenigen Sätzen eine Einleitung. Als Vorgabe kann hier ein Beruf dienen. Zunächst muss die Geschichte/Szene etabliert werden, d. h. Personen, Ort und Handlung müssen eingeführt werden. Dies könnte so aussehen (Vorgabe: Gärtner):

> Kind 1: *„An einem schönen Sommertag ging ein Gärtner in seinen Garten und goss die Blumen."*

Das zweite Kind erzählt nun den Hauptteil der Geschichte, was anhand eines Kippens (Planbruch) geschieht. Dabei wird die alltägliche Routine aus Phase 1 unterbrochen, indem etwas Unvorhergesehenes passiert.

> Kind 2: *„Plötzlich wurde er von hinten von einem Dieb überfallen und bedroht."*

In der dritten Phase wird die Erzählung abgerundet und der Schluss der Geschichte erzählt. Das kann durch die Lösung des Problems, aber auch durch eine Katastrophe geschehen.

> Kind 3 (Lösung): *„Da griff der Gärtner seinen Schlauch und spritzte den Verbrecher nass, der daraufhin schnell das Weite suchte. Das Geld war gerettet."*

oder

> Kind 3 (Katastrophe): *„Der Gärtner ließ vor Schreck den Schlauch fallen und sah den Dieb mit seiner Kasse entkommen. Nun hatte der Gärtner kein Geld, und alle Blumen standen unter Wasser."*

Um eine Geschichte zu beenden, sind erzähltechnisch beide Varianten möglich.

### *Steigerungsmöglichkeiten*

Zur Verdeutlichung der drei Phasen kann nach Belieben ein Kippen gewählt werden, das nichts mit der Handlung zu tun hat. Dazu können beispielsweise Zettel mit entsprechenden Sätzen gezogen werden (z. B. „Es beginnt zu regnen."; „Ich verlasse dich."; „Ich hab dich lieb."; „Wir haben im Lotto gewonnen!"; „Das ist ein Überfall!"). Der dritte Spieler hat dann die Aufgabe, die Geschichte abzurunden. Dazu soll er einen Bogen spannen zu den Themen, Gegenstände oder Tätigkeiten, die in Phase 1 etabliert wurden.

Beim gemeinsamen Erzählen von Geschichten gibt es immer die Herausforderung, die Ideen von anderen anzunehmen. Deshalb ist darauf zu achten, dass gerade in Phase 3 keine Ideen eingebracht werden, die in der Erzählung noch nicht vorkamen. So wäre es in obigem Beispiel nicht im Sinne der Übung, wenn der Gärtner am Schluss plötzlich eine Pistole aus der Tasche zieht, um den Dieb in die Flucht zu schlagen, oder sagt, dass er eigentlich Polizist ist. Ebenso ist es ein Ausweichen, wenn das dritte Kind versucht, die Idee der Phase 2 auszulöschen: „Ich sah den Dieb an und stellte fest, dass es mein Freund Dieter war, der mich nur erschrecken wollte." Damit ist das Problem des Überfalls zwar formal gelöst, die Idee des anderen Spielers wurde jedoch nicht ernst genommen. Dies sollte vermieden werden, da die Grundidee des Spiels dadurch verloren geht.

### *Förderschwerpunkt bei Kindern mit PKS*

Dieses Übungsformat dient dazu, die Geschichtenstruktur zu verdeutlichen, die Kindern mit PKS häufig Probleme bereitet. Des Weiteren steht hier die Zusammenarbeit der Kinder und die Aufnahme und Weiterentwicklung von Ideen im Mittelpunkt. Damit wird nicht nur auf die Förderung sozialer Interaktion, sondern auch auf das Eingehen auf Gesprächsthemen abgezielt.

## Spiel III.4: Schreibmaschine

**Material:** –
**Ziele:** Umsetzen der Geschichtenstruktur in einer Erzählung; pantomimisches Darstellen einer Handlung; Aufgreifen und Weiterführen von Ideen des Spielpartners

### *Anleitung*

Diese Übung wird von zwei Spielern vor Publikum umgesetzt. Zur Einführung übernimmt die Therapeutin die Rolle des Schriftstellers an einer imaginären Schreibmaschine und erzählt eine Geschichte. Das Kind setzt die erzählte Handlung pantomimisch um. Gleichzeitig lässt sich der „Schriftsteller" von dieser Darstellung zum weiteren Verlauf der Geschichte inspirieren.

### *Steigerungsmöglichkeiten*

Nach einer Einführung des Formats wird das Erzählen der Geschichte von der Therapeutin an ein Kind abgegeben.

Bei diesem Übungsformat erhalten die Kinder zunächst durch die Erzählung der Therapeutin Input für die Umsetzung der Geschichtenstruktur. Bei der pantomimischen Darstellung der Handlung werden zudem Körpersprache und Mimik gefördert.

Zwar handelt es sich bei dieser Übung um mündliches Erzählen, durch die Formulierung aus Sicht eines Schriftstellers erfolgt jedoch eine schrittweise Heranführung an das schriftliche Erzählen. Dabei steht gleichzeitig die Förderung der Verbflexion im Präteritum im Fokus.

### *Förderschwerpunkt bei Kindern mit PKS*

Kinder mit Störungen der pragmatisch-kommunikativen Fähigkeiten zeigen häufig Defizite in Erzählfähigkeiten. Dieses Übungsformat zielt auf die Förderung von Kohärenz und Kohäsion ab, wobei dem sprachlichen Vorbild der Therapeutin und dem Einsatz von korrektivem Feedback eine wichtige Rolle zukommt.

## Spiel III.5: Diashow

**Material:** –
**Ziele:** Umsetzung der Geschichtenstruktur mit kohärenten und kohäsiven Mitteln; Versprachlichung von Darstellungen

### *Anleitung*

Bei der „Diashow" spielt ein Teil der Gruppe die gezeigten Dias, während die Erzählung der Geschichte durch die Therapeutin erfolgt.

Zur Einstimmung sollte die Therapeutin mit den Kindern über Ferien- und Reiseerlebnisse sprechen, um vorab Ideen und Vokabular der Kinder zu aktivieren.

Dann legt sie eine Rahmenhandlung fest (z. B. ein Ausflug oder ein Urlaub in ein bestimmtes Land) und beginnt, eine Geschichte zu erzählen. Dazu nehmen zwei bis drei Kinder auf der Bühne eine passende Haltung ein und frieren in dieser ein. Dieses „Foto" wird von der Therapeutin nun beschrieben und in die Geschichte einbezogen. In unregelmäßigen Abständen gibt die Therapeutin das Signal: „Neues Bild ... Klick!" Das ist für die Kinder das Kommando, eine neue Haltung einzunehmen. Sobald das „Klick!" ertönt, frieren sie in ihrer neuen Haltung ein und verweilen so lange in dieser, bis das Signal erneut erklingt. Das neu entstandene Foto wird wiederum beschrieben und in die Geschichte eingebaut. So wird verfahren, bis eine kleine Geschichte entstanden ist.

### *Steigerungsmöglichkeiten*

Die Rolle des Erzählers kann in einem nächsten Schritt von einem der Kinder übernommen werden, wobei die Therapeutin mit korrektivem Feedback und Vorschlägen die Struktur der Geschichte unterstützt.

Durch die von der Therapeutin erzählte Geschichte erhalten die Kinder Input zum Aufbau von Erzählungen. Gleichzeitig können sie mit ihrer körperlichen Darstellung zum Inhalt der Geschichte beitragen.

### *Förderschwerpunkt bei Kindern mit PKS*

Wie in den übrigen Spielen dieser Ebene trägt das vorgestellte Übungsformat zur Förderung der kindlichen Erzählfähigkeit bei. Gleichzeitig stellt es eine Übung zur Verbesserung der Körpersprache dar.

## Spiel III.6: Freeze Tag

**Material:** –
**Ziele:** Erzählen von kleinen Geschichten; Etablieren von Szenen; Versprachlichung von Gesten

### *Anleitung*

Zwei Kinder stehen auf der Bühne und spielen gemeinsam eine vorgegebene oder selbst gewählte Szene. Am Rand der Bühne stehen ein bis zwei andere Kinder, die während des Spiels eingewechselt werden. Die beiden Akteure auf der Bühne spielen so lange, bis die Therapeutin das Signal „Freeze!" ruft. Auf dieses Kommando hin frieren die beiden ein, d. h. sie verharren in ihrer Haltung. Nun betritt das an der Seite stehende Kind, das als Nächstes an der Reihe ist, die Bühne und sucht einen Spieler aus, den es auswechseln möchte. Dazu klopft es diesem dreimal leicht auf die Schulter und nimmt dann die Haltung des Kindes auf der Bühne ein. Das ausgewechselte Kind verlässt den Spielraum und stellt sich in der Reihe hinten an. Daraufhin erhalten die Akteure auf der Bühne einen Beruf genannt und das neu dazugekommene Kind beginnt eine neue Szene. Diese etabliert es, indem es den genannten Beruf umsetzt. Dabei soll die Haltung/Geste aus dem „Freeze“ eine Rolle spielen und zur Etablierung herangezogen werden. Sobald erneut das Signal „Freeze“ gerufen wird, frieren die Spieler wieder ein und ein Kind wird eingewechselt, um wiederum eine völlig neue Szene zu beginnen.

### *Steigerungsmöglichkeiten*

Wenn das Format beherrscht wird, kann die Vorgabe eines Berufs vonseiten der Therapeutin entfallen. Nun haben die Kinder die Aufgabe, die übernommene Haltung/Geste des ausgewechselten Spielers zu interpretieren und daraus einen neuen Beruf zu etablieren („neu“ im Sinne von: nicht gerade gespielt).

Da der Ablauf von Einwechseln, In-der-Reihe-Stehen und Warten etc. für die Kinder zu Beginn eine große Herausforderung darstellt, sollte dies vorab in einer „Trockenübung“ (nur die Struktur des Spiels ohne szenisches Spiel) eingeübt werden.

### *Förderschwerpunkt bei Kindern mit PKS*

Dieses Übungsformat kombiniert eine Vielzahl der geübten Fähigkeiten und fordert darüber hinaus zu schnellem und flexiblem Eingehen auf eine neue Situation heraus. Dabei gilt es, bei der Etablierung einer neuen Szene den veränderten Kontext schnell zu erfassen und darauf zu reagieren. Dies fällt vielen Kindern mit PKS sehr schwer. Deshalb sind ein kleinschrittiges Vorgehen und eine langsame Einführung des Formats von besonderer Bedeutung.

# 7 Studie zur Effektivität von PraFIT

## 7.1 Theoretischer Hintergrund

Störungen der pragmatisch-kommunikativen Fähigkeiten können in anderen Entwicklungsbereichen massive Folgestörungen nach sich ziehen. In der Folge haben die betroffenen Kinder Schwierigkeiten, grundlegende Entwicklungsaufgaben wie die Knüpfung von Sozialkontakten altersangemessen zu meistern. Dies erschwert ihnen die Teilhabe an der Gesellschaft. Im deutschsprachigen Raum wird in diesem Bereich bisher nur sehr wenig geforscht. Bislang lag kein ausreichend validiertes und normiertes Diagnostikinstrument für die Erhebung pragmatisch-kommunikativer Störungen vor. Des Weiteren existierte kein Therapiekonzept, das auf die Charakteristik des Störungsbildes adäquat eingeht.

Das Therapiekonzept PraFIT möchte einen Beitrag leisten, diese Lücke zu schließen. Die Konzeption und die Evaluation von PraFIT erfolgten im Rahmen einer Dissertationsarbeit. Das vorliegende Buch beschreibt die theoretische Grundlage sowie die Inhalte des Therapiekonzepts. Darüber hinaus erfolgte eine Evaluationsstudie, die als Onlinepublikation veröffentlicht wurde und im Folgenden zusammenfassend dargestellt werden soll.

## 7.2 Effektivitätsprüfung

Ziel der Studie war es, einen Therapieansatz zur Förderung pragmatisch-kommunikativer Fähigkeiten zu entwickeln und zu evaluieren. Dabei werden Methoden des Improvisationstheaters verwendet, da diese Form der Theaterpädagogik große Überschneidungspunkte mit sozialer Interaktion und den Bereichen der Pragmatik zeigt.

### Methodik

Zur Überprüfung der Effektivität wurde ein Zwei-Gruppen-Prätest-Posttest-Plan verwendet. Dazu wurden Kinder der dritten Jahrgangsstufe von Sonderpädagogischen Förderzentren (SFZ) untersucht. Die Kinder der Experimentalgruppe (N = 20) erhielten zehn Einheiten der Intervention PraFIT. Die Kontrollgruppe (N = 21) fungierte währenddessen als Wartegruppe. In beiden Gruppen wurden im Prä- und Posttest die pragmatisch-kommunikativen Fähigkeiten mit verschiedenen Testverfahren erhoben. Dabei wurden unterschiedliche Perspektiven einbezogen. Die Eltern- und Lehrereinschätzung der kindlichen Kommunikation wurde durch die Children's

Communication Checklist erfasst. Mögliche Verhaltensauffälligkeiten wurden mithilfe des Elternfragebogens Child Behavior Checklist erfragt. Zur Beurteilung des Textverständnisses wurde die Mäuschengeschichte eingesetzt (→ Kap. 3.4).

Außerdem wurde die kindliche Erzählfähigkeit erhoben. Allerdings existierte zum Zeitpunkt der Untersuchung kein geeignetes Diagnostikverfahren zur Beurteilung der kindlichen Erzählfähigkeit. Aus diesem Grund wurde in Anlehnung an das Screening der kindlichen Erzählfähigkeit von Schelten-Cornish (2008) ein Onlinefragebogen zur Bewertung der erhobenen Geschichten entwickelt. Dieser wurde in Zusammenarbeit mit Studierenden der Hochschule für angewandte Wissenschaft und Kunst (HAWK) Hildesheim validiert. Die Überprüfung des Onlinefragebogens zur Erfassung kindlicher Erzählfähigkeit (FEkE) ergab hinsichtlich der Testgütekriterien valide und reliable Ergebnisse. Somit zeigte sich das Instrument für die Verwendung in der vorliegenden Studie bei Kindern der dritten Jahrgangsstufe als geeignet. Der Fragebogen ist dem Anhang zu entnehmen.

Aufgrund der unzureichenden Datenlage zu pragmatisch-kommunikativen Fähigkeiten im deutschen Sprachraum wurde ergänzend eine Vergleichsgruppe mit Regelschülern der dritten Jahrgangsstufe (N = 26) herangezogen.

### Ergebnisse/Interpretation

Zur Evaluation der Intervention wurden die Diagnostikergebnisse aus Prä- und Posttest beider Gruppen mit einer Regressionsanalyse berechnet. Dieses statistische Verfahren wurde gewählt, um weitere mögliche Einflussfaktoren zu berücksichtigen.

Im Fall der Lehrereinschätzung der Children's Communication Checklist zeigte sich ein großer, signifikant positiver Einfluss der durchgeführten Intervention PraFIT. In der Elterneinschätzung der Children's Communication Checklist und im Textverständnis konnte dies hingegen nicht nachgewiesen werden. Die Analyse der kindlichen Erzählfähigkeit zeigte eine deutliche Tendenz zu besseren Ergebnissen in der Experimentalgruppe. Allerdings wurde hier die Signifikanzgrenze verfehlt.

Die vollständige Studie zur Evaluation von PraFIT ist bei Achhammer 2014c nachzulesen. Alle Ergebnisse sind hier ausführlich besprochen.

## 7.3 Ausblick

Das Therapiekonzept PraFIT wurde entwickelt, um wissenschaftlich untermauert auf die besonderen Bedürfnisse pragmatisch auffälliger Kinder eingehen zu können. In der praktischen Erfahrung zeigte sich, dass sich einzelne Elemente auch in der Einzelsituation gewinnbringend umsetzen lassen. Die Techniken des Improvisationstheaters eignen sich nicht nur für die Behandlung pragmatisch-kommunikativer Störungen, sondern bieten sich auch an, um die eigene Kommunikation zu reflektieren. Insgesamt stellen reflektierte kommunikative Fähigkeiten die Grundlage für gelingende fachübergreifende Kommunkation dar und leisten somit einen wesentlichen Beitrag zur interdisziplinären Zusammenarbeit. Auf diese Weise dienen die Techniken des Improvisationstheaters dazu, die kommunikativen Fähigkeiten auf Seiten der Therapeuten zu stärken. Die allgemeine Pädagogik hat dieses Potenzial bereits erkannt, was sich u. a. an der steigenden Anzahl an Veröffentlichungen zum Einsatz von Improvisationstechniken in Schule und Kindergarten zeigt.

# Anhang

## Minidialoge

Dialog 1: Schule

A: *Wo sind deine Hausaufgaben?*
B: *Ich habe sie nicht gemacht.*
A: *Was ist deine Entschuldigung?*
B: *Das Wetter war gestern so schön.*
A: *Dann wirst du heute nachsitzen.*
B: *Au weia.*

Dialog 2: Musiklehrer

A: *Hallo Herr Musiklehrer, ich habe die ganze Woche geübt.*
B: *Das ist schön.*
A: *Darf ich beim Konzert mitspielen?*
B: *Nein.*
A: *Das ist aber schade.*
B: *Tja, so ist das Leben.*

Dialog 3: Friseur

A: *Hallo, was kann ich für Sie tun?*
B: *Ich brauche einen neuen Haarschnitt.*
A: *Haben Sie besondere Wünsche?*
B: *Ich vertraue da ganz Ihnen.*
A: *Dann lasse ich mir was einfallen.*
B: *Ich bin gespannt.*

## Anleitung für die Darstellung von Statussignalen (in Anlehnung an Johnstone (2002b))

Hochstatus:

- viel Raum einnehmen
- Blickkontakt halten
- langsame Bewegungen
- Kopf still halten

Tiefstatus:

- wenig Raum einnehmen
- immer wieder blinzeln
- zügige Bewegungen
- sich im Gesicht und an den Haaren berühren

# Fragebogen zur Einschätzung kindlicher Erzählfähigkeit (FEkE) – Bildergeschichte

| | | **trifft zu** | **trifft überwiegend zu** | **trifft überwiegend nicht zu** | **trifft nicht zu** | **weiß nicht** |
|---|---|---|---|---|---|---|
| Kohärenz | | | | | | |
| 1 | Das Kind schätzt den Wissensstand des Gegenübers gut ein und informiert ausreichend. | | | | | |
| 2 | Das Kind beginnt plötzlich, ohne Einleitung. | | | | | |
| 3 | Es werden Informationen zu „wer“, „wo“, „was“ gegeben. | | | | | |
| 4 | Die Geschichte beginnt sofort mit dem Problem. | | | | | |
| 5 | Der Höhepunkt wird ausführlich geschildert. | | | | | |
| 6 | Es werden Beschreibungen unverbunden aneinandergereiht. | | | | | |
| 7 | Die Geschichte hat einen Höhepunkt | | | | | |
| 8 | Die Situation wird durch den Höhepunkt verändert. | | | | | |
| 9 | Das Problem verändert die Personen (Beziehung zueinander, Gefühle). | | | | | |
| 10 | Die Emotionen der Personen werden deutlich dargestellt. | | | | | |

| 11 | Die Ereignisse werden in der richtigen Reihenfolge wiedergegeben. | | | | | |
|---|---|---|---|---|---|---|
| 12 | Dem Problem folgt eine Lösung (Konflikt löst sich auf oder Katastrophe). | | | | | |
| 13 | Die Geschichte wird abgerundet und endet logisch. | | | | | |
| 14 | Das Kind passt seine Sprache dem Zuhörer an, spricht mit einem Erwachsenen angemessen. | | | | | |
| 15 | Das Kind schätzt den Informationsstand seines Gegenübers richtig ein (erzählt, als würde man die Bilder nicht sehen). | | | | | |
| 16 | Es werden unwesentliche Details erzählt, die nichts zum Verlauf der Geschichte beitragen. | | | | | |
| Kohäsion | | | | | | |
| 17 | Bindewörter werden semantisch korrekt verwendet. | | | | | |
| 18 | Die Geschichte ist durchgehend in der gleichen Zeitstufe erzählt. | | | | | |
| 19 | Die Wiederholung einzelner Wörter ist auffallend und stört die Geschichte. | | | | | |
| 20 | Pronomen werden korrekt verwendet. | | | | | |

Fortsetzung auf Seite 168

Fortsetzung von Seite 167

| | | **trifft zu** | **trifft überwiegend zu** | **trifft überwiegend nicht zu** | **trifft nicht zu** | **weiß nicht** |
|---|---|---|---|---|---|---|
| 21 | Das Kind verwendet wörtliche Rede. | | | | | |
| 22 | Die wörtliche Rede wird logisch eingesetzt und bereichert die Geschichte. | | | | | |
| Sonstiges | | | | | | |
| 23 | Thema wurde erkannt, Bilder korrekt „gelesen". | | | | | |
| 24 | Das Kind verhält sich in der Situation natürlich. | | | | | |
| 25 | Der Wortschatz und die Wortwahl sind der Geschichte und dem Kontext angemessen. | | | | | |
| 26 | Das Kind verwendet keine Nebensätze. | | | | | |
| 27 | Es zeigen sich keine morphologischen Probleme. | | | | | |

**Abb. 35:** Fragebogen zur Einschätzung kindlicher Erzählfähigkeit (FEkE) – Bildergeschichte

# Fragebogen zur Einschätzung kindlicher Erzählfähigkeit (FEkE) – Freie Geschichte

| | | **trifft zu** | **trifft überwiegend zu** | **trifft überwiegend nicht zu** | **trifft nicht zu** | **weiß nicht** |
|---|---|---|---|---|---|---|
| Kohärenz | | | | | | |
| 1 | Das Kind schätzt den Wissensstand des Gegenübers gut ein und informiert ausreichend. | | | | | |
| 2 | Das Kind beginnt plötzlich, ohne Einleitung. | | | | | |
| 3 | Es werden Informationen zu „wer“, „wo“, „was“ gegeben. | | | | | |
| 4 | Die Geschichte beginnt sofort mit dem Problem. | | | | | |
| 5 | Der Höhepunkt wird ausführlich geschildert. | | | | | |
| 6 | Es werden Beschreibungen unverbunden aneinandergereiht. | | | | | |
| 7 | Die Geschichte hat einen Höhepunkt. | | | | | |
| 8 | Die Situation wird durch den Höhepunkt verändert. | | | | | |
| 9 | Das Problem verändert die Personen (Beziehung zueinander, Gefühle). | | | | | |

Fortsetzung auf Seite 170

Fortsetzung von Seite 169

| | | trifft zu | trifft überwiegend zu | trifft überwiegend nicht zu | trifft nicht zu | weiß nicht |
|---|---|---|---|---|---|---|
| 10 | Die Emotionen der Personen werden deutlich dargestellt. | | | | | |
| 11 | Die Ereignisse werden in der richtigen Reihenfolge wiedergegeben. | | | | | |
| 12 | Dem Problem folgt eine Lösung (Konflikt löst sich auf oder Katastrophe). | | | | | |
| 13 | Die Geschichte wird abgerundet und endet logisch. | | | | | |
| 14 | Das Kind passt seine Sprache dem Zuhörer an, spricht mit einem Erwachsenen angemessen. | | | | | |
| 15 | Das Kind schätzt den Informationsstand seines Gegenübers richtig ein (erzählt, als würde man die Bilder nicht sehen). | | | | | |
| 16 | Es werden unwesentliche Details erzählt, die nichts zum Verlauf der Geschichte beitragen. | | | | | |
| Kohäsion | | | | | | |
| 17 | Bindewörter werden semantisch korrekt verwendet. | | | | | |

| | | | | | | |
|---|---|---|---|---|---|---|
| 18 | Die Geschichte ist durchgehend in der gleichen Zeitstufe erzählt. | | | | | |
| 19 | Die Wiederholung einzelner Wörter ist auffallend und stört die Geschichte. | | | | | |
| 20 | Pronomen werden korrekt verwendet. | | | | | |
| 21 | Das Kind verwendet wörtliche Rede. | | | | | |
| 22 | Die wörtliche Rede wird logisch eingesetzt und bereichert die Geschichte. | | | | | |
| Sonstiges | | | | | | |
| 23 | Das Kind verhält sich in der Situation natürlich. | | | | | |
| 24 | Der Wortschatz und die Wortwahl sind der Geschichte und dem Kontext angemessen. | | | | | |
| 25 | Das Kind verwendet keine Nebensätze. | | | | | |
| 26 | Es zeigen sich keine morphologischen Probleme. | | | | | |

**Abb. 36:** Fragebogen zur Einschätzung kindlicher Erzählfähigkeit (FEkE) – Freie Geschichte

# Literatur

Abbeduto, L., Hagerman, R. J. (1997): Language and communication in fragile X syndrome. Mental Retardation & Developmental Disabilities Research Reviews 3 (4), 313–322

Abbeduto, L., Hesketh, L. J. (1997): Pragmatic Development in Individuals with Mental Retardation: Learning to Use Language in Social Interactions. Mental Retardation & Developmental Disabilities Research Reviews 3 (4), 323–333

Achenbach, T. M., Edelbrock, C. (1983): Manual for the Child Behavior Checklist and Revised Child Behavior Profile. University of Vermont, Department of Psychiatry, Burlington

Achhammer, B. (2014a): Pragmatische Störungen. In: Grohnfeldt, M. (Hrsg.): Grundwissen der Sprachheilpädagogik und Sprachtherapie. Gemeinsamkeiten und Unterschiede. Kohlhammer, Stuttgart, 209–214

Achhammer, B. (2014b): Versprachlichung von Handlungen in der Sprachtherapie mithilfe von Improvisationstheatertechniken. Praxis Sprache (59) 1, 47–49

Achhammer, B. (2014c): Förderung pragmatischer Fähigkeiten bei Kindern. Evaluation einer gruppentherapeutischen Intervention mit Methoden des Improvisationstheaters. Dissertation, LMU München. In: http://edoc.ub.uni-muenchen.de/17207/

Achhammer, B. (2014d): Kommunikationstechniken für Lehrer und Therapeuten. Materialdownload zu dem genannten Artikel. Praxis Sprache (59) 2, 112-115

Achhammer, B. (2013): Pragmatik-Therapie in der Gruppe. Förderung sozial-kommunikativer Störungen mit Methoden des Improvisationstheaters. In: Glück, C. W. (Hrsg.): Fokus Pragmatik. Prolog, Köln, 169–189

Adams, C. (2008): Understanding Developmental Language Disorders in Children: From Theory to Practice. Intervention for Children with Pragmatic Language Impairments: Frameworks, Evidence and Diversity. Taylor & Francis, London

Adams, C. (2002): Practitioner Review: The Assessment of Language Pragmatics. Journal of Child Psychology & Psychiatry & Allied Disciplines 43 (8), 973–987

Adams, C. (2001): Clinical Diagnostic and Intervention Studies of Children with Semantic-Pragmatic Language Disorder. International Journal of Language & Communication Disorders 36 (3), 289–305

Adams, C., Baxendale, J., Lloyd, J., Aldred, C. (2005): Pragmatic Language Impairment: Case Studies of Social and Pragmatic Language Therapy. Child Language Teaching & Therapy 21 (3), 227–250

Adams, C., Bishop, D. V. M. (1989): Conversational Characteristics of Children with Semantic-Pragmatic Disorder. In: Exchange Structure, Turntaking, Repairs and Cohesion. International Journal of Language & Communication Disorders 24 (3), 211–239

Adams, C., Clarke, E., Haynes, R. (2009): Inference and Sentence Comprehension in Children with Specific or Pragmatic Language Lmpairments. International Journal of Language & Communication Disorders 44 (3), 301–318

Adams, C., Lloyd, J., Aldred, C., Baxendale, J. (2006): Exploring the Effects of Communication Intervention for Developmental Pragmatic Language Impairments: A Signal Generation Study. International Journal of Language & Communication Disorders 41 (1), 41–65

Adams, C., Lockton, E., Freed, J., Gaile, J., Earl, G., McBean, K., Nash, M., Green, J., Vail, A., Law, J. (2012a): The Social Communication Intervention Project: A Randomized Controlled Trial of the Effectiveness of Speech and Language Therapy for School-Age Children Who Have Pragmatic and Social Communication Problems with or without Autism Spectrum Disorder. International Journal of Language & Communication Disorders 47 (3), 233–244

Adams, C., Lockton, E., Gaile, J., Earl, G., Freed, J. (2012b): Implementation of a Manualized Communication Intervention for School-Aged Children with Pragmatic and Social Communication Needs in a Randomized Controlled Trial: the Social Communication Intervention Project. International Journal of Language & Communication Disorders 47 (3), 245–256

Altenthan, S., Hobmair, H. (2008): Psychologie. 4. Aufl. Bildungsverlag Eins, Troisdorf

Arbeitsgruppe Deutsche Child Behavior Checklist (1998): Elternfragebogen über das Verhalten von Kindern und Jugendlichen; deutsche Bearbeitung der Child Behavior Checklist (CBCL/4–18). Einführung und Anleitung zur Handauswertung. 2. Aufl. mit deutschen Normen, bearbeitet von M. Döpfner, J. Plück, S. Bölte, K. Lenz, P. Melchers & K. Heim. Arbeitsgruppe Kinder-, Jugend- und Familiendiagnostik, Köln

Austin, J. L. (1962): How to Do Things with Words. The William James Lectures Delivered at Harvard University in 1955. Oxford University Press, London

Barbe, K. (1995): Irony in Context. J. Benjamins, Amsterdam/Philaldelphia

Bates, E. (1976): Pragmatics and Sociolinguistics in Child Language. In: Morehead, D. M., Morehead, A. E. (Hrsg.): Normal and Deficient Child Language. University Park Press, Baltimore, 411–464

Baumgartl, S., Vogel, H. (1977): Leseübungen 3. Übungen zum Erfassen längerer Textzusammenhänge (miniLÜK). Vogel, Braunschweig

Baumgartner, S. (2008): Kindersprachtherapie. Eine integrative Grundlegung. Ernst Reinhardt, München/Basel

Baur, S., Endres, R. (2000): Informelles Verfahren zur Überprüfung von Sprachverständnisleistungen (IVÜS). Die Sprachheilarbeit 45 (2), 64–71

Becker, T. (2011): Kinder lernen erzählen. Zur Entwicklung der narrativen Fähigkeiten von Kindern unter Berücksichtigung der Erzählform. 3. Aufl. Schneider Hohengehren, Baltmannsweiler

Bellugi, U., Zona Lai, U., Wang, P. (1997): Language, Communication, and Neural Systems in Williams Syndrome. Mental Retardation & Developmental Disabilities Research Reviews 3 (4), 334–342

Beushausen, U. (2007): Testhandbuch Sprache. Diagnostikverfahren in Logopädie und Sprachtherapie. Huber, Bern

Beushausen, U., Haug, C. (2011): Stimmstörungen bei Kindern. Ernst Reinhardt, München/Basel

Beyer, C. (2002): Semantisch-pragmatische Schwierigkeiten bei Kindern mit Spracherwerbsstörungen. Erscheinungsbild, Diagnostik und Therapie. Vierteljahresschrift für Heilpädagogik und ihre Nachbargebiete 71 (1), 30–42

Bignell, S., Cain, K. (2007): Pragmatic Aspects of Communication and Language Comprehension in Groups of Children Differentiated by Teacher Ratings of Inattention and Hyperactivity. British Journal of Developmental Psychology 25 (4), 499–512

Bischof-Köhler, D. (1994): Selbstobjektivierung und fremdbezogene Emotionen. Identifizierung des eigenen Spiegelbildes, Empathie und prosoziales Verhalten im 2. Lebensjahr. Zeitschrift für Psychologie 202 (4), 349–377

Bishop, D. V. M. (2000): Pragmatic Language Impairment: A Correlate of SLI, a Distinct Subgroup, or Part of the Autistic Continuum? In: Bishop, D. V. M., Leonard, L. B. (Hrsg.): Speech and Language Impairments in Children. Causes, Characteristics, Intervention and Outcome. Psychology Press, Hove/New York, 99–113

Bishop, D. V. M. (1998): Development of the Children's Communication Checklist (CCC): A Method for Assessing Qualitative Aspects of Communicative Impairment in Children. Journal of Child Psychology Psychiatrics 39 (6), 879–891

Bishop, D. V. M., Adams, C. (1989): Conversational Characteristics of Children with Semantic-Pragmatic Disorder. II. What Features Lead to a Judgement of Inappropriacy? British Journal of Disorders of Communication 24 (3), 241–263

Bishop, D. V. M., Chan, J., Hartley, J., Weir, F. (2000): Conversational Responsiveness in Specific Language Impairment: Evidence of Disproportionate Pragmatic Difficulties in a Subtest of Children. Development and Psychopathology 12 (02), 177–199

Bishop, D. V. M., Hartley, J., Weir, F. (1994): Why and When Do Some Language-Impaired Children Seem Talkative? A Study of Initiation in Conversations of children with Semantic-Pragmatic Disorder. Journal of Autism and Developmental Disorders 24 (2), 177–197

Bishop, D. V. M., Rosenbloom, L. (1987): Childhood Language Disorders: Classification and Overview. In: Yule, W. und Rutter, M. (Hrsg.): Language Development and Disorders. Mac Keith Press, London, 16–41

Blume, T., Demmerling, C. (1998): Grundprobleme der analytischen Sprachphilosophie. Von Frege zu Dummett. Schöningh, Paderborn

Böhme, G. (2008): Sprach-, Sprech-, Stimm- und Schluckstörungen. 4. Aufl. Elsevier/ Urban & Fischer, München

Botting, N. (2004): Children's Communication Checklist (CCC) Scores in 11-Year-Old Children with Communication Impairments. In: International Journal of Language & Communication Disorders 39 (2), 215–227

Botting, N., Adams, C. (2005): Semantic and Inferencing Abilities in Children with Communication Disorders. International Journal of Language & Communication Disorders 40 (1), 49–66

Botting, N., Conti-Ramsden, G. (1999): Pragmatic Language Impairment without Autism: The Children in Question. Autism 3 (4), 371–396

Botting, N., Conti-Ramsden, G. (2000): Social and Behavioural Difficulties in Children with Language Impairment. Child Language Teaching & Therapy 16 (2), 105–120

Boueke, D., Schülein, F., Büschner, H., Terhorst, E., Wolf, D. (1995): Wie Kinder erzählen. Untersuchungen zur Erzähltheorie und zur Entwicklung narrativer Fähigkeiten. Fink, München

Bourdieu, P. (1990): Was heißt Sprechen? Zur Ökonomie des sprachlichen Tausches. Braunmüller, Wien

Braden, C., Hawley, L., Newman, J., Morey, C., Gerber, D., Harrison-Felix, C. (2010): Social Communication Skills Group Treatment: A Feasibility Study for Persons with Traumatic Brain Injury and Comorbid Conditions. Brain Injury 24 (11), 1298–1310

Braun, O. (1999): Sprachstörungen bei Kindern und Jugendlichen. Diagnostik – Therapie – Förderung. Kohlhammer, Stuttgart

Brinton, B., Fujiki, M. (2005): Social Competence in Children with Language Impairment: Making Connections. Seminars in Speech and Language 26 (3), 151–159

Brinton, B., Fujiki, M., Higbee, L. (1998): Participation in Cooperative Learning Activities by Children with Specific Language Impairment. Journal of Speech, Language, and Hearing Research 41 (5), 1193–1206

Broeders, M., Geurts, H., Jennekens-Schinkel, A. (2010): Pragmatic Communication Deficits in Children with Epilepsy. International Journal of Language & Communication Disorders 45 (5), 608–616

Brown, P., Levinson, S. C. (1987): Politeness. Some Universals in Language Usage. Cambridge University Press, Cambridge/New York

Bryant, J. B. (2012): Pragmatic Development. In: Bavin, E. L. (Hrsg.): The Cambridge Handbook of Child Language. Cambridge University Press, Cambridge/New York, 339–353

Bühler, K. (1934): Sprachtheorie. Die Darstellungsfunktion der Sprache. Fischer, Jena

Bühling, S. (2013): Logopädische Gruppentherapie für Kinder und Jugendliche. Thieme, Stuttgart/New York

Bürki, D. (2000): Vom Symbol zum Rollenspiel. In: Zollinger, B. (Hrsg.): Kinder im Vorschulalter. Erkenntnisse Beobachtungen und Ideen zur Welt der Drei- bis Siebenjährigen. 2., unveränderte Aufl. Haupt, Bern, 11–49

Buschmann, A. (2009): Heidelberger Elterntraining zur frühen Sprachförderung. Trainermanual. Elsevier/Urban & Fischer, München

Büttner, C., Quindel, R. (2005): Gesprächsführung und Beratung. Sicherheit und Kompetenz im Therapiegespräch. Springer, Heidelberg

Camarate, S. M., Gibson, T. (1999): Pragmatic Language Deficits in Attention-Deficit Hyperactivity Disorder (ADHD). Mental Retardation and Developmental Disabilities Research Reviews 5 (3), 207–214

Champagne, M., Virbel, J., Nespoulous, J.-L., Joanette, Y. (2003): Impact of Right Hemispheric Damage on a Hierarchy of Complexity Evidenced in young Normal Subjects. Brain and Cognition 53 (2), 152–157

Chomsky, N. (1969): Aspects of the Theory of Syntax. 2. Aufl. M.I.T. Press, Cambridge

Clark, H. H. (1996): Using Language. Cambridge University Press, Cambridge/New York

Clark, H. H., Bly, B. (1995): Pragmatics and Discourse. In: Miller, J. L., Eimas, P.D. (Hrsg.): Speech, Language, and Communication. Academic Press, San Diego, 371–410

Colle, L., Angeleri, R., Vallana, M., Sacco, K., Bara, B. G., Bosco, F. M. (2013): Understanding the Communicative Impairments in Schizophrenia: A Preliminary Study. Journal of Communication Disorders 46 (3), 294–308

Cooke, J., Williams, D. (1999): Therapie mit sprachentwicklungsverzögerten Kindern. 3. Aufl. Elsevier/Urban & Fischer, München

Crystal, D., Röhrich, St., Böckler, A., Jansen, M. (1998): Die Cambridge Enzyklopädie der Sprache. Sonderausgabe. Campus, Frankfurt a.M./New York

Cummings, L. (2009): Clinical Pragmatics. Cambridge University Press, Cambridge/New York

Dannenbauer, F. M. (2002a): Grammatik. In: Baumgartner, S., Füssenich, I. (Hrsg.): Sprachtherapie mit Kindern. Grundlagen und Verfahren. 5. Aufl. Ernst Reinhardt, München/Basel, 105–161

Dannenbauer, F. M. (2002b): Spezifische Sprachentwicklungsstörungen im Jugendalter. Die Sprachheilarbeit 47 (1), 10–17

Dannenbauer, F. M. (2000): Sprachwissenschaftliche Grundlagen. In: Grohnfeldt, M. (Hrsg.): Lehrbuch der Sprachheilpädagogik und Logopädie, Bd. 1. Kohlhammer, Stuttgart, 116–168

Delhees, K. H. (1994): Soziale Kommunikation. Psychologische Grundlagen für das Miteinander in der modernen Gesellschaft. Westdeutscher Verlag, Opladen

Dewart, H., Summers, S. (1995): The Pragmatics Profile of Everyday Communication Skills in Children. Rev. ed. NFER-Nelson, Windsor

DIMDI (Deutsches Institut für medizinische Dokumentation und Information) (2005): Internationale Klassifikation der Funktionsfähigkeit (ICF), Behinderung und Gesundheit. In: www.dimdi.de/dynamic/de/klassi/downloadcenter/icf/endfassung/icf_endfassung-2005-10-01.pdf, 02.06.2014

Döpfner, M., Schmeck, K., Berner, W. (1994): Handbuch: Elternfragebogen über das Verhalten von Kindern und Jugendlichen. Forschungsergebnisse zur deutschen Fassung der Child Behavior Checklist (CBCL). Arbeitsgruppe Kinder-, Jugend- und Familiendiagnostik, Köln

Dörger, D. (1997): Improvisationstheater und mögliche Wirkungen. In: Kruse, O. (Hrsg.): Kreativität als Ressource für Veränderung und Wachstum. Kreative Methoden in den psychosozialen Arbeitsfeldern: Theorien, Vorgehensweisen, Beispiele. Dgvt-Verlag, Tübingen, 75–88

Dörger, D., Nickel, H.-W. (2008): Improvisationstheater. Das Publikum als Autor. Ein Überblick. Schibri, Berlin/Milow/Strasburg

Dohmen, A. (2009): Profile eingeschränkter kommunikativer Kompetenz von Kindern: Theoretische und praktische Orientierung zur Therapiekonzeption. Logos Interdisziplinär 17 (2), 118–128

Dohmen, A., Dewart, H., Summers, S. (2009): Das Pragmatische Profil. Analyse kommunikativer Fähigkeiten von Kindern. Elsevier/Urban & Fischer, München

Dore, J. (1975): Holophrases, Speech Acts and Language Universals. Journal of Child Language 2 (01), 21–44

Dore, J. (1974): A pragmatic Description of Early Language Development. Journal of Psycholinguist Research 3 (4), 343–350

Dunn, J., Kendrick, C. (1982): The Speech of Two- and Three-Year-Olds to Infant Siblings: 'Baby Talk' and the Context of Communication. Journal of Child Language 9 (03), 579–595

Ebert, G. (1989): Improvisation und Schauspielkunst. Über die Kreativität des Schauspielers. 2. Aufl. Henschel, Berlin

Ehlich, K. (2010a): Deixis. In: Glück, H. (Hrsg.): Metzler-Lexikon Sprache. 4. Aufl. Metzler, Stuttgart/Weimar, 132–133

Ehlich, K. (2010b): Kommunikation. Glück, H. (Hrsg.): Metzler-Lexikon Sprache. 4. Aufl. Metzler, Stuttgart/Weimar, 342–343

Ehlich, K. (2010c): Pragmatik, Linguistische Pragmatik. In: Glück, H. (Hrsg.): Metzler-Lexikon Sprache. 4. Aufl. Metzler, Stuttgart/Weimar, 526–527

Ehlich, K. (2007): Sprache und sprachliches Handeln. De Gruyter, Berlin

Ehlich, K. (1980): Erzählen im Alltag. Suhrkamp, Frankfurt a.M.

Ehrhardt, C., Heringer, H. J. (2011): Pragmatik. W. Fink, Paderborn

Elben, C. E., Lohaus, A. (2000): Marburger Sprachverständnistest für Kinder (MSVK). Hogrefe, Göttingen

Ėl'konin, D. B. (2010): Die Psychologie des Spiels. Lehmanns Media, Berlin

El Mogharbel, C., Deutsch, W. (2007): Pragmatik: Sprachentwicklung im Kontext sozialen Handelns. In: Schöler, H. (Hrsg.): Sonderpädagogik der Sprache. Handbuch Sonderpädagogik, Band 1. Hogrefe, Göttingen, 57–66

Ervin-Tripp, S. (1979): Children's Verbal Turn-Taking. In: Ochs, E., Schieffelin, B. B. (Hrsg.): Development Pragmatics. Academic Press, New York/London, 391–414

Fenson, L., Dale, P. S., Reznick, J. S., Bates, E., Thal, D. J., Pethick, S. J., Tomasello, M., Mervis, C. B., Stiles, J. (1994): Variability in Early Communicative Development. Monographs of the Society for Research in Child Development 59 (5), 1–185

Ferstl, E. C. (2007): Theory of Mind und Kommunikation: Zwei Seiten derselben Medaille? In: Förstl, H. (Hrsg.): Theory of Mind. Neurobiologie und Psychologie sozialen Verhaltens. Springer, Heidelberg, 67–78

Fetzer, A. (2012): Textual Coherence as a Pragmatic Phenomenon. In: Allan, K., Jaszczolt, K. M. (Hrsg.): The Cambridge Handbook of Pragmatics. (Cambridge Handbooks in Language and Linguistics) Cambridge University Press, Cambridge, 447–467

Figueroa-Dreher, S. K. (2012): Wann und weshalb ist Improvisation kreativ? In: Kurt, R., Göttlich, U. (Hrsg.): Kreativität und Improvisation. Soziologische Positionen. Springer, Dordrecht, 187–207

Figueroa-Dreher, S. K. (2008): Musikalisches Improvisieren: Ein Ausdruck des Augenblicks. In: Kurt, R. (Hrsg.): Menschliches Handeln als Improvisation. Sozial- und musikwissenschaftliche Perspektiven. Transcript, Bielefeld, 159–182

Fischer, R. (2009): Linguistik für Sprachtherapeuten. Prolog, Köln

Frazier, C. F., Bishop, D. V. M. (2003): Narrative Skills of Children with Communication Impairments. International Journal of Language & Communication Disorders 38 (3), 287–313

Freed, J., Adams, C., Lockton, E. (2010): Literacy Skills in Primary School-Aged Children with Pragmatic Language Impairment: a Comparison with Children with Specific language Impairment. International Journal of Language & Communication Disorders 46 (3), 334–347

Frindte, W. (2001): Einführung in die Kommunikationspsychologie. Beltz, Weinheim

Füssenich, I. (2002): Semantik. In: Baumgartner, S., Füssenich, I. (Hrsg.): Sprachtherapie mit Kindern. Grundlagen und Verfahren. 5. Aufl. Ernst Reinhardt, München/Basel, 63–104

Fujiki, M., Brinton, B., Hart, C. H., Fitzgerald, A. (1999): Peer Acceptance and Friendship in Children with Specific Language Impairment. Topics in Language Disorders 19 (2), 34–48

Fujiki, M., Spackman, M. P., Brinton, B., Illig, T. (2008): Ability of Children with Language Impairment to Understand Emotion Conveyed by Prosody in a Narrative Passage. In: International Journal of Language & Communication Disorders 43 (3), 330–345

Garvey, C. (1984): Children‘s Talk. Harvard University Press, Cambridge, Mass.

Garvey, C. (1978): Spielen. Klett-Cotta, Stuttgart

Gebhard, W. (2008): Entwicklungsbedingte Sprachverständnisstörungen bei Kindern im Grundschulalter. Status und Diagnostik im klinischen Kontext. 2. Aufl. Utz, München

Gerber, S., Brice, A., Capone, N., Fujiki, M., Timler, G. (2012): Language Use in Social Interactions of School-Age Children with language Impairments: An Evidence-Based Systematic Review of Treatment. Language, Speech, and Hearing Services in Schools 43 (2), 235–249

Geurts, H., Embrechts, M. (2010): Pragmatics in Pre-Schoolers with Language Impairments. International Journal of Language & Communication Disorders 45 (4), 436–447

Glück, C.W. (2007): Pragmatische Störungen bei Kindern und Jugendlichen. In: Schöler, H. (Hrsg.): Sonderpädagogik der Sprache. Handbuch Sonderpädagogik, Band 1. Hogrefe, Göttingen, 247–253

Glück, H. (2010): Kontext. In: Glück, H. (Hrsg.): Metzler-Lexikon Sprache. 4. Aufl. Metzler, Stuttgart/Weimar 360

Grice, H. P. (1979): Logik und Konversation. In: Meggle, G. (Hrsg.): Handlung, Kommunikation, Bedeutung. Suhrkamp, Frankfurt a.M., 243–266

Grimm, H. (1999): Störungen der Sprachentwicklung. Grundlagen – Ursachen – Diagnose – Intervention – Prävention. Hogrefe, Göttingen

Grimm, H., Schöler, H. (1998): Heidelberger Sprachentwicklungstest. (HSET). 2. Aufl. Hogrefe, Göttingen

Grimm, H., Weinert, S. (2002): Sprachentwicklung. In: Oerter, R., Montada, L. (Hrsg.): Entwicklungspsychologie. 5., vollst. überarb. Aufl. Beltz, Weinheim, 517–550

Gröschke, D. (1999): Psychologische Grundlagen der Heilpädagogik. Ein Lehrbuch zur Orientierung für Heil-, Sonder- und Sozialpädagogen. 2. Aufl. Klinkhardt, Bad Heilbrunn

Grötzbach, H., Iven, C. (2009): Einführung in die ICF. In: Grötzbach, H., Iven, C. (Hrsg.): ICF in der Sprachtherapie. Umsetzung und Anwendung in der logopädischen Praxis. Schulz-Kirchner, Idstein

Grohnfeldt, M. (2012): Grundlagen der Sprachtherapie und Logopädie. Ernst Reinhardt, München/Basel

Grohnfeldt, M. (2011): Überlegungen zu einer Sprachtherapie als Wissenschaft. Die Sprachheilarbeit 56 (3), 122–130

Grove, J., Conti-Ramsden, G., Donlan, C. (1993): Conversational Interaction and Decisionmaking in Children with Specific Language Impairment. European Journal of Disorders of Communication 28 (2), 141–152

Gutzwiller-Helfenfinger, E. (2008): Die Wirkung von erweitertem Rollenspiel auf soziale Perspektivenübernahme und antisoziales Verhalten. In: Malti, T. (Hrsg.): Soziale Kompetenz bei Kindern und Jugendlichen. Entwicklungsprozesse und Förderungsmöglichkeiten. Kohlhammer, Stuttgart, 231–245

Hachul, C., Schönauer-Schneider, W. (2012): Sprachverstehen bei Kindern. Grundlagen, Diagnostik und Therapie. Elsevier/Urban & Fischer, München

Hart, K. I., Fujiki, M., Brinton, B., Hart, C. H. (2004): The Relationship between Social Behaviour and Severity of Language Impairment. Journal of Speech, Langua ge, and Hearing Research 47 (3), 647–662

Hausendorf, H., Quasthoff, U. M. (1996): Sprachentwicklung und Interaktion. Eine linguistische Studie zum Erwerb von Diskursfähigkeiten. Westdeutscher Verlag, Opladen

Hegi, F. (1997): Improvisation und Musiktherapie. Möglichkeiten und Wirkungen von freier Musik. 5. Aufl. Junfermann, Paderborn

Heinemann, P. (1976): Grundriss einer Pädagogik der nonverbalen Kommunikation. Universitäts- und Schulbuchverlag, Saarbrücken/Kastellaun

Hickmann, M. (2000): Pragmatische Entwicklung. In: Grimm, H. (Hrsg.): Enzyklopädie der Psychologie Serie III. Band 3: Sprachentwicklung. Hogrefe, Göttingen, 193–227

Hoff-Ginsberg, E. (1993): Pathologies and disorders of language development. Landmarks in Children's Language Development. In: Blanken, G. (Hrsg.): Linguistic Disorders and Pathologies. An International Handbook. De Gruyter, Berlin, 558–573

Holck, P., Nettelbladt, U., Sandberg, A. D. (2009): Children with Cerebral Palsy, Spina Bifida and Pragmatic Language Impairment: Differences and Similarities in Pragmatic Ability. Research in Developmental Disabilities 30 (5), 942–951

Holtgraves, T., McNamara, P. (2010): Pragmatic Comprehension Deficit in Parkinson's Disease. Journal of Clinical and Experimental Neuropsychology 32 (4), 388–397

Horowitz, L., Jansson, L., Ljungberg, T., Hedenbro, M. (2006): Interaction before Conflict and Conflict Resolution in Preschool Boys with Language Impairment. International Journal of Language & Communication Disorders 41 (4), 441–466

Jaecks, P., Hielscher-Fastabend, M. (2010): Pragmatik und Aphasie. Sprache Stimme Gehör 34 (02), 58–62

Johnstone, K. (2002a): Improvisation und Theater. 6. Aufl. Alexander, Berlin

Johnstone, K. (2002b): Theaterspiele. Spontaneität, Improvisation und Theatersport. 4. Aufl. Alexander, Berlin

Jugert, G. (Hrsg.) (2005): Fit for life. Module und Arbeitsblätter zum Training sozialer Kompetenz für Jugendliche. 3. Aufl. Juventa, Weinheim

Kannengieser, S. (2012): Sprachentwicklungsstörungen. Grundlagen, Diagnostik und Therapie. 2. Aufl. Elsevier/Urban & Fischer, München

Karmiloff, K., Karmiloff-Smith, A. (2001): Pathways to Language. From Fetus to Adolescent. Harvard University Press, Cambridge, Mass.

Karmiloff-Smith, A. (1986): Some Fundamental Aspects of Language Development after Age 5. In: Fletcher, P., Garman, M. (Hrsg.): Language Acquisition. Studies in First Language Development. 2. Aufl. Cambridge University Press, Cambridge/New York, 455–518

Katz-Bernstein, N. (2002): Gruppentherapie versus Einzeltherapie bei stotternden Kindern. In: Katz-Bernstein, N., Bahrfeck, K. (Hrsg.): Gruppentherapie mit stotternden Kindern und Jugendlichen. Konzepte für die sprachtherapeutische Praxis. Ernst Reinhardt, München/Basel

Katz-Bernstein, N. (1995): Aufbau der Sprach- und Kommunikationsfähigkeit bei redeflussgestörten Kindern. Ein sprachtherapeutisches Übungskonzept. 6. Aufl. Edition SZH, Luzern

Kauschke, C. (2012): Kindlicher Spracherwerb im Deutschen. Verläufe, Forschungsmethoden, Erklärungsansätze. De Gruyter, Berlin

Kauschke, C., Siegmüller, J. (2002): Patholinguistische Diagnostik bei Sprachentwicklungsstörungen. Elsevier/Urban & Fischer, München

Ketelaars, M. P., Cuperus, J., Jansonius, K., Verhoeven, L. (2010): Pragmatic Language Impairment and Associated Behavioural Problems. International Journal of Language & Communication Disorders 45 (2), 204–214

Ketelaars, M. P., Hermans, S. I. A, Cuperus, J., Verhoeven, L. (2011): Semantic Abilities in Children with Pragmatic Language Impairment: The Case of Picture Naming Skills. Journal of Speech, Language, and Hearing Research 54 (1), 87–98

Klann-Delius, G. (2008): Spracherwerb. 2. Aufl. Metzler, Stuttgart

Klippert, H. (2006): Kommunikations-Training. Übungsbausteine für den Unterricht. 11. Aufl. Beltz, Weinheim

Kneidl, O. (2010): Pragmatische Störungen beim Stottern. Sprache Stimme Gehör 34 (02), 80–83

Kraus, H., Wagner, J. (2012): Pragmatische Störungen bei Kindern mit Störungen des Autistischen Spektrums. ePub-Reihe „Sprachheilpädagogik und Sprachtherapie“, hg. von Grohnfeldt, V. M., Reber, K. In: epub.ub.uni-muenchen.de/14199/1/BA_Kraus_Wagner.pdf, 02.06.2014

Krüger, R. (2008): Körpersprache – Verstehen – Lernen. Ein Versuch. Dallmaier, C., Riehmann, M. (Hrsg.): Sprache als Brücke von Mensch zu Mensch. Handeln, Sprechen, Schreiben. 28. Kongress der Deutschen Gesellschaft für Sprachheilpädagogik e.V. Semmler, Cottbus, 12–32

Kruse, O. (1997a): Vorwort des Herausgebers. Kruse, O. (Hrsg.): Kreativität als Ressource für Veränderung und Wachstum. Kreative Methoden in den psychosozialen Arbeitsfeldern: Theorien, Vorgehensweisen, Beispiele. Dgvt-Verlag, Tübingen, 7–9

Kruse, O. (1997b): Kreativität und Veränderung. Modellvorstellungen zur Wirksamkeit kreativer Methoden. Kruse, O. (Hrsg.): Kreativität als Ressource für Veränderung und Wachstum. Kreative Methoden in den psychosozialen Arbeitsfeldern: Theorien, Vorgehensweisen, Beispiele. Dgvt-Verlag, Tübingen, 13–53

Kurt, R. (2012): Improvisation als Grundbegriff, Gegenstand und Methode der Soziologie. Kurt, R., Göttlich, U. (Hrsg.): Kreativität und Improvisation. Soziologische Positionen. Springer, Dordrecht, 165–186

Kurt, R. (2011): Improvisation als Methode der empirischen Sozialforschung. Schröer, N., Bidlo, O. (Hrsg.): Die Entdeckung des Neuen. VS Verlag für Sozialwissenschaften, Wiesbaden, 69–83

Kurt, R. (2008): Komposition und Improvisation als Grundbegriffe einer allgemeinen Handlungstheorie. Kurt, R. (Hrsg.): Menschliches Handeln als Improvisation. Sozial- und musikwissenschaftliche Perspektiven. Transcript, Bielefeld, 17–46

Kurt, R., Näumann, K. (2008): Einleitung. Kurt, R. (Hrsg.): Menschliches Handeln als Improvisation. Sozial- und musikwissenschaftliche Perspektiven. Transcript, Bielefeld 7–15

Labov, W., Waletzky, J. (1973): Erzählanalyse: Mündliche Versionen persönlicher Erfahrung. Ihwe, J. (Hrsg.): Literaturwissenschaft und Linguistik. Eine Auswahl Texte zur Theorie der Literaturwissenschaft. Athenäum Fischer Taschenbuch, Frankfurt a.M., 78–126

Lang, H., Faller, H. (1998): Medizinische Psychologie und Soziologie. Springer, Berlin

Langen-Müller, U. de, Kauschke, C., Kiese-Himmel, C., Neumann, K., Noterdaeme, M. (Hrsg.) (2012): Diagnostik von (umschriebenen) Sprachentwicklungsstörungen. Eine interdisziplinäre Leitlinie. Lang, Frankfurt a.M.

Lapp, E. (1992): Linguistik der Ironie. G. Narr, Tübingen

Lauer, N. (2001): Zentral-auditive Verarbeitungsstörungen im Kindesalter. Grundlagen – Klinik – Diagnostik – Therapie. 2. Aufl. Thieme, Stuttgart/New York

Laws, G., Bishop, D. V. M (2004): Pragmatic Language Impairment and Social Deficits in Williams Syndrome: a Comparison with Down's Syndrome and Specific Language Impairment. International Journal of Language & Communication Disorder 39 (1), 45–64

Lemanczyk, K. (2000): Kindertheater: von der Spielidee zur Aufführung. Improvisationstheater in der Schule. 2. Aufl. Meyer & Meyer, Aachen

Leonard, M. A., Milich, R., Lorch, E. P. (2011): The role of Pragmatic Language Use in Mediating the Relation Between Hyperactivity and Inattention and Social Skills Problems. Journal of Speech, Language, and Hearing Research 54 (2), 567–579

Levinson, S. C. (2000): Pragmatik. 3. Aufl. Niemeyer, Tübingen

Lieberman, P. (2013): The Unpredictable Species. What Makes Humans Unique. Princeton University Press, Princeton

Linke, A., Nussbaumer, M., Portmann-Tselikas, P. R. (1996): Studienbuch Linguistik. 3. Aufl. Niemeyer, Tübingen

Lösel, G. (2004): Theater ohne Absicht. Impulse zur Weiterentwicklung des Improvisationstheaters. Impuls-Theater-Verlag, Planegg

Lüdtke, U. M. (2006): Sprache und Emotion: Neurowissenschaftliche und linguistische Zusammenhänge. Bahr, R. Iven, C. (Hrsg.): Sprache, Emotion, Bewusstheit: Beiträge zur Sprachtherapie in Schule, Praxis, Klinik (DGS Kongress Köln 2006). Schulz-Kirchner, Idstein, 17–26

Mackie, L., Law, J. (2010): Pragmatic Language and the Child with Emotional/Behavioural Difficulties (EBD): A Pilot Study Exploring the Interaction between Behaviour and Communication Disability. International Journal of Language & Communication Disorders 45 (4), 397–410

Masemann, S., Messer, B. (2009): Improvisation und Storytelling in Training und Unterricht. Beltz, Weinheim

McTear, M. F. (1991): Is There Such a Thing as Conversational Disability? In: K. Mogford-Bevan (Hrsg.): Semantic and Pragmatic Difficulties. Multilingual Matters, Clevedon, 18–42

McTear, M. F., Conti-Ramsden, G. (2002): Pragmatic Disability in Children: Studies in Disorders of Communication. Reprint. Whurr, London

Meibauer, J. (2001): Pragmatik. Eine Einführung. 2. Aufl. Stauffenburg, Tübingen

Merrison, S., Merrison, A. J. (2005): Repair in Speech and Language Therapy Interaction: Investigating Pragmatic Language Impairment of Children. Child Language Teaching Therapy 21 (2), 191–212

Meyer, K.-A. S. (2008): Improvisation als flüchtige Kunst und die Folgen für die Theaterpädagogik. Schibri, Berlin/Milow/Strasburg

Möller, D., Ritterfeld, U. (2010): Spezifische Sprachentwicklungsstörungen und pragmatische Kompetenzen. Sprache Stimme Gehör 34 (2), 84–91

Möller, D., Spreen-Rauscher, M. (2009): Frühe Sprachintervention mit Eltern. Schritte in den Dialog. Thieme, Stuttgart/New York

Mogel, H. (2008): Psychologie des Kinderspiels. Von den frühesten Spielen bis zum Computerspiel; die Bedeutung des Spiels als Lebensform des Kindes, seine Funktion und Wirksamkeit für die kindliche Entwicklung. 3. Aufl. Springer, Heidelberg

Motsch, H.-J. (1996): Sprach- oder Kommunikationstherapie? Kommunikationstheoretische Grundlagen eines geänderten sprachtherapeutischen Selbstverständnisses. In: Grohnfeldt, M. (Hrsg.): Grundlagen der Sprachtherapie. 2. Aufl. Handbuch der Sprachtherapie, 1. Edition Marhold im Wissenschafts-Verlag Spiess, Berlin, 73–95

Mußmann, J. (2005): Die „Theory of Mind“ (ToM). Als psychologische Kategorie sprachheilpädagogischer Diagnostik und Therapie. Logos Interdisziplinär 13 (3), 180–186

Nachmanovitch, S. (2008): Das Tao der Kreativität. Schöpferische Improvisation in Leben und Kunst. Barth, Frankfurt a.M.

Näumann, K. (2008): Improvisation: Über ihren Gebrauch und ihre Funktion in der Geschichte des Jazz. In: Kurt, R. (Hrsg.): Menschliches Handeln als Improvisation. Sozial- und musikwissenschaftliche Perspektiven. Transcript, Bielefeld, 133–157

Nathan, L. (2002): Functional Communication Skills of Children with Speech Difficulties: Performance on Bishop's Children's Communication Checklist. Child Language Teaching Therapy 18 (3), 213–231

Ninio, A., Snow, C. E. (1996): Pragmatic Development. Westview Press, Boulder/Col.

Nonn, K., Päßler, D. (2009): Praxisanleitung für die unterstützte Kommunikation. Einführung, Diagnostik, Therapie. Thieme, Stuttgart/New York

Norbury, C. F., Bishop, D. V. M. (2002): Inferential Processing and Story Recall in Children with Communication Problems: a Comparison of Specific Language Impairment, Pragmatic Language Impairment and High-Functioning Autism. International Journal of Language & Communication Disorders 37 (3), 227–251

Noterdaeme, M. (2008): Psychische Auffälligkeiten bei sprachentwicklungsgestörten Kindern. Forum der Kinder- und Jugendpsychiatrie, Psychosomatik und Psychotherapie (3), 38–49

Noterdaeme, M., Minow, F., Amorosa, H. (1999): Anwendbarkeit der Child Behavior Checklist bei entwicklungsgestörten Kindern. Zeitschrift für Kinder- und Jugendpsychiatrie und Psychotherapie 27 (3), 183–188

Nowicki, S., Duke, M. P. (1994): Individual Differences in the Nonverbal Communication of Affect: the Diagnostic Analysis of Nonverbal Accuracy Scale. Journal of Nonverbal Behaviour 18 (1), 9–35

Ochs, E. (1979): Introduction: What Child Language Can Contribute to Pragmatics. In: Ochs, E., Schieffelin, B. B. (Hrsg.): Development Pragmatics. Academic Press, New York/London, 1–17

Oerter, R. (1999): Psychologie des Spiels. 2., neu ausgestattete Aufl. Beltz, Psychologie-Verlags-Union, Weinheim

Pafel, J. (2002): Pragmatik. In: Meibauer, J. (Hrsg.): Einführung in die germanistische Linguistik. Metzler, Stuttgart, 208–250

Pan, B., Snow, C. (1999): The Development of Conversational and Discourse Skills. In: Barrett, M. D. (Hrsg.): The Development of Language. Psychology Press, Hove, East Sussex, 229–249

Paris, M., Paris, V. (2012): Mit Kindern Geschichten erfinden, erzählen und darstellen. Fantasievolle Sprachförderung im Kindergarten. Beltz, Weinheim/Basel

Paris, V., Bunse, M. (1994): Improvisationstheater mit Kindern und Jugendlichen. Organisation Spielgeschichten Spielanleitung. Rowohlt, Reinbek

Perkins, M. R. (2010): Pragmatic Impairment. 2. Aufl. Cambridge University Press, Cambridge

Perkins, M. R. (2005a): Clinical Pragmatics: An Emergentist Perspective. Clinical Linguistic & Phonetics 19 (5), 363–366

Perkins, M. R. (2005b): Pragmatic Ability and Disability as Emergent Phenomena. Clinical Linguistic & Phonetics 19 (5), 367–377

Peter, U. (2000): Entwicklung sozial-kommunikativer Kompetenzen. In: Zollinger, B. (Hrsg.): Kinder im Vorschulalter. Erkenntnisse, Beobachtungen und Ideen zur Welt der Drei- bis Siebenjährigen. 2., unveränderte Aufl. Haupt, Bern, 49–82

Petermann, F. (Hrsg.) (1999): Sozialtraining in der Schule. 2. Aufl. Beltz, Psychologie-Verlags-Union, Weinheim

Petermann, U., Petermann, F. (2010): Training mit sozial unsicheren Kindern. Einzeltraining, Kindergruppen, Elternberatung. 10. Aufl. Beltz, Weinheim

Pillow, B. H. (1999): Children's Understanding of Inferential Knowledge. The Journal of Genetic Psychology 160 (4), 419–428

Plath, M. (2010): Spielend unterrichten und Kommunikation gestalten. Warum jeder Lehrer ein Schauspieler ist. Beltz, Weinheim/Basel

Prutting, C. A., Kirchner, D. M. (1987): A Clinical Appraisal of the Pragmatic Aspect of Language. Journal of Speech, Language, and Hearing Research 52, 105–119

Ptok, M. (2005): Pragmatische Kommunikationsstörungen bei Kindern. HNO 53 (11), 978–982

Quasthoff, U., Fried, L., Katz-Bernstein, N., Lengning, A., Schröder, A., Stude, J. (2011): (Vor)Schulkinder erzählen im Gespräch. Kompetenzunterschiede systematisch erkennen und fördern; [das Dortmunder Beobachtungsinstrument zur Interaktions- und Narrationsentwicklung (DO-BINE) und der Dortmunder Förderansatz (DO FINE)]. Schneider-Verlag Hohengehren, Baltmannsweiler

Rapin, I., Allen, A. (1983): Developmental Language Disorders: Nosological Considerations. In: Kirk, U. (Hrsg.): Neuropsychology of Language, Reading, and Spelling. Academic Press, New York, 155–184

Rauh, H. (2002): Vorgeburtliche Entwicklung und frühe Kindheit. In: Oerter, R., Montada, L. (Hrsg.): Entwicklungspsychologie. 5., vollst. überarb. Aufl. Beltz, Weinheim, 131–208

Rautenberg, C. (2008): Die soziale Macht der Worte. Eine Alternative zur klassischen Linguistik? Logos Interdisziplinär 17 (1) 32–40

Reber, K., Schönauer-Schneider, W. (2011): Bausteine sprachheilpädagogischen Unterrichts. 2. Aufl. Ernst Reinhart, München/Basel

Redmond, S., Rice, M. (1998): The Socioemotional Behaviours of Children with SLI: Social Adaptation or Social Deviance? Journal of Speech, Language, and Hearing Research 41 (3), 688–700

Resch, F. (1999): Entwicklungspsychopathologie des Kindes- und Jugendalters. Ein Lehrbuch. 2. Aufl. Beltz, Psychologie-Verlags-Union, Weinheim

Ringmann, S. (2013): Therapie der Erzählfähigkeit. In: Ringmann, S., Siegmüller, J. (Hrsg.): Handbuch Spracherwerb und Sprachentwicklungsstörungen. Schuleingangsphase. Elsevier/Urban & Fischer, München, 163–187

Ritterfeld, U. (2007): Elternpartizipation. In: Schöler, H. (Hrsg.): Sonderpädagogik der Sprache. Handbuch Sonderpädagogik, Band 1. Hogrefe, Göttingen, 922–949

Röhner, J., Schütz, A. (2012): Psychologie der Kommunikation. VS Verlag für Sozialwissenschaften, Wiesbaden

Rolf, E. (2008): Sprachtheorien. Von Saussure bis Millikan. De Gruyter, Berlin

Rollett, B., Kastner-Koller, U. (2007): Praxisbuch Autismus. Für Eltern, Erzieher, Lehrer und Therapeuten. 3. Aufl. Elsevier/Urban & Fischer, München

Romonath, R. (2003): Sprachentwicklungsstörungen im Jugendalter: Empirische Befunde und deren theoretische und praktische Einordnung. In: Grohnfeldt, M. (Hrsg.): Spezifische Sprachentwicklungsstörungen. Festschrift zum 60. Geburtstag von Dr. F. M. Dannenbauer. Edition von Freisleben, Rimpar, 100–123

Rosnay, M., Hughes, C. (2006): Conversation and Theory of Mind: Do Children Talk Their Way to Socio-Cognitive Understanding? British Journal of Developmental Psychology 24 (1), 7–37

Rumelhart, D. E. (1975): Notes on a Schema for Stories. In: Bobrow, D. Collins, G. (Hrsg.): Representation and Understanding. Studies in Cognitive Science. Acad. Press, New York, 211–236

Rustin, L., Kuhr, A. (1989): Social Skills and the Speech Impaired. Taylor & Francis, London/New York

Ryder, N., Leinonen, E., Schulz, J. (2008): Cognitive Approach to Assessing Pragmatic Language Comprehension in Children with Specific Language Impairment. International Journal of Language & Communication Disorders 43 (4), 427–447

Sacks, H., Schegloff, E., Jefferson, G. (1974): A Simplest Systematics for the Organization of Turn-Taking for Conversation. Language 50 (4), 696–755

Sallat, S., Spreer, M. (2013): Diagnostik, Intervention und Beratung. Möglichkeiten der diagnostischen Erfassung pragmatischer Fähigkeiten. In: Glück, C.W. (Hrsg.): Fokus Pragmatik. Prolog, Köln, 143–157

Schecker, M. (2010): Pragmatische Sprachstörungen bei Alzheimer-Demenz. Sprache Stimme Gehör 34 (02), 63–72

Schegloff, E., Jefferson, G., Sacks, H. (1977): The Preference for Self-Correction in the Organization of Repair in Conversation. Language 53 (2), 361–382

Schelten-Cornish, S. (2010): Pragmatische Ziele und ihre Verwirklichung in der Sprachtherapie. Logos Interdisziplinär 18 (4), 293–301

Schelten-Cornish, S. (2008): Förderung der kindlichen Erzählfähigkeit. Geschichten erzählen mit Übungen und Spielen. Schulz-Kirchner, Idstein

Schelten-Cornish, S. (2005): Frühe interaktive Sprachtherapie mit Elterntraining (FiSche). Frühe Kindheit 8 (1), 36

Schelten-Cornish, S., Hofbauer, C., Wirts, C. (o.J.): Beobachtungsbogen für pragmatische Fähigkeiten (BFP). In: www.sprachtherapie-sc.de/Pragmatik%20BFP.pdf, 03.06.2013

Schelten-Cornish, S., Wirts, C. (2008): Beobachtungsbogen für vorsprachliche Fähigkeiten und Eltern-Kind-Interaktion BFI (FiSchE Konzept). Logos Interdisziplinär, 16 (4), 262–270

Schmid-Barkow, I. (1999): Kinder lernen Sprache sprechen, schreiben, denken. Beobachtungen zur Schrifterfahrung und Sprachbewusstheit bei Schulanfängern mit Sprachentwicklungsstörungen. Lang, Frankfurt a.M.

Schmitt, T., Esser, M. (2009): Status-Spiele. Wie ich in jeder Situation die Oberhand behalte. Scherz, Frankfurt a.M.

Schneider, W., Büttner, G. (2002): Entwicklung des Gedächtnisses bei Kindern und Jugendlichen. In: Montada, R., Oerter, L. (Hrsg.): Entwicklungspsychologie. 5., vollst. überarb. Aufl. Beltz, Weinheim, 495–516

Schönauer-Schneider, W. (2008): Monitoring des Sprachverstehens (MSV). Comprehension-Monitoring - Welche Bedeutung hat es für Kinder mit rezeptiven Sprachstörungen? Die Sprachheilarbeit 53 (2), 72–82

Schoenthal, G. (2010): Ellipse. In: Glück, H. (Hrsg.): Metzler-Lexikon Sprache. 4. Aufl. Metzler, Stuttgart/Weimar, 173–174

Schrey-Dern, D. (2006): Sprachentwicklungsstörungen. Logopädische Diagnostik und Therapieplanung. Thieme, Stuttgart/New York

Schrey-Dern, D. (2001): Logopädische Diagnostik und Therapie. Wann besteht Handlungsbedarf? Kinderärztliche Praxis 72 (5), 282–289

Schröder, A. (2010): Vergleichende Analyse interaktiver Erzählfähigkeiten bei sechsjährigen Kindern mit einer so genannten Spezifischen Sprachentwicklungsstörung und Kindern mit unauffälligem Spracherwerb. In: eldorado.tu-dortmund.de:8080/bitstream/2003/27128/1/Dissertation.pdf, 03.06.2014

Schulz von Thun, F. (2008): Miteinander reden 1: Störungen und Klärungen. Rowohlt, Reinbek

Schwinn, H. (2010): Präsupposition. In: Glück, H. (Hrsg.): Metzler-Lexikon Sprache. 4. Aufl. Metzler, Stuttgart/Weimar, 530–531

Searle, J. R. (1969): Speech acts. An essay in the philosophy of language. Cambridge University Press, Cambridge

Shaftel, F. R., Shaftel, G., Weinmann, W. (1978): Rollenspiel als soziales Entscheidungstraining. 4. Aufl. Ernst Reinhardt, München/Basel

Sick, U. (2004): Poltern. Thieme, Stuttgart

Siegmüller, J., Kauschke, C. (2006): Patholinguistische Therapie bei Sprachentwicklungsstörungen. Elsevier/Urban & Fischer, München

Siegmüller, J., Ringmann, S., Strutzmann, E., Beier, J., Marschik, P. (2012): Ein Marker für Sprachentwicklungsstörungen im späten Vorschulalter: die Textverarbeitung. Sprache Stimme Gehör, http://dx.doi.org/10.1055/s-0032-1304629

Silbereisen, R. K., Ahnert L. (2002): Soziale Kognition. Entwicklung von Sozialem Wissen und Verstehen. In: Oerter, R., Montada, L. (Hrsg.): Entwicklungspsychologie. 5., vollst. überarb. Aufl. Beltz, Weinheim, 590–618

Sodian, B. (2007): Entwicklung der Theory of Mind in der Kindheit. In: Förstl, H. (Hrsg.): Theory of Mind. Neurobiologie und Psychologie sozialen Verhaltens. Springer, Heidelberg, 43–56

Spolin, V. (2002): Improvisationstechniken für Pädagogik, Therapie und Theater. 6. Aufl. Junfermann, Paderborn

Spreen-Rauscher, M. (2007): Pragmatik. In: Schöler, H. (Hrsg.): Sonderpädagogik der Sprache. Handbuch Sonderpädagogik, Band 1. Hogrefe, Göttingen, 588–601

Spreen-Rauscher, M. (2003a): Die „Children's Communication Checklist" (Bishop 1998) – ein orientierendes Verfahren zur Erfassung kommunikativer Fähigkeiten von Kindern. Teil 1: Hintergrund und Darstellung der Entwicklungsstudie. Die Sprachheilarbeit 48 (3), 91–97

Spreen-Rauscher, M. (2003b): Die „Children's Communication Checklist" (Bishop 1998) – ein orientierendes Verfahren zur Erfassung kommunikativer Fähigkeiten von Kindern. Teil 2: Durchführungshinweise und Formulare. Die Sprachheilarbeit 43 (3), 98–104

Spreer, M. (2012): Prosodie und Sprachentwicklungsstörungen. Sprachverarbeitungsleistungen von Kindern mit SSES am Beispiel des Merkmals „Pause". Prolog, Köln

Stadie, N., Schröder, A. (2009): Kognitiv orientierte Sprachtherapie. Methoden, Material und Evaluation für Aphasie, Dyslexie und Dysgraphie. Elsevier/Urban & Fischer, München

Stein, N. L., Glenn, C. G. (1979): An Analysis of Story Comprehension in Elementary School Children. In: Freedle, R. O. (Hrsg.): New Directions in Discourse Processing. Ablex Publ., Norwood, N.J., 53–120

Subellok, K., Katz-Bernstein, N. (2012): Psychoreaktive Redestörungen. In: Braun, O., Lüdtke, U. (Hrsg.): Sprache und Kommunikation. Kohlhammer, Stuttgart, 338–346

Swanson, L. A., Fey, M. E., Mills, C. E., Hood, L. S. (2005): Use of Narrative-Based Language Intervention with Children Who Have Specific Language Impairment. American Journal of Speech-Language Pathology 14 (2), 131–141

Terkourafi, M. (2012): Politeness and pragmatics. In: Allan, K., Jaszczolt, K. M. (Hrsg.): The Cambridge Handbook of Pragmatics. Cambridge University Press, Cambridge, 617–637

Thiesen, P. (2012): Drauflosspieltheater. Ein Spiel- und Ideenbuch für Kindergruppen, Schule und Familie. 7. Aufl. Beltz, Weinheim

Thomas, A. (1991): Grundriß der Sozialpsychologie. Hogrefe, Göttingen

Timler, G. R. (2008): Social Knowledge in Children with Language Impairments: Examination of Strategies, Predicted Consequences and Goals in Peer Conflict Situations. Clinical Linguistics 22 (9), 741–763

Timler, G. R. (2005a): Emotionale Hinweise richtig deuten: Schwierigkeiten der sozial-pragmatischen Kommunikation bei Kindern. Sprache Stimme Gehör 29 (2), 68–74

Timler, G. R. (2005b): Social communication interventions for preschoolers: targeting peer interaction during peer group entry and cooperative play. Seminars in Speech and Language 26 (3), 170–180

Tomasello, M. (2012): The Usage-Based Theory of Language Acquisition. In: Bavin, E. L. (Hrsg.): The Cambridge Handbook of Child Language. Cambridge University Press, New York, 69–87

Tomasello, M. (2009): Die Ursprünge der menschlichen Kommunikation. Suhrkamp, Frankfurt a.M.

Trevarthen, C. (1979): Communication and Coordination in Early Infancy: A Description of Primary Intersubjectivity. In: Bullowa, M. (Hrsg.): Before Speech. The Beginning of Interpersonal Communication. Cambridge University Press, Cambridge/New York, 321–347

Vater, H. (1999): Einführung in die Sprachwissenschaft. 3. Aufl. Fink, München

Vlcek, R. (2003): Workshop Improvisationstheater. Übungs- und Spielesammlung für Theaterarbeit, Ausdrucksfindung und Gruppendynamik. 3. Aufl. Auer, Donauwörth

Walter, R., Remschmidt, H. (1999): Untersuchungen zur Reliabilität, Validität und Faktorenstruktur einer deutschsprachigen Version der Child Behavior Checklist. Zeitschrift für Klinische Psychologie und Psychotherapie 28 (3), 177–184

Wankelmuth, A. (1993): Frühe Mutter-Kind-Interaktion und die Entwicklung pragmatischer Fähigkeiten. Grundlegende Aspekte und sprachbehindertenpädagogische Perspektiven. Lang, Frankfurt a.M./New York

Warren, A., Tate, C. (1992): Egocentrism in Children's Telephone Conversations. In: Diaz, R. M., Berk, L. E. (Hrsg.): Private Speech. From Social Interaction to Self-Regulation. L. Erlbaum, Hillsdale, N.J., 245–264

Wasserfall, K. (2013): Bühne frei für alle. Methoden für Improvisation und Theater in Schule und Freizeit. Verlag an der Ruhr, Mühlheim a. d. R.

Watzlawick, P., Bavelas, J. B., Jackson, D. D. (1990): Menschliche Kommunikation. Formen, Störungen, Paradoxien. Huber, Bern

Weigl, I., Reddemann-Tschaikner, M. (2002): HOT. Ein handlungsorientierter Therapieansatz für Kinder mit Sprachentwicklungsstörungen. Thieme, Stuttgart/New York

Wendlandt, W. (2004a): Improvisation – nicht nur für Stotternde: Unberechenbare Verwirrungen und verwirrende Unberechenbarkeiten. Forum Logopädie 18 (3), 6–10

Wendlandt, W. (2004b): Kommunikationstraining durch Improvisation. Eine Entdeckungsreise für KlientInnen und SprachtherapeutInnen. Logos Interdisziplinär 13 (3), 204–211

Wendlandt, W. (2003): Veränderungstraining im Alltag. Eine Anleitung zur In-vivo-Arbeit in Therapie, Beratung und Selbsthilfe. Thieme, Stuttgart/New York

Westby, C. (2007): Application of the ICF in Children with Language Impairments. Seminars in Speech and Language 28 (4), 265–272

Westby, C., Blalock, E. (2005): Assessment of Social-Emotional Status in Children with Language Impairments. Seminars in Speech and Language 26 (3), 160–169

Wharton, T. (2009): Pragmatics and Non-Verbal Communication. Cambridge University Press, Cambridge/New York

Wildegger-Lack, E. (2011): Therapie von kindlichen Sprachentwicklungsstörungen (3–10 Jahre). Ernst Reinhardt, München/Basel

Wildegger-Lack, E. (1991): Schriftsprachtherapie. Didaktische Verfahren eines handlungsorientierten Modells. Wildegger, Germering

Wildegger-Lack, E., Reber, K. (2014): Sprachtherapeutische Didaktik. In: Grohnfeldt, M. (Hrsg.): Grundwissen der Sprachheilpädagogik und Sprachtherapie. Kohlhammer, Stuttgart, 331–336

Wilken, E. (2006): Sprechen lernen mit GuK (Gebärden-unterstützte Kommunikation). 4. Aufl. Deutsches Down-Syndrom-InfoCenter, Lauf a. d. Regnitz

Wilkening, F., Krist, H. (2002): Entwicklung der Wahrnehmung und Psychomotorik. In: Oerter, R., Montada, L. (Hrsg.): Entwicklungspsychologie. 5., vollst. überarb. Aufl. Beltz, Weinheim, 395–417

Winner, A. (1988): Culture and Irony. Studies in Joseph Conrad's Major Novels. University Press of Virginia, Charlottesville, Va.

Woithon, C. (2009): Pragmatische Störungen der Kindersprache. Notwendigkeit und Möglichkeiten einer erweiterten sprachheilpädagogischen Sichtweise für Forschung und Praxis. In: Schönauer-Schneider, W., Baumgartner, S. (Hrsg.): Sprachheilpädagogik im Wandel. Wenn Forschung Praxis verändert. Festschrift zum 60. Geburtstag von Prof. Dr. Manfred Grohnfeldt. Edition von Freisleben, Rimpar, 65–85

Zollinger, B. (2007): Die Entdeckung der Sprache. 7. Aufl. Haupt, Bern

Zufferey, S. (2010): Lexical Pragmatics and Theory of Mind. The Acquisition of Connectives. John Benjamins, Amsterdam/Philadelphia

# Register